讓體不倦怠的食療習慣

一步一腳印

以週為單位

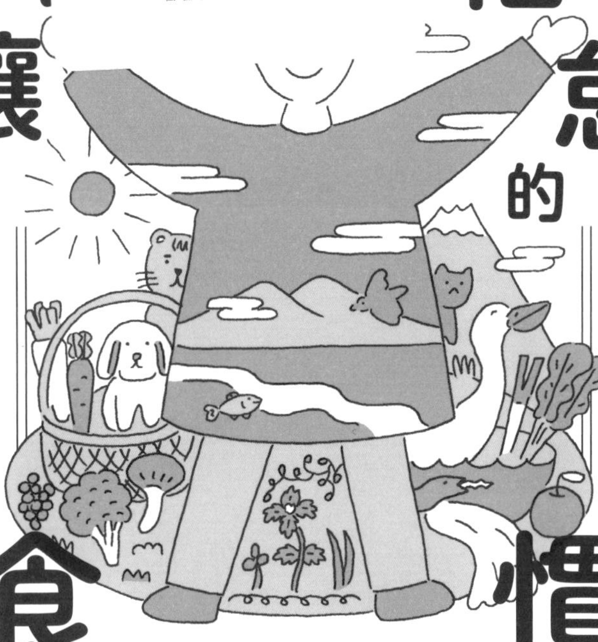

國際中醫美容師兼漢方諮商師

大久保愛

前言

各位過得如何呢？

若是能夠笑著回答「很好」的話，我將為各位感到高興。

不過既然閱讀了本書，相信各位多少都面臨著倦怠、僵硬、頭痛等某種不適吧？

說到底，「很好」到底是什麼樣的狀態呢？

「很好」不等於「沒有任何疾病的狀態」，

而是**「沒有任何疾病與不適的狀態」**。

從這個角度來看，會發現沒有很好的日子比預期的還要多。

舉例來說，各位是否一直有著以下的各種不適？

- □肩膀僵硬或頭痛
- □容易水腫
- □眼睛疲勞
- □有時覺得體味或口臭嚴重
- □耳鳴
- □容易長痤瘡或粉刺
- □腳抽筋
- □腹脹、有些便秘
- □頻尿
- □腰痛

是否曾因氣候或季節變化而產生下列的不適呢？

□季節一變換就會感冒
□低氣壓造訪時就會頭痛
□寒冷時會膀胱發炎或腰痛
□秋天容易掉頭髮
□天氣炎熱時容易腳抽筋

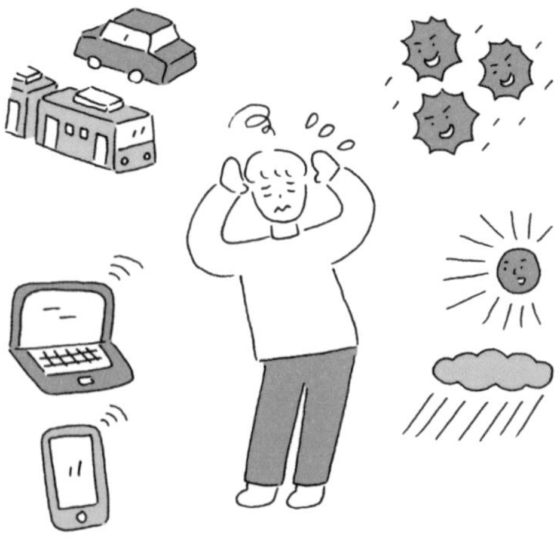

這種還不至於上醫院的症狀每次發作時都很折磨人，而且，諸如此類讓身體感到倦怠的症狀總是不斷地增加。因此，掌握身體會受到什麼事情的影響而變得虛弱？身體會在什麼樣的情況下容易垮掉？是非常重要的。

這邊請容我遲來的自我介紹，我身為漢方諮商師，每年為兩千名以上的病患提供身體不適方面的諮詢。著眼於「內心疲憊」的前作《1週間に一つずつ　心がバテない食薬習慣》，專攻因內心倦怠甚至陷入輕微憂鬱症的情況，並幫助了許多人。當然，身心是相輔相成的，儘管光是實踐前作所提到的內容就足以保養好身體了，不過，這裡還是打算藉由本書來解析造成身體不適的機制，並提供有助於緩解症狀的食療。

中醫認為讓身心都正常運作的要素是「氣、血、水」。當內心倦怠時，著重於補「血」，而**身體倦怠時，將針對補「氣」**進行說明。

除了靠補氣來改善身體倦怠的狀態，還是是能憑藉著自己的力量來預防身體疲累，那就是改善生活習慣。雖說這實在是基本中的基本，但要過得很好，就是得調整好飲食、睡眠和運動。

或許要改變運動、睡眠這些習慣很辛苦，畢竟突然開始要運動，門檻其實很高對吧？睡眠方面或許還能刻意安排好適當的時間，但睡眠品質卻很難控制。

但是**飲食就不一樣了。每一次用餐都是自己做出的選擇，所以要刻意選擇更有益健康的食物，做起來相對是較簡單的**。每天都會重複的三餐，只要確實、適度地運用食療，儘管不會馬上出現效果，但是身體肯定會在一年後、兩年後、更久遠之後更加強壯。沒錯，透過飲食來改善身體的倦怠，可以說是最簡單的方法。

同時擁有健康的身體和心靈是保持健康的重要條件。如果只是依靠意志力讓疲憊的身體持續的運動著；或是身體雖然仍在運動著，但心靈瘸感到疲憊，那終究還是會變得疲憊不堪、無法行動或思考的，讓生活變成一連串的痛苦日子。為了要避免這種情況，就必須學會掌握身體和心靈。

若期望在維持生活品質的情況下走完一生，就必須經常坦率地面對自己的身體。

為此，必須一步一腳印地充實與身體、飲食有關的知識。

本書將以中醫思維（大自然對人造成的影響）、營養學與腸活理論為基礎，介紹每月、每週以及當天就能馬上執行的餐飲選擇方式。只要按照日期來實踐，就能夠獲得身體與餐飲方面的知識。

光閱讀是很難真正理解知識的。實際展開行動後，理應能藉由日積月累的努力，從每天的身體狀況看見成果。

各位若能將本書擺在廚房，每當出現要吃什麼的念頭時，就像翻閱字典一樣複習一下，我將深感榮幸。

每天的飲食非但可以支撐起自己的健康，還能照顧好全家人。

為了讓明天、明年、十年後的你與重要的人，都能面帶笑容、神采奕奕地過日子，就要從今天的飲食開始。

趕緊翻開今天的頁面，展開食療習慣吧！

目錄

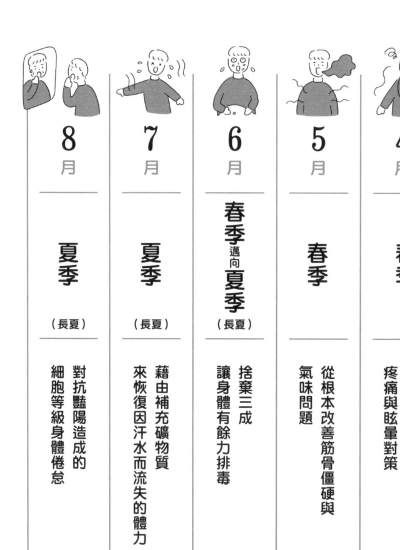

本書用法

1

請翻開當月的頁面。該頁面會介紹當月的整體氣候傾向、特有症狀與食療方針。

2

翻開包含今天日期的週頁面，了解隨氣候變動下所產生的身體症狀，並試著自我檢視當前的狀態。檢視適合本週的食材後，搭配出適合本週生活的湯品、香草&香料吧。

3

下一週，同樣又會展開不同的食療方針，如果前一週的食療方針裡，覺得有能夠繼續下去的食材，那就試著在本週也繼續沿用吧。如此一來，效果就會進一步提升，讓身體更加健康！

4

除了飲食外，嘗試挑戰簡單的運動、美容保養、中藥、香氛精油等，都有助於提振疲累的身心。

5

為什麼這種食材會有益身體呢？身體為什麼會倦怠呢？相信各位在閱讀過程中都會產生這類的疑問，所以有空時不妨閱讀13頁起的序章。

序章

身體為什麼會倦怠？

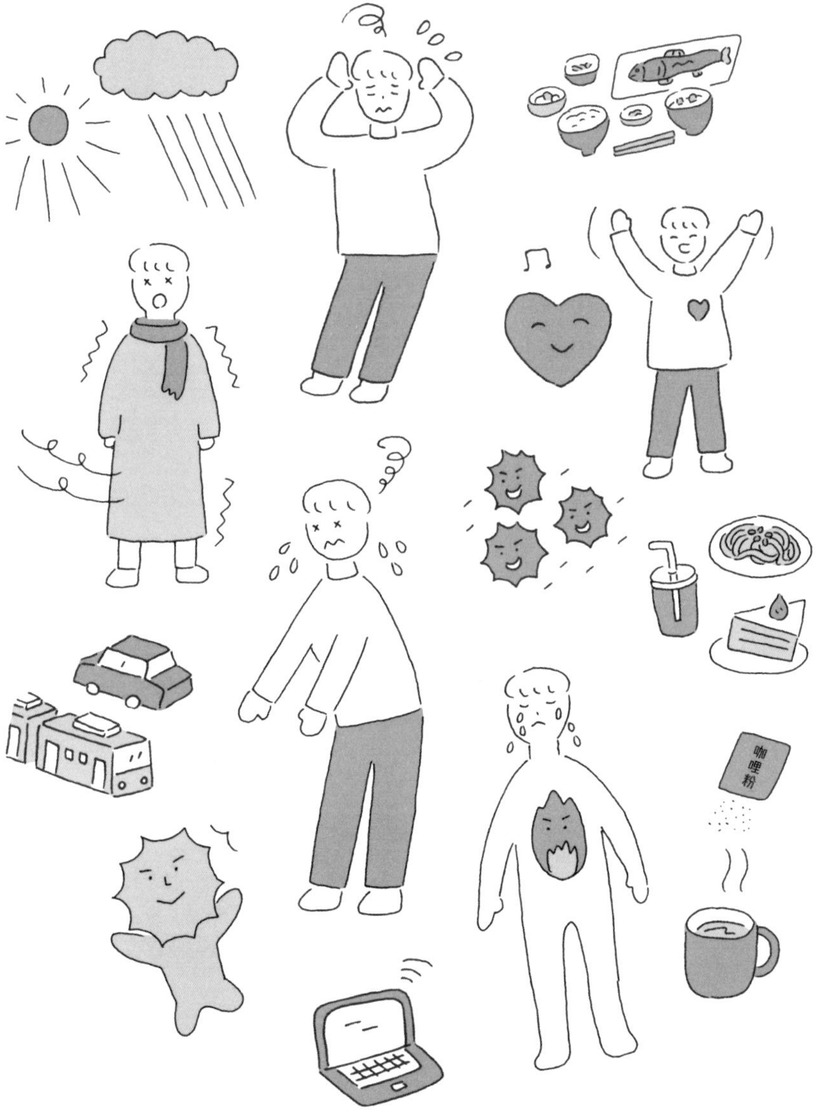

身體倦怠的四大理由

我們的身體為何會感覺到不適呢？

去醫院時通常會得到老化、壓力大造成自律神經失衡等答案，結果每次都在找不到確切原因的情況下，迷迷糊糊地以莫可奈何的心情接受；再加上努力過後仍無法改善，最後就只能放棄了對吧？

但是請稍等一下。

之所以感覺身體倦怠的原因或許就是下列這四種：

◆ **理由① 讓身體得以運作的粒線體營養不足。**

◆ **理由② 身體累積過多的老舊廢物沒有排出，而導致發炎。**

◆ **理由③ 血液與淋巴的循環不佳，使身體發冷。**

◆ **理由④ 受到大自然變化的影響。**

身體倦怠的原因

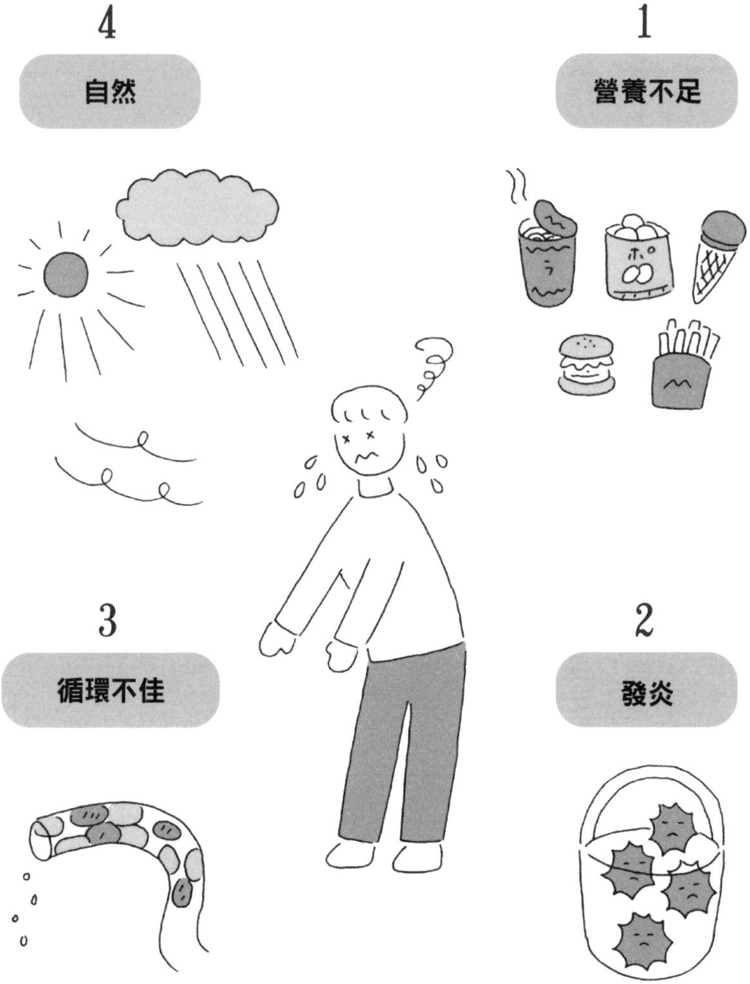

解決身體倦怠的關鍵在於粒線體

請試著回想一下身體倦怠時的狀態。

是否有強烈的疲勞感、身體發冷、反覆感冒等讓人覺得像是免疫力不佳的狀況？疲勞感、免疫力低下、血液循環不良所造成的發冷，正是身體倦怠時最具代表性的三大症狀，從中醫的角度來說，就是「氣」的運作狀況不佳。「氣」是元氣的根源，也是保護身體、使身體行動的力量。此外，**這些都是為身體製造能量的粒線體其機能衰弱所造成的**。

看到身體倦怠的理由①時，也許你會想到的是「營養不足」、「營養充足到發胖，甚至到了該減肥的程度」，或者「每天吃滿三餐加零食就沒問題了」。

但這裡所指的「營養」和你所想的稍微有些不同。

當身體將食物消化後營養會進入血液中，藉由血液循環運送到身體的各個部位（約有37兆個細胞），每個細胞都能得到營養的供應，並在細胞內的粒線體中轉換成能量，使身體能夠動起來。

每個細胞中都擁有數百到數千個粒線體，佔整體重量的10％。當營養攝取不足時，全身的粒線體就難以維持正常的運作，導致能量供給不足，使我們感到疲倦。

粒線體所需的營養素包括蛋白質、鐵、鎂、維生素B群等。即使體重過重、每天都有吃三餐，但這些營養素如果攝取不足的話，仍會出現營養不良的情況。

此外空腹感有助於活化粒線體，所以，一遇到食物就大吃特吃，隨時都處於飽足狀態的人要留意了。

當粒線體失去活力時，無法正常運作的細胞就產生不出足夠的能量，使身體開始發冷，免疫力也跟著下降了。因粒線體功能下降而引起的症狀會出現在身體的各個部位，例如：出現在肝臟，肝臟功能下降就可能導致解毒功能減弱；出現在卵巢就可能導致不孕；在腸道可能就會讓免疫力下降。

同時，粒線體在產生能量時也會產生具高度氧化能力的「活性氧」。人體通常都具有消除活性氧的能力，對於健康的身體來說這並不是很大的問題。

然而，**當粒線體功能下降時，就會大量產生活性氧**。

過多的活性氧會造成身體發炎，全身上下都出現症狀，還會引發文明病、過敏或癌症。例如：血管發炎會造成動脈硬化，肝臟發炎就會成為肝炎。

接著談談身體倦怠的原因② 身體累積過多的老舊廢物沒有排出，導致發炎。

老舊廢物，指的是會造成損害的物質。

麵包與麵等小麥製品、甜點與甜飲料等含有大量甘味劑與砂糖的食品、酒精飲品、長期使用抗生素或類固醇、重金屬累積等，都會擾亂腸道環境，造成真菌類的念珠菌大量增長。念珠菌會釋放出毒素拖累粒線體的運作。

如此一來，腸道負責吸收營養與排泄廢物的過濾功能可能會遭到破壞，這種情況稱為腸漏症。不僅營養的吸收率會變差，還可能吸收了消化未完全的物質、重金屬或是毒素等對身體有害的物質。

當腸道吸收到有害的物質後就必須透過肝臟來解毒，但如果毒素太多處理不完的話就會透過血液循環散佈到全身各個角落，且累積在各處。**散佈於全身各處的有害物質會造成百病的根源——發炎。**

當血液循環不佳使體溫偏低，使深層體溫低於37度時，粒線體的功能也會跟著下降。這就是身體倦怠理由③　血液與淋巴的循環不佳使身體發冷。

血液循環不良會讓氧氣與營養無法順利運送到粒線體；淋巴循環變差時，則會讓老舊廢物一直積蓄在體內。如前所述，血液循環不良與身體體溫過低都會造成粒線體的功能低下。

簡單來說，**身體倦怠的原因就是粒線體的功能低下**。希望活得神采奕奕的話，就必須實現下列三大條件。

- ◆**攝取適度的營養，作為活絡粒線體的原料**
- ◆**打造有助於粒線體運作的環境**
- ◆**避免避免粒線體的運作受到阻礙**

此外，也別忘了季節變化對身體造成的影響。

粒線體功能低下的理由＆與身體不適

❶營養不足與活性氧

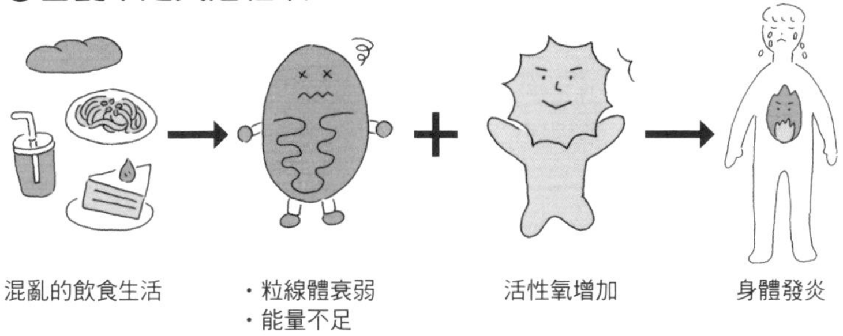

❷老舊廢物堆積

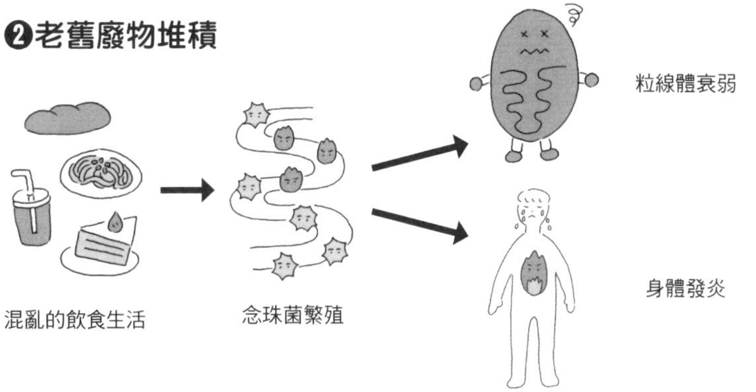

❸血液循環不佳

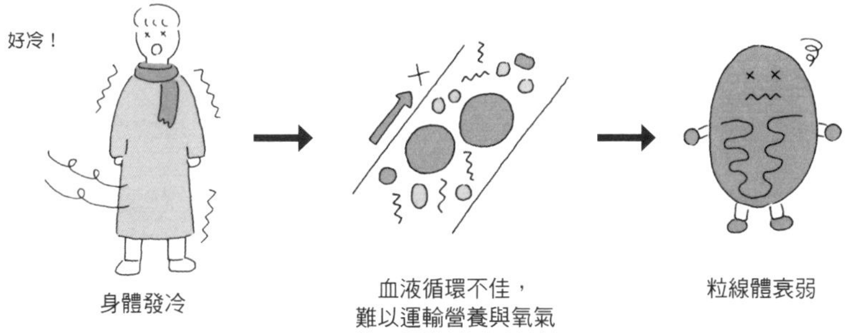

粒線體機能低下會造成腎上腺疲勞

粒線體所製造的能量是身體的主要能量，當主要能量不足時，就需要靠腎上腺的輔助。簡單來說，腎上腺的功能就像是發動引擎，讓人能在早晨從睡眠中甦醒。但如果**粒線體機能長期低下的話，腎上腺就會因持續運作而過勞**。如此一來，就會出現早上爬不起來、中午前缺乏幹勁、直到傍晚才有精神、總是放空難以專注等倦怠症狀。

此外腎上腺還有另一個過勞的理由。

那就是攝取過多的麵包、麵類等精製澱粉導致血糖急遽上升；為了抑制血糖的上升身體會大量的分泌胰島素。腎上腺是個分泌荷爾蒙的器官，而過多的胰島素會增加腎上腺的負擔，造成腎上腺過勞。此外，攝取過多的醣質後，積蓄在體內的多餘醣分會轉變成AGE（糖化終產物），這種物質會導致身體發炎引發文明病與老化。

打造避免浪費端粒、能夠健康長壽的身體

不知道各位是否聽過端粒這個詞？

事實上，粒線體的運作就與端粒有著莫大的關聯性。

我們的身體約有37兆個細胞，這些細胞不斷進行細胞分裂。在細胞中，有個保護染色體末端的結構，稱為端粒。**端粒存在於所有細胞中，它決定細胞的老化速度、保護基因資訊，且調控著細胞的分裂次數。**

細胞的分裂次數是有限的，還會會因細胞的種類而有所不同。當細胞分裂停止時，細胞就會老化，最終死亡。人類的細胞分裂次數約為50次，兔子約20次，馬約為30次。某些情況下，細胞的老化速度會比一般情況下來的快；但有時則因含有端粒酶（能恢復端粒長度的酵素）而使年輕狀態得以保持。

據說我們在出生時約有1萬到1萬5千個端粒（鹼基對）。每次細胞分裂都會使端粒變短，平均每年會損失50至100個鹼基對。然而，**疾病、壓力和老化會加速端粒的減少速度；當端粒減少到約5千個時，人們將迎來生命的盡頭**。

免疫力降低時，為了補充死亡的細胞，細胞分裂的速度會加快，消耗掉更多的端粒。此外，生活習慣病如糖尿病和肥胖症，以及壓力過多都會導致活性氧濃度大幅增加，進而使端粒變短。同時，不均衡的飲食、過度進食或挑食，以及壓力等引起的醣化和氧化等的身體發炎，也會導致端粒縮短，使細胞老化，並成為糖尿病、心臟病、腦部疾病、風濕病、肝炎等各種疾病的成因。當端粒減少後，染色體會變得不穩定，使細胞突變的風險上升，這也與癌症的發生脫不了關係。

據說縮短後變得不穩定的端粒，會抑制粒腺體的數量與運作，使粒線體也跟著減少。

想要一輩子都活得神采奕奕，就必須活化粒腺體、預防端粒的浪費。至於能夠將端粒的消耗速度降到多慢則全憑個人努力。

要保護端粒、預防沒必要的浪費，活化回春（去乙醯酶）基因就非常重要。有缺陷的粒線體會製造出大量的活性氧，回春基因則可清除不良粒線體並預防粒線體老化。

老化速度有25%仰賴遺傳，剩下的75%則受生活習慣等環境因素的影響。**希望回春基因能確實運作，關鍵就是不要吃太飽，降低3成左右的熱量攝取**。此外，自古就很重視的運動與睡眠品質也非常重要。請透過食療方針留意自己的習慣，延緩老化、打造出不會生病的身體吧。

另外，維生素B_3的前導物NMN、白藜蘆醇（多酚的一種）等可活化回春基因也同樣備受矚目。

藉由正念守護端粒

除了食療以外，還有其他守護端粒的方法。

巨大的壓力會縮短端粒，對粒線體造成損害，進而引發疲勞、疾病、老化等問題。因此建議**在疲倦時除了執行食療外，也要藉由正念來讓心靈專注於當下**。

人的思考可分成行動模式與同在模式。

- **行動模式**……著眼於過去與未來，將注意力放在原本的理想上，而非當下的環境。所以無法客觀以待，會認為自己的想法百分之百正確。
- **同在模式**……專注於當下的體驗與感覺，能客觀看待事物，將當下視為一種經驗而非給予評價。

遇到厭煩的事情時，很容易陷入行動模式而導致壓力增加，所以，必須切換成同在模式專注於正念。在這之前最重要的第一步，就是意識到自己正處於行動模式。

端粒受到保護身體神采奕奕

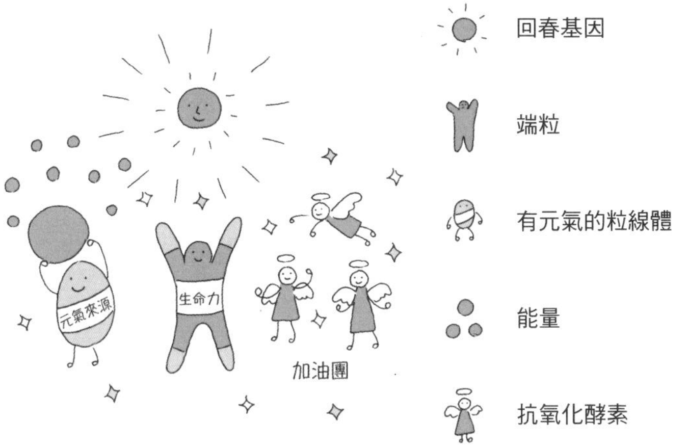

端粒縮短導致老化變快的身體

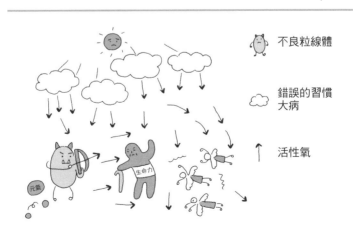

中醫認為的身體倦怠

接下來要從中醫思維來確認身體的倦怠機制。

中醫認為健康的身體會處於平衡狀態。

舉例來說，西醫只要有一個檢查數值異常，就會想辦法讓該數值恢復成正常值。但中醫卻認為之所以會出現異常代表身體的某處失衡了，所以必須檢視全身的狀態才能找出原因，制定相應的策略。

作為一種指標，中醫認為「氣、血、水」在維持生命上是不可或缺的。其中，「氣」涉及代謝和白血球等與體力和免疫力相關的事物；「血」涉及紅血球和神經系統等與心理狀態相關的事物；「水」則涉及電解質和內分泌系統等與荷爾蒙相關的事物。**只有三者保持平衡，身心才會處於健康的狀態，治癒力也較強**。同時，在大腦的控制下，身體也會努力維持這種平衡狀態，也就是體內平衡（恆常性）。

此外，中醫學認為「氣、血、水」的平衡存在於臟腑的正常狀態中，這些臟腑包括：肝、心、脾、肺和腎，五臟。五臟指的並不僅僅是具體的器官，而是指其功能和作用，五臟必須相互協作、相互調節，以保持平衡。這也是在大腦控制下的體內平衡。

中醫擁有陰陽五行的思想，將萬物分成5種，剛才提到的五臟也是如此。隨著太陽與地球的位置關係變化、覆蓋在地球上的雲、製造出風的氣壓、溼氣狀況等而分成春、夏、長夏、秋、冬這五種。在一般認知的四季中所缺少「長夏」，意指高溫潮溼的氣候，也就是梅雨與颱風季節、突發性的局部豪雨等氣候異常現象。

近年來，這類異常現象雖然增加，但已能藉由五行思維來應對處裡。五個季節也與五臟息息相關，春季連結的是肝、夏季為心、長夏為脾、秋季為肺、冬季為腎。所以，認識中醫思維有助於釐清季節對身體的影響。

另外，若是想要預防身體倦怠，就必須調和陰、陽。**缺「陽」時，製造身體能量的粒線體機能低下**，容易有身體發冷、體力不足的情況。**缺「陰」時，則代表身體體液（水分與電解質）失衡，有多餘的熱能積蓄在體內，容易腳抽筋。**

人體與季節的五行如下頁所示，相信能幫助各位理解季節、五臟與陰陽的關聯與維持平衡的方式。

中醫在表達身體狀況時，較習慣以「氣、血、水」、「五臟」、「陰、陽」的平衡狀態來表達，而不是病名或症狀。

像是：肝腎陰虛、脾氣虛、心脾兩虛、肝血虛、肺氣虛、腎陽虛，就是以臟器名稱×陰、陽、氣、血、水×狀態。本書內文也會出現這詞彙，各位只要理解概念即可，不必想得太過複雜。

五行關係
——人體與季節息息相關——

◆ 排泄順暢
◆ 適度調節使身體得以順利運作
◆ 氣、血順利流動
◆ 儲藏血

◆ 生長、發育、老化、生殖
◆ 能量儲藏
◆ 水分代謝
◆ 深度吸收

◆ 血流的幫浦
◆ 使精神安定
◆ 生命力

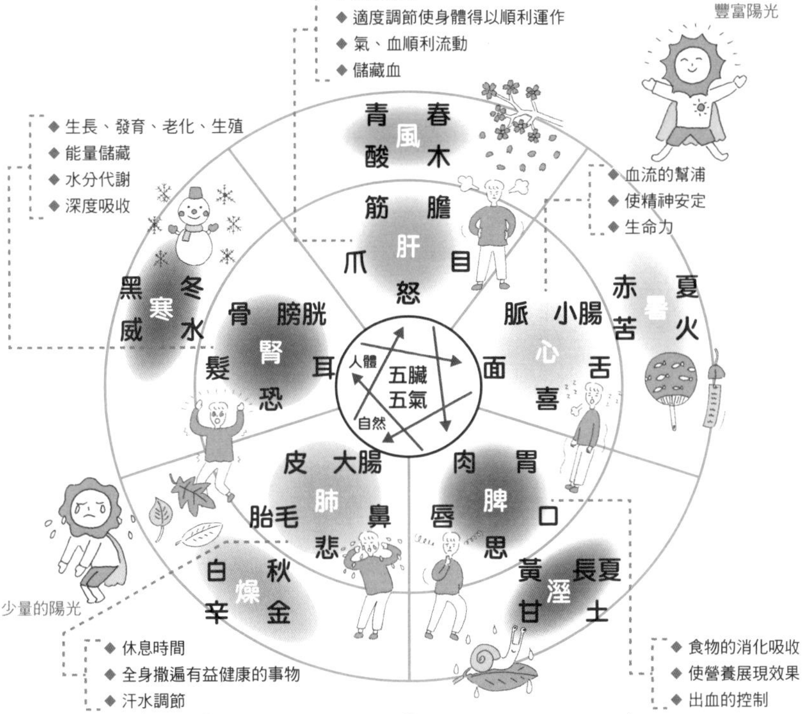

◆ 休息時間
◆ 全身撒遍有益健康的事物
◆ 汗水調節

◆ 食物的消化吸收
◆ 使營養展現效果
◆ 出血的控制

◆ 元氣的根源
◆ 驅動身體的力量
◆ 溫暖身體的力量
◆ 代謝血液、體液的流動
◆ 儲蓄必需要素的力量
◆ 守護身體的力量

◆ 滋養身體之物
◆ 安定精神之物

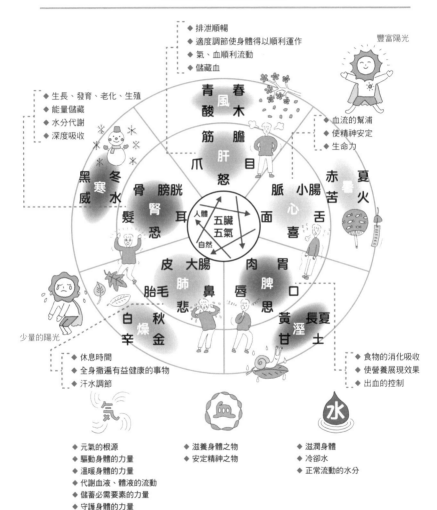

◆ 滋潤身體
◆ 冷卻水
◆ 正常流動的水分

中醫思維中最不可忽視的是「人也是大自然的一部分」，受到大自然變化的影響也是理所當然的。這正是14頁提到的身體倦怠理由④。

人的身體確實深受季節的影響，像是紫外線強烈就會產生大量的活性氧；氣壓或氣溫變化就會擾亂自律神經的平衡。

在紫外線多的春夏想辦法避免產生活性氧，就能預防粒線體機能低下。

氣溫與氣壓變化多端的季節轉換期間，是自律神經特別容易失調的時期，為了維持粒線體可以順利運作，也應制定策略將失衡的程度抑制到最小的範圍內。**在自律神經的中樞——大腦中，粒線體也是日夜不停地運作著，在製造能量的同時也生成活性氧**。過度的活性氧會傷害神經細胞，導致自律神經過勞。因此，在氣溫與氣壓變化頻繁的時期就要想辦法減輕大腦的負擔。

此外，如28頁所述，大腦是下達指令使「氣、血、水」、「五臟」、「陰、陽」維持平衡的場所。如果大腦太過疲憊的話自然也會失衡。

要避免身體出現倦怠就要隨時留意與季節之間的調和、身體各部位間的關聯，並時時刻刻加以保養才行。

6月	7月	8月	9月	10月	11月	12月

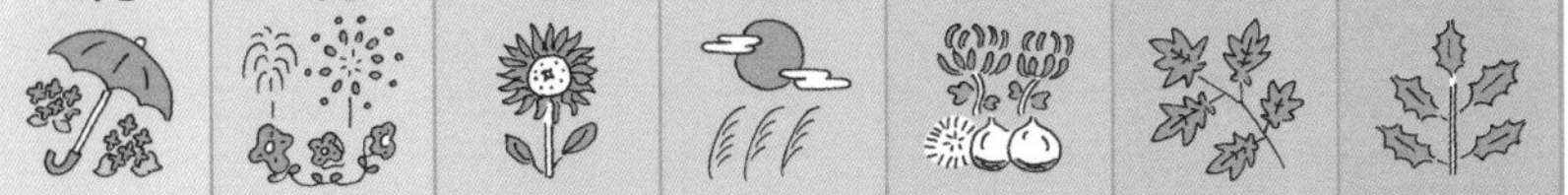

6月	7月	8月	9月	10月	11月	12月
		盂蘭盆節				年底

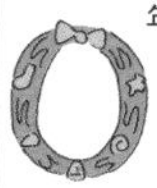

夏至　　秋分　　冬至

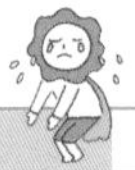

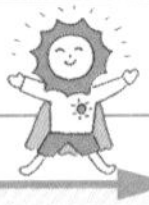

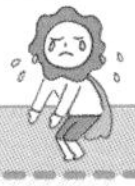

日照時間短　　（陰）　日照時間短

梅雨鋒面　　秋雨鋒面　　冬日雨季

夏(心)　失眠、思考能力低下、夏季倦怠

秋(肺)　傳染病、掉髮、皮膚乾燥、便祕

冬(腎)　腰痛、耳鳴、身體發冷

長夏（脾）　皮膚困擾、腹部肥胖、夏季感冒

6月	7月	8月	9月	10月	11月	12月
腹部肥胖、痤瘡、粉刺	夏季感冒、肌肉緊繃	思考能力低下、夏季倦怠	喉嚨不適、過敏、便祕	掉髮、髮量稀疏、皮膚乾燥	病毒或細菌方面的傳染、免疫低下	身體發冷、水腫
脾胃溼熱、脾氣下陷	脾氣虛、心脾兩虛	痰熱內擾、心熱	陰虛燥結、大腸溼熱	肺腎陰虛、燥邪犯肺	肺腎陰虛、肺氣虛	脾腎陽虛、腎虛水犯
回春（去乙醯酶）基因	電解質	活性氧	腸漏症	新陳代謝	口腔細菌×腸內細菌	低體溫
◆梅雨造成的氣壓變化擾亂自律神經 ◆回春基因無法正常運作，造成內臟下垂、消化不良，進而導致慢性疲勞	◆流汗造成礦物質不足，進而導致電解質失衡、腳抽筋、荷爾蒙異常、頭痛、倦怠感 ◆吹冷氣造成自律神經紊亂，進而導致失眠、腸胃功能低下	◆夏季紫外線造成活性氧過度生成，進而導致思考能力低下、眼睛疲勞、倦怠、消化不良、水分代謝低下、失眠等	◆水分攝取量減少，造成便祕等腸道不適 ◆腸內環境失調容易引發腸漏症，過敏也會變嚴重	◆晝夜溫差大，自律神經與荷爾蒙容易失調 ◆夏季倦怠的影響浮現，容易掉髮、髮量稀疏、皮膚乾燥	◆唾液分泌量減少，口腔內部的壞菌增加 ◆腸內細菌跟著失衡，引發免疫力低下→對病毒的抵抗力與代謝都變差	◆天氣變冷，身體運動機會減少→水腫、身體發冷、血液循環變差、代謝低下 ◆有駝背習慣的人，骨盆會鬆弛進而壓迫內臟，導致血液循環不良
蛋白質、鐵質、幫助消化的食材、整腸食品、含NMN的食材	維生素B、鐵質、蛋白質、鎂	ω-3脂肪酸、礦物質、維生素ACE、富含抗氧化作用的蔬菜	整腸食品、維生素B群、幫助消化的食材	礦物質類、整腸食品	蔥類、維生素B群、整腸食品	幫助消化的食材、維生素B群、辛香料
高麗菜、白蘿蔔、豬肉、雞胸肉、章魚、豆芽菜、萵苣、蠶豆、藍莓、花生	腰果、花椰菜、紫蘇、雞肉、牛肉、毛豆、和布蕪	鰹魚、魷魚、青魚類、奇異果、藍莓、蘘荷、番茄	蕪菁、海蘊、蒟蒻、芋頭、米糠、納豆、鹽麴、酒粕	雞翅、牛筋、牛蒡、番薯、黑豆、蘿蔔絲干、糯麥、醋	薤、蔥、大蒜、舞菇、薑、蓮藕、味噌、韓式泡菜	咖哩粉、黑胡椒、青花菜、芽菜類、明太子、魚膘
不再邊做事情邊用餐	少量多次飲用比常溫熱的水	每天泡澡	早上起床先發呆30秒	睡前晾一條溼毛巾增加溼度	刻意咀嚼兩倍的次數	睡覺穿上暖腿套

季節與身體變化年表

		1月	2月	3月	4月	5月
月		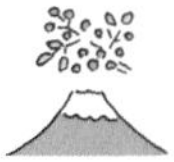	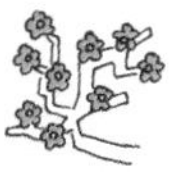	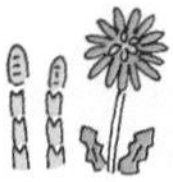	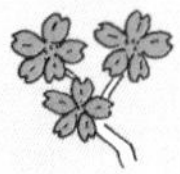	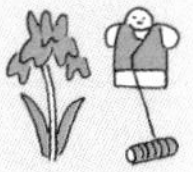
活動		新年 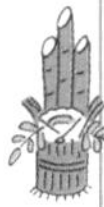		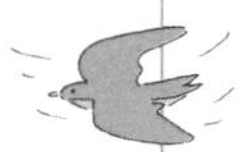	新年度	黃金週 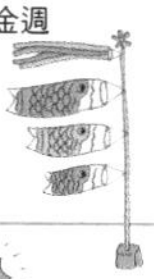
大自然的變動	太陽位置的變化			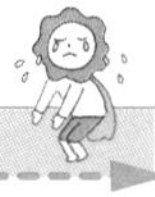 春分		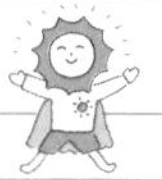
	日照條件	（陰） 日照時間短			（陽）	
	低氣壓（滯留鋒）				春日雨季QA	
中醫思維中的身體變化	從五行思考	冬(腎) 腰痛、耳鳴、身體發冷、荷爾蒙失衡			春(肝) 眩暈、頭痛、肩膀僵硬、體味	
	每月身體狀態變化	腰痛、頻尿、骨質密度低下	荷爾蒙失調、耳鳴、睡眠品質低下	花粉症、溫差過敏	眼精疲勞、頭痛	身體僵硬、體臭、口臭
臟腑辯證（中醫診斷）		腎陽虛、腎氣不固	腎陽虛、腎陰虛	腎陽虛、肝痰溼熱	肝陰虛、肝火上炎	肝陽化風、肝氣鬱結
身體倦怠關鍵字		骨質代謝	慢性發炎	淋巴球與顆粒球	粒線體	腸肝循環
身體的發炎症狀		◆照到太陽的時間與運動量減少，強化骨骼的維生素D減少，使成骨細胞作用低下 ◆血液循環惡化與抗利尿荷爾蒙分泌遭抑制→頻尿	◆腎上腺疲勞造成血糖調節不良，熬夜習慣則造成睡眠不足，結果導致疲勞蓄積、新陳代謝低下、記憶力低下、憂鬱症發作、耳鳴等。	◆溫差大與氣壓變化擾亂自律神經、免疫力失衡、花粉症等都造成過敏症狀增加 ◆免疫低下讓人容易不舒服	◆自律神經失衡容易引發眼睛充血、頭痛 ◆粒線體活化→預防影響腦血管伸縮的血清素運作低下	◆未注意健康導致腸內壞菌增加→增加肝臟負擔，引發體味、口臭、粉刺、肩膀僵硬、背部緊繃、眩暈、頭痛
必需營養素		維生素D、鈣質	維生素D、鋅、維生素C、維生素B	蛋白質、鐵質、維生素B、香草類	鐵質、維生素C、維生素B、含硫化物的蔬菜	辛香料、香草類、柑橘類等的植物化學成分
食材		菇類、鮭魚、銀杏、昆布	鯖魚、鰤魚、牡蠣、菇類、芝麻	肝、砂囊、貝類、日式凍豆腐、香芹、芹菜	蝦、杏仁、芝麻菜、油菜、洋蔥、雞蛋、鵪鶉蛋	檸檬、葡萄柚、羅勒、薄荷、柳橙
適合當月的事情		深蹲	固定時間起床	安排發呆的時間	睡前1小時關閉手機電源	洗完澡後做伸展運動

讓身體打起精神的食療

至此已經介紹過許多導致身體倦怠的理由了。

那麼實際上該做些什麼才能改善呢？

希望身體徹底變得有精神，**就要挑選有助於調整身體狀況的食材，同時也拒絕食用會造成反效果的食材**。這就是所謂的食療，對身體倦怠感到困擾的人請務必嘗試看看。食療靠的是食物而非藥物，所以沒辦法立即見效，但是日積月累之下卻能展現不輸給藥物的威力。

食療中最重要的就是考量到季節變化對身體造成的影響，也就是活用中醫思維——人生活在大自然中，會受大自然的影響。透過28頁的中醫理論解開季節變化與人體間的關聯性，並以此搭配西醫的營養學知識，鎖定身體必需的營養素，再盡力挑選富含這些營養素的當季食材。

此外身體內含有數量龐大的細菌，約有一百兆個，比構成身體的37兆個細胞數還要多。這些細菌大多位於腸道內，因此，所攝取的飲食會對細菌產生直接的影響。因為和人體是共存的狀態，所以這些細菌將會對人的身心產生影響。腸道內的環境是否適合細菌生存，靠的不是細菌的努力，而是取決於握有食物選擇權的我們。因此，在運用食療理論時，也必須顧慮到和腸道菌群有關的「腸活」理論。

除了考量到季節與自然等的宏觀（中醫）視角，以及腸活這種顧及細菌的微觀視角外，銜接兩者的營養學思維同樣不可或缺。

有些人會好奇藥膳與食療的差異，但其實兩者大同小異。都是按照當前的身體狀況，選擇有助於身體的食材與調理方法。

藥膳一詞讓人聯想到使用珍貴食材的印象，進而誤以為是特別飲食，對吧？有些藥膳食譜確實使用了大量有效成分的生藥，但為日常飲食選擇有益健康的食材才是藥膳思維的核心。為了跳脫這種特別飲食的刻板印象，且讓更多的人能夠活用這項理論，因此，本書才會選擇「食療」一詞。

畢竟中藥在數千年前，就是從喝湯或喝茶這種用餐感覺發展出來的。後來才逐漸按照症狀找到可以有效緩解的配方，代代相傳至今。但即使效果再好，體質或身體狀況不適合的話，就很容易產生副作用，所以實際操作起來相當困難；需要具備身體的診斷技術、方劑學、生藥學等專業知識，才能調配出符合身體狀況的中藥。

另一方面，食療不需要特定的配方比例，自由度相當高。中藥追求的是植物性化學成分（Phytochemical）的效果，**食療則是以醣類、脂質、蛋白質、礦物質、維生素與膳食纖維這六大營養素為主，以植物性化學成分為輔**。

雖然無法像中藥一樣發揮強大的效果，但透過輕鬆的飲食來實現養生目標，讓全家人每天都過著神采奕奕的，正是食療。

食療理論

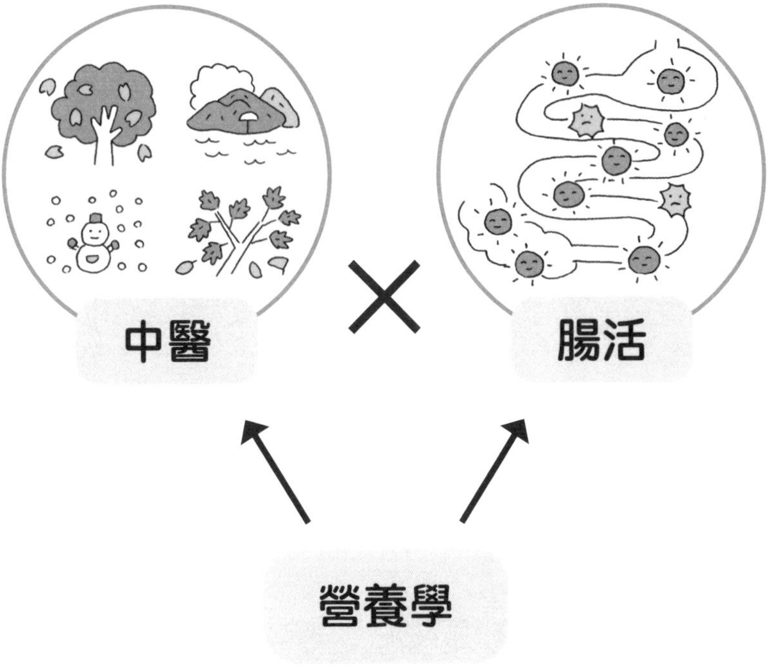

有助於改善身體倦怠的「氣」

有助於改善身體倦怠的「氣」，具備下列五種作用：

◆**促進血液循環：推動**

◆**溫暖身體：溫煦**

◆**保護身體不受外敵侵襲：防禦**

◆**守住必要事物：固攝**

◆**促進代謝：氣化**

通過激活這些功能，以下三種典型的疲勞症狀就會得到改善。

①改善疲勞……氣化

②強化免疫……溫煦、防禦

③改善體質……推動、固攝

此外，在全年的氣候中也藏有適合改善疲勞、強化免疫與改善體質的時機。在適當的時期攝取適合的食材，和有效對抗這三大症狀的營養素，就能以良好的效率「補氣」，打造出不會倦怠的身體。

◆改善疲勞　1月、4月、8月、10月

必要營養素：活化粒線體的蛋白質、維生素B群、礦物質、幫助消化的食材

◆強化免疫　3月、7月、11月、12月

必要營養素：提高免疫功能的維生素D、維生素A、整腸食品

◆改善體質　2月、5月、6月、9月

必要營養素：促進血液循環的ω-3脂肪酸、辛香料、香料植物、維生素E

透過每個月的相應對策，**按照週重點來調理身體，一年年地改善身體狀況**。讓身體不再只是年年老化，而是一年比一年強壯。

疲勞、免疫、體質改善的強化月與營養素

注意疲勞警報發布！

隨著年齡增長而變得容易疲倦的人，要強化代謝！

應攝取的營養素　**強化月份**：1月、4月、8月、10月

- **蛋白質**
據說人體含有四～五千種由蛋白質組成的酵素，用以幫助消化與代謝以維持健康。

- **維生素B群、礦物質**
為了讓酵素能發揮十足的功能，需要輔酶與輔因子的幫助。輔酶與輔因子的生成原料有：維生素B群、鎂、鐵、鋅等礦物質。

- **幫助消化的食材**
攝取動物性蛋白質有時會對消化造成負擔，導致營養吸收不充足。所以需要搭配能幫助消化的食材，以分擔消化系統的工作。

免疫強化警報發布！

季節變換時容易感冒的人，要提升身體的保護力！

應攝取的營養素　**強化月份**：3月、7月、11月、12月

- **維生素D、維生素A**
使細胞之間的結合更緊密，有助於防止有害物質的入侵。也可以製造抗菌肽、防禦素，帶來對抗病毒、細菌與真菌的抗菌作用。

- **整腸食品**
免疫功能主要由白血球負責，其中淋巴細胞和顆粒細胞（二者都屬於白血球）的平衡對於維持免疫力至關重要。腸道中含有人體七成以上的免疫細胞，所以，光是良好的腸內環境就足以強化免疫力了。

體質改善警報發布！

長年有筋骨僵硬、冰涼等症狀的人，要加強血液循環！

應攝取的營養素　**強化月份**：2月、5月、6月、9月

- **ω-3 脂肪酸**
富含ω-3脂肪酸的食物有助於增加血管的柔軟性和紅血球的變形能力，能促進血液循環，提高營養和氧氣供應力。還能緩解因血液循環不良所引起的疼痛。

- **辛香料、香料蔬菜**（肉桂、博士茶、蓽拔等）
血管中有99%都是微血管，不再有血液流通的微血管稱為幽靈血管。辛香料含有能活化血管內皮細胞的TIE2，可幫助復活幽靈微血管，改善血液循環。

- **維生素E**
具有促進血液循環的功能，及強大的抗氧化能力。

讓身體不倦怠的必備食物

①蛋白質	牛肉、雞蛋、羊肉、鰤魚、花蜆、蝦子、　仔魚、鰺魚、魷魚、螃蟹、章魚、鮭魚、蛤蜊、扇貝、雞肉、豬肉、鵪鶉蛋、蠶豆、鰹魚、魚膘
②維生素B群	鱈魚子、魚子醬、鮭魚卵、鯡魚子、香蕉、香菇、糙米酵素飯、燕麥片、納豆、豆腐、南瓜、豬肉、肝臟類、牡蠣、花生、毛豆、雞蛋、砂囊、牛筋、鵪鶉蛋、蠶豆、鰹魚、米糠、魚膘
・含NMN的回春食材	蠶豆、毛豆、高麗菜、青花菜、酪梨、番茄、小黃瓜、蝦子
③維生素C	檸檬、青花菜、南瓜、青椒、甜椒、奇異果、高麗菜、草莓、蓮藕、芹菜
④維生素D	鯖魚、鰺魚、沙丁魚、香菇、黑木耳、雞蛋、魩仔魚、舞菇、洋菇、鮭魚、肝臟類、鴻喜菇、杏鮑菇、鵪鶉蛋、鰹魚、魚膘
⑤礦物質	鱈魚子、魚子醬、鮭魚卵、鯡魚子、裙帶菜、菇類、牡蠣、羊肉、鷹嘴豆、牛肉、日式凍豆腐、糙米酵素飯、豆腐、魩仔魚、花生、魷魚乾、蘿蔔絲乾、肝臟類、雞蛋、豬肉、花蜆、蛤蜊、蝦子、扇貝、秋刀魚、小松菜、水菜、銀杏、芝麻醬、杏仁、腰果、鰹魚、麥麩、鰤魚、黑豆、魚膘
・鋅	牡蠣、花生、蘿蔔絲乾、魷魚乾、雞蛋、牛肉、豬肉、蝦子、扇貝、豬肉、筍子
・鐵	肝臟類、雞蛋、沙丁魚、蛤蜊、牛肉、花蜆、小松菜、水菜、秋刀魚、蘿蔔絲乾、砂肝、牛筋、菠菜、芹菜
⑥ω-3脂肪酸	亞麻仁油、紫蘇油、胡桃、鰺魚、鯖魚、沙丁魚、奇亞籽、　仔魚、火麻籽、鰤魚
⑦中鏈脂肪酸	椰子油、MCT油
⑧整腸食品	寡醣、秋葵、山麻、納豆、味噌、酪梨、香蕉、裙帶菜、昆布、蘋果、橄欖油、牛蒡、蘿蔔絲乾、麴、山藥、燕麥片、韓式泡菜、鹽麴、糙米酵素飯、甘酒、鴻喜菇、洋菇、杏鮑菇、苦椒醬、萵苣、豆芽菜、裙帶菜根、海蘊、蒟蒻、麥麩、芋頭、酒粕、醋、糯麥、番薯、薤
⑨抗發炎食品	香料、香草、薑、咖哩粉、可可、山葵、丁香、山椒、胡椒、五香粉、大蒜、紫蘇、肉桂、葛拉姆馬薩拉、迷迭香、顆粒黃芥末醬、香芹、薄荷、香菜、羅勒、茴香、番紅花、野馬鬱蘭、百里香、唐辛子、香菜、孜然、薑黃
・含硫化物的食材	高麗菜、青花菜、青花菜芽、芝麻菜、山葵菜、小松菜、蕪菁、白蘿蔔、白菜、青江菜、羽衣甘藍、花椰菜、油菜、韭菜、洋蔥、薤、蔥
・含白藜蘆醇的回春食材	藍莓、花生、黑葡萄、越橘、可可
・其他含有植物化學成分的食材	山麻、秋葵、苦瓜、西洋芹、番茄、小黃瓜、櫛瓜、南瓜、毛豆、草莓、胡蘿蔔、葡萄柚、蘋果、檸檬、柳橙、蘘荷、蘆筍、黑豆、番薯、蓮藕
⑩幫助消化的食材	山藥、梅乾、高麗菜、白蘿蔔、昆布、蕪菁、秋葵、山麻

藉由湯品或茶從內部溫暖身體

喝杯溫熱的飲品身體就會暖洋洋的，對吧。

從腹部溫暖起來就是副交感神經運作的證據。總是匆匆忙忙或是感到煩躁時，可能就是交感神經處於主導地位所致。

食療理論除了能為各位找到有益健康的食材外，還會搭配可以溫暖身體的湯品或茶，**避免身體發冷以提升保養效果**。

寒冷的季節、冷熱溫差大的時期、吃到冷食時，容易因為自律神經紊亂而導致身體發冷。身體發冷時會讓交感神經佔據主導地位，造成血管收縮、血液循環不良。當腸胃與子宮等腹部的內臟溫度下降時，就容易出現消化不良、胃痛、便祕、生理痛、腰痛、漏尿等症狀。

這時最麻煩的就是對腸道的影響。腸道分成大腸與小腸，小腸負責消化與吸收，並藉由免疫系統保護身體不受病菌等的侵擾。大腸負責吸收水分與礦物質，身體中75%的老舊廢物與毒素也是經由大腸來排泄的，且大腸還擁有大量的腸道細菌。

因此，**當腸道溫度下降時營養的吸收率就會降低、免疫力下降、無法排毒、腸道環境遭到破壞；導致皮膚變粗、血清素（神經傳導物質）分泌混亂等，讓身心出現不適。**

舉例來說，你的日常生活有沒有以下的情況？

□寒冷時覺得腹脹，容易便祕或腹瀉
□每天飲用冷飲
□沒有運動的習慣
□沒有泡澡的習慣，總是沖澡而已
□下半身、手掌或腳掌容易發冷
□早上沒有食欲

有這些狀況的人或許你的腸道溫度已經開始下降了，建議可以養成飲用熱湯或熱茶的習慣，從內部溫暖身體。

食用含多樣食材且膳食纖維豐富的湯品，有助於活化腸道、溫暖身體末梢，效果也能維持較久一些。一般認為腸道蠕動在早晨最為活躍，這時享用熱湯或熱茶的話將有助於提高腸活作用。想進一步提升效果時，可以在湯品或茶品中添加肉桂、胡椒、薑、咖哩粉等能溫暖身體的辛香料。特級橄欖油的保暖性也很高，添加少許就能讓身體溫暖很久。

此外，烹煮溫度超過一百度的高溫調理，會產生有害物質AGE；煮、蒸、汆燙的話就不會超過一百度了。湯品能搭配各式各樣的食材，又不怕AGE累積在體內，相當建議各位多多享用湯品。

本書在介紹一週一食材之餘，也會提到該食材的湯品與茶品。若是有剛才提到的身體發冷的情況，不妨在食療計畫中增加溫熱的湯品或茶品。不需要特別加強的人，只要將該食材用在喜歡的料理上即可。

讓又冷又僵的內臟變得暖洋洋！

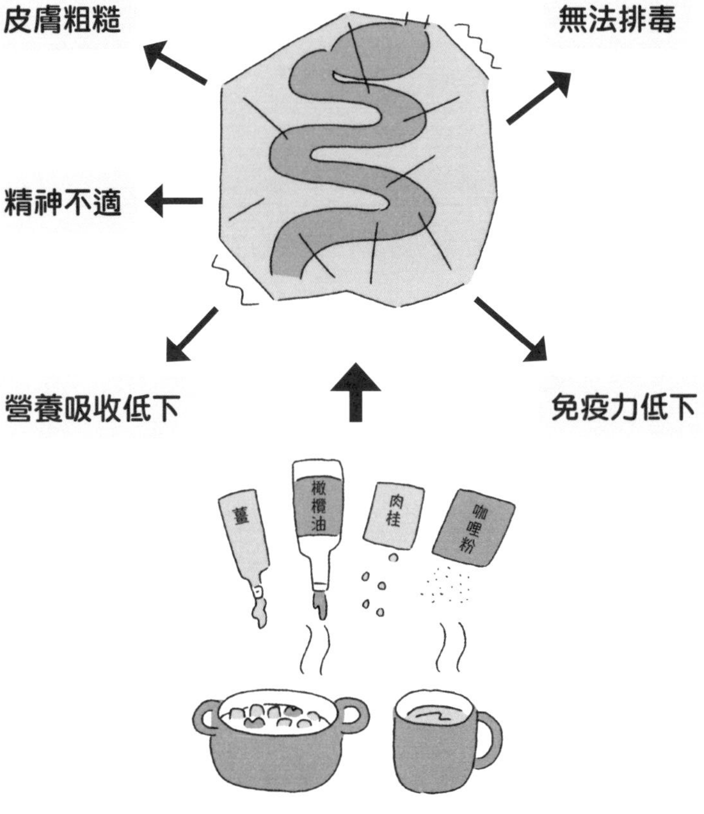

吃一些、喝一些，
改善身體發冷！

打造食療廚房

據說身心脆弱的時候本能想要的事物＝有益於身體的事物，這是人類與生俱來的能力。但是現代有太多的人工製品與具上癮性的食品，讓這種本能逐漸變得遲鈍。**想要喚回原始本能以實踐真正有益健康的飲食，就要靠食療**。習慣之後不僅更懂得食材的選擇方法，就連鹽梅都能嘗出恰到好處的調味。

人體體液的鹽分濃度為0.9％，覺得美味的鹽分就是與體液相當的0.8～0.9％。因此，原本只要試吃看看就能確認鹽的量是否剛好，但是味覺亂掉的情況下，就必須先量一次料理的總重量，再乘以0.8％才得到適當的的鹽量。

嫌麻煩的話，不妨以一人份（約250㎖）湯品使用2公克的鹽巴為基準，覺得太鹹時再加點水，太淡時再加些鹽巴。雖然是很曖昧的作法，但卻能輕鬆實踐。順道一提，一碗泡麵約含有6公克的鹽分。成年人一天的平均鹽分攝取量為10公克，所以吃泡麵的話一次就會攝取超過一半以上的鹽分。需要減鹽時，男性一天的平均鹽分攝取量目標數值不到7.5公克，女性則不到6.5公克。

覺得味道不夠時，不妨搭配能增添滋味層次感的乾貨、發酵調味料、辛香料、香料植物、醋、檸檬汁或柚子，製作出滋味上的重點。此外，最後再一口氣調味也能避免調味過重。

這裡選擇低速加熱調理法，以弱火至中弱火來加熱。世上有煎炒或煮成湯品等各式各樣的調理法，但無論哪一種都建議以弱火至中弱火來烹調。60度就能引出肉與蔬菜的鮮味，所以，用弱火慢慢加熱可以萃取出較多的鮮味成分。如此一來，不僅能進一步引出食材的滋味，不容易燒焦也大幅降低失敗的機率。

就像這樣只花少許功夫引出食材的鮮美，即使減少顆粒湯頭或即食食品的使用也能滿足挑惕的味蕾需求。

仔細觀察顆粒湯頭的成分會發現上面寫著砂糖、葡萄糖、鹽分、調味料（胺基酸等）。攝取過多的話會難以感受到天然的滋味，也會攝取到過多的鹽分，所以請特別留意。

實踐食療時建議先備妥辛香料、香料蔬菜、乾貨等原型調味料。所以，下一頁將列出建議清單。

請努力在吃得美味的前提下，大量攝取植物性化學成分、發酵食品、膳食纖維、礦物質等的營養素。

調整味覺的三大重點

- ◆**基本上使用弱火至中弱火的低速加熱方式**
- ◆**攝取鹽量為料理總重量的0.8％**
- ◆**味道不足時用辛香料、香料蔬菜、發酵調味料來調整**

10大精選調味料

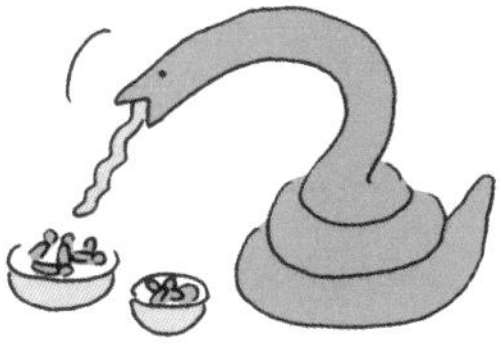

1 天然鹽巴

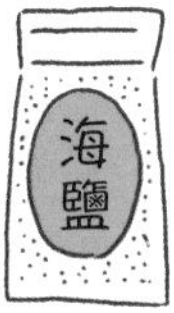

選擇天然鹽而非精製鹽，這裡推薦海鹽。

2 純釀造醬油

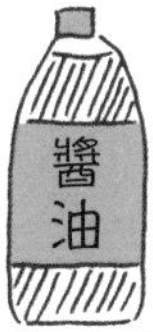

原料簡單只有大豆、小麥與鹽巴的類型最好。

3 寡糖

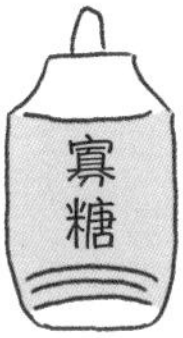

選擇有助於增加好菌的寡糖。三溫糖、上白糖、細白砂糖等不適合。

4 釀造醋

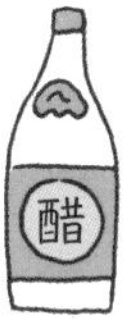

選擇釀造醋而非含有酒精、色素與甜味劑等的合成醋。

5 本味醂

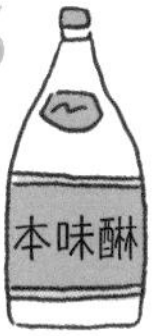

原料為米與米麴，沒有添加葡萄糖、麥芽糖、香料與色素等的類型。

6 天然釀造味噌

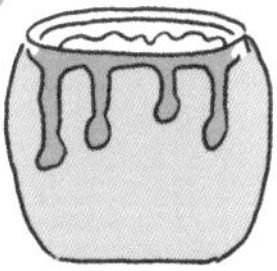

無添加物，最理想的是原料裡只有大豆、米、麥、鹽巴、麴。

7 加熱用油

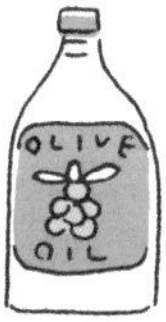

不容易氧化的特級冷壓橄欖油、椰子油或玄米油。

8 生食用油

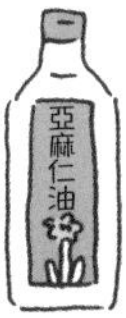

亞麻仁油、紫蘇油含豐富的ω-3脂肪酸。

9 魚露

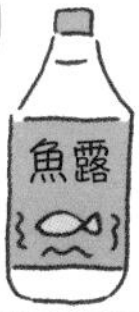

建議用泰式魚露、沙丁魚製魚露、秋田魚露、魷魚製魚露等來取代顆粒湯頭。

10 麴類調味料

最具代表性的是醬油麴與鹽麴，具有調整腸道細菌的效果（作法參照P193）

10大精選乾貨

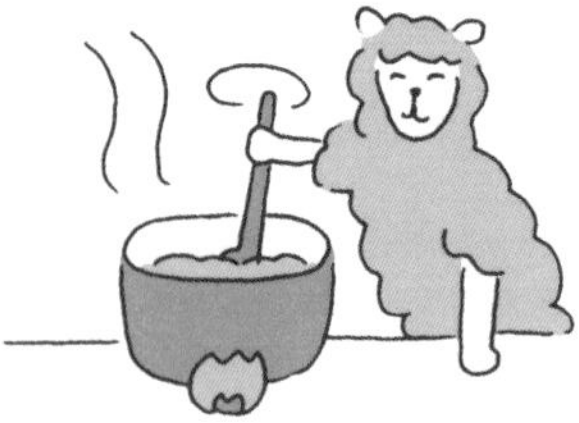

1 蝦乾

2 魷魚乾

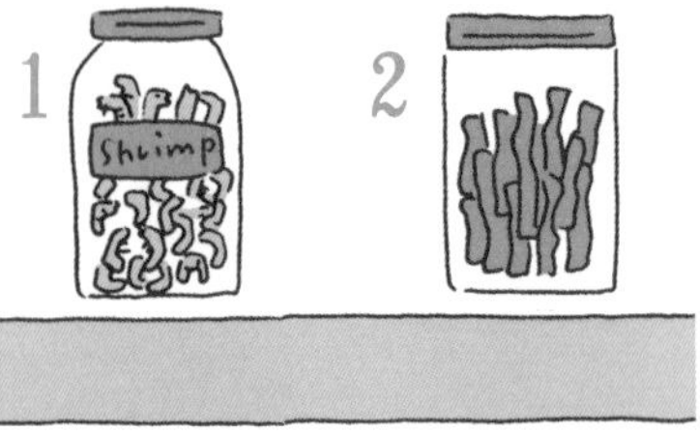

1 鮮味、香氣、營養素都很豐富。可以為熱炒、湯品、沙拉、粥品等增添滋味深度。

2 可以代替湯品或雜炊飯的鹽分，富含蛋白質、維生素E與礦物質。

3 蘿蔔絲乾 （P209）

4 乾香菇

5 昆布 （P65）

6 鰹魚節 （P179）

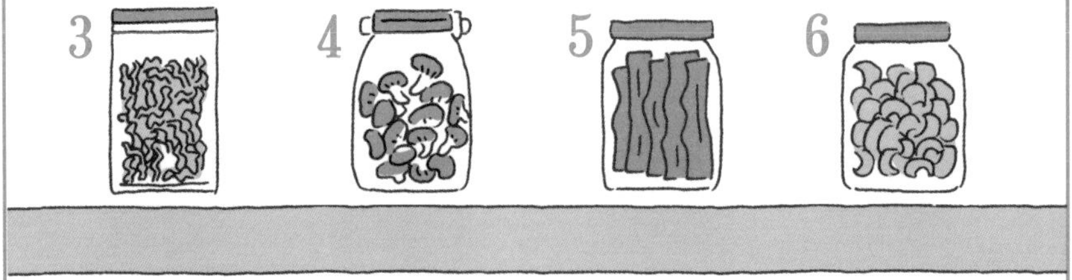

3 白蘿蔔的鮮味與營養素都濃縮在一起，泡過的水後可以當成味噌湯、湯品或燉煮料理的湯頭。

4 富含維生素D、蘑菇多糖、麥角固醇。

5 其中的黏性成分海藻酸與褐藻醣膠可以從腸道提升免疫力。

6 含有所有必需胺基酸與ω-3脂肪酸，用來代替鹽分的話可達到減鹽效果。

7 芝麻

8 燕麥片

9 黑木耳

10 胡桃

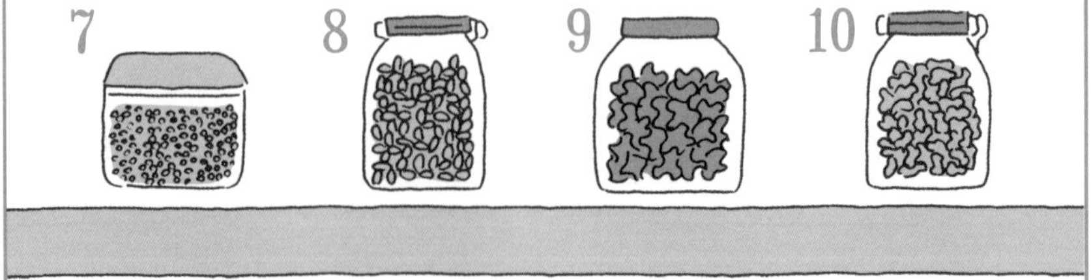

7 回春食材，含有抗氧化的芝麻木酚素、礦物質、不飽和脂肪酸與膳食纖維。

8 含有具清理腸道功能的水溶性與非水溶性膳食纖維、鐵、維生素B群。

9 維生素D與鈣質的含量是菇類之最，有助於強化骨骼、牙齒與免疫。

10 含有ω-3脂肪酸、多酚、礦物質等營養，建議一天食用10顆。

10大精選 辛香料&香草類

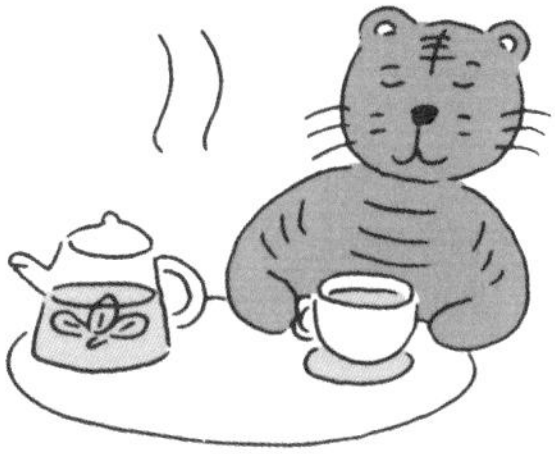

1 迷迭香（P87）

能提升專注力與記憶力，適合起床後仍感疲憊的早晨，或是想煥然一新的時候。

2 肉桂（P83）

能改善發冷、順暢血液循環，適合對抗微血管老化，所以不妨加點肉桂在飲品中。

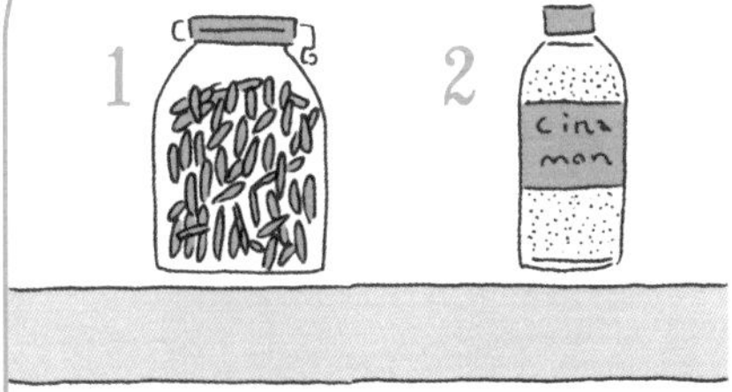

3 丁香（P135）

能緩和疼痛的天然抗生素，可以用來強化免疫、對抗腸漏症。

4 芫荽籽（P67）

有助於排毒、改善水腫、排除重金屬。

5 野馬鬱蘭（P229）

消化不良、老化保養，乾燥後香氣大增，適合燉煮或沙拉。

6 茴香籽（P133）

有助於改善腹脹、口臭、皮膚老化。直接食用或泡成花茶。

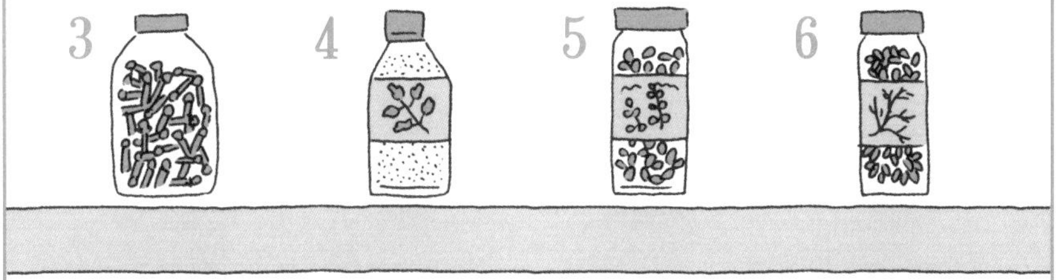

7 孜然（P97）

有助於預防文明病與減重，在古埃及非常受到重視，是歷史悠久的辛香料。

8 石蒜（P231）

能緩解感冒、過敏，甘草素可抑制發炎。

9 洋車前子（P149）

最適合對抗便秘與痔瘡，連帶著連膽固醇的問題也解決了。

10 葛拉姆馬薩拉（P179）

由10多種辛香料混合而成，可望獲得多重效果。

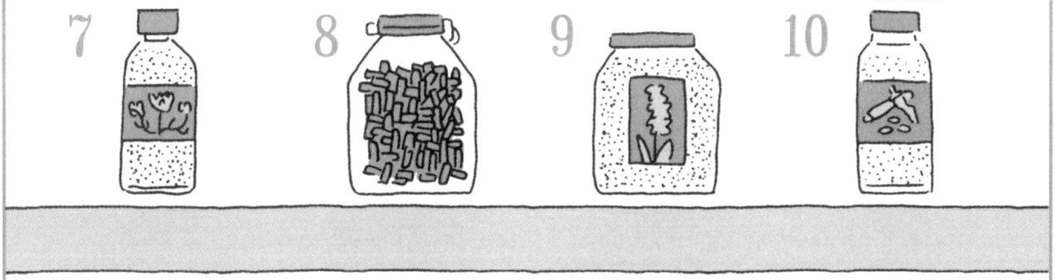

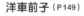

根據身體訊號開啟食療習慣！

最近身體的不適變得更加難以忍受，開始頻繁地服用止痛藥、抗生素、便祕藥與胃藥等，或是健康檢查時出現紅字的項目增加了、對於氣壓和氣溫的變化也更加敏感了，像這種輕度的不適感浮現時，正是開始培養食療習慣的好時機。

身體除了要維持細胞的生存外，還必須提供代謝、荷爾蒙分泌、免疫與腸道環境維持的功能，而這些都得仰賴飲食與呼吸。

聽起來理所當然，不過**要維持健康就必須重視飲食與呼吸的品質**。

各位在感覺不舒服時，是否還總是吃著甜食、鹹麵包、泡麵、真空包裝食品等稱不上是身體所必需的食物呢？

是否總是彎腰駝背地滑手機或用電腦，呼吸急促或是以口腔呼吸呢？長期持續這些壞習慣的話，治癒力自然就會變得遲鈍。

當我們感到不舒服的時候，身體往往難以如預期的行動，讓生活的方式變得更加的不健康。不採取行動來改善的話，情況就可能持續惡化、變成慢性症狀或是反覆發作，有時甚至會出現多種的不適症狀。

就連認為小小症狀不需在意的人，也會在自己或是身旁的人生大病時，深切感受到健康的珍貴並為此而焦急著。

任誰都可能突然覺得不適。所以請趁著通體舒暢時，考量到遲早會降臨的不適而調整身體情況以備不時之需。

人生當中最年輕的時刻，就是當下的這一瞬間，接著就逐漸老化了。習慣的事物會隨著年齡逐漸固定下來，所以很難做出改變；但仍應想辦法防範才行。

正因如此，愈早開啟食療習慣愈好。

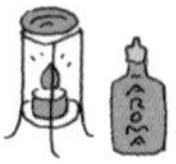

按月區分　家庭醫藥箱

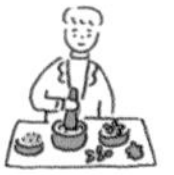

這是按照季節列出的必備香氛精油與中藥清單。

	香氛精油	效　果	中藥	使用時機？
1月	甜馬鬱蘭	冬季寒冷導致身體發冷、水腫、血液循環不良時，可藉此促進血液循環並調整體溫。	防己黃耆湯	年假後覺得體重增加了，有水腫或發胖問題時。
2月	羅馬洋甘菊	可改善三寒四溫造成自律神經失衡、調整荷爾蒙平衡，達到放鬆的效果。	抑肝散加陳皮半夏	覺得煩躁或是荷爾蒙分泌隨著自律神經失衡時。
3月	尤加利	可緩和花粉症或感冒造成的鼻塞、喉嚨不適。	小青龍湯	因為花粉症而流鼻水或打噴嚏時。
4月	薰衣草	環境變化讓身體不由自主地用力，或是頭痛、肩膀僵硬時，能夠發揮止痛效果。	釣藤散	頭痛、肩膀僵硬、眩暈。
5月	檸檬香茅	可以為內心緊繃者緩解緊張，並具備止痛效果，能改善肩膀僵硬與腰痛。	桂枝茯苓丸	肩膀僵硬或生理痛，覺得血液循環不良時。
6月	葡萄柚	避免暴食、促進脂肪燃燒，具抗菌與除臭功能，可預防體味與粉刺。	半夏白朮天麻湯	氣壓變化造成頭痛或眩暈時。
7月	香檸檬	有穩定心情的功能，睡不好的日子很適合用來提升睡眠品質。能夠幫助消化，因此身體倦怠時也可派上用場。	芍藥甘草湯	過度流汗、容易腳抽筋的時候。
8月	迷迭香	舒緩熱得發昏的腦袋，促進血液循環，改善因冷氣而發冷的身體。	加味歸脾湯	覺得焦慮或是睡眠品質變差時。
9月	乳香	提振低落的心情，改善乾燥造成的喉嚨或鼻腔發炎。	麻子仁丸	苦於身體乾燥造成的硬便或便祕時。
10月	天竺葵	可調整荷爾蒙、皮脂的平衡與皮膚狀態。	溫清飲	因為皮膚乾燥而苦於發癢或溼疹等皮膚問題時。
11月	澳洲茶樹	有助於轉換心情，具備抗菌、抗病毒作用，很適合對抗感冒或過敏。	麥門冬湯	喉嚨乾燥而開始咳嗽時。
12月	杜松子	促進水分與老舊廢物的排泄，有助於緩和腰痛、關節疼痛、肩膀僵硬等。	八味地黃丸	覺得身體發冷、頻尿或下半身水腫時。

1月　冬季

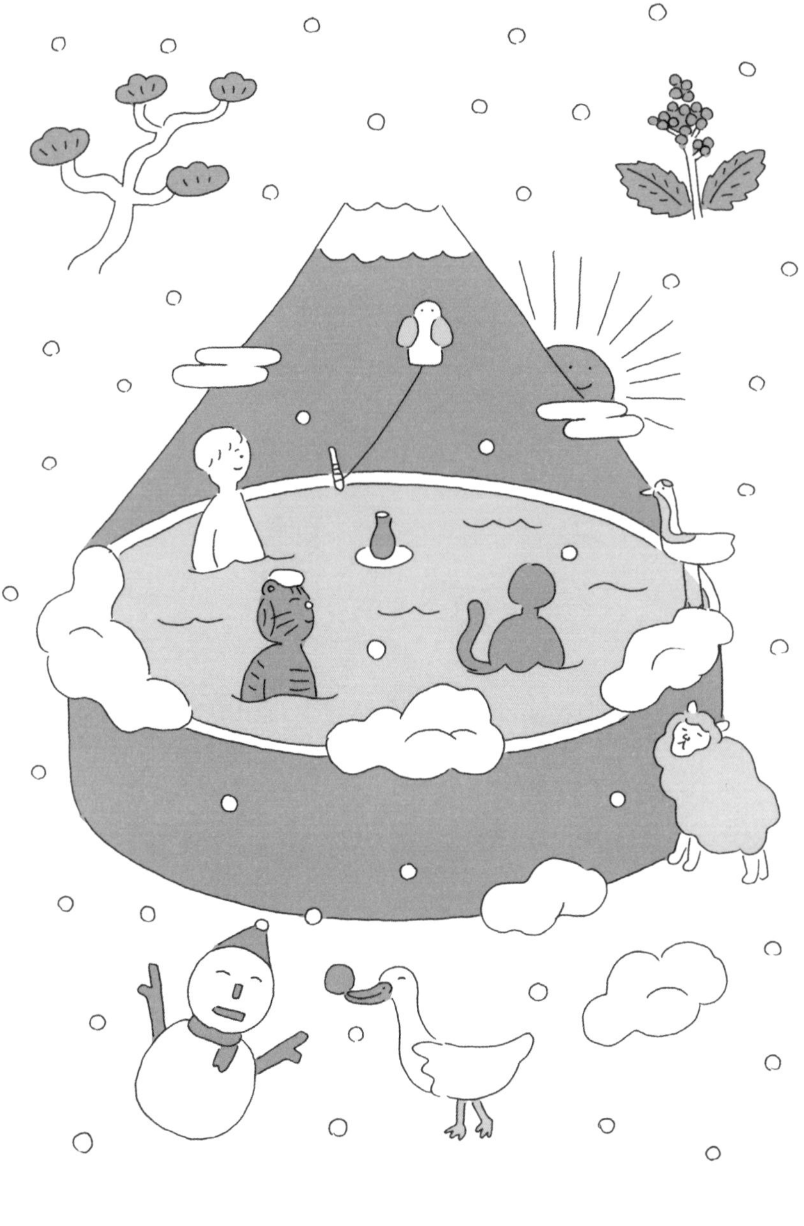

1月 暖和身體以打造強勁腰腿

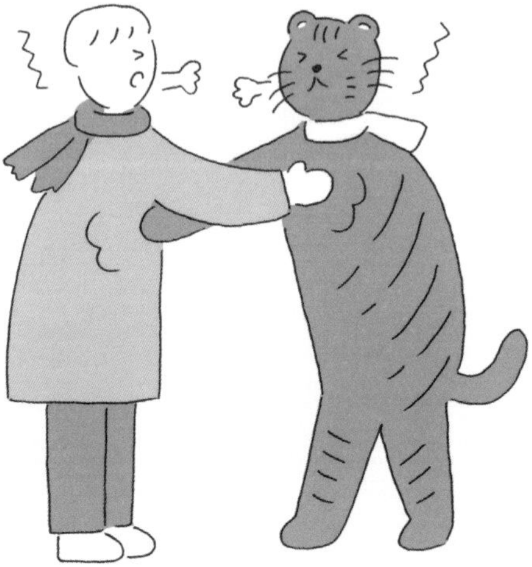

腰腿慘遭冷空氣直接襲擊！請攝取對抗腰痛、頻尿、骨質疏鬆的營養吧！

一年之始，就是要奠定身體根基。為了在這個月開啟身體的健康模式，就請展開食療習慣吧。

第一週　讓骨骼更強壯，腰腿更強健
第二週　重新設定生理時鐘
第三週　預防排尿困擾
第四週　強化骨骼與提高免疫力

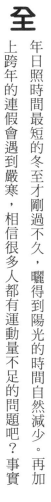

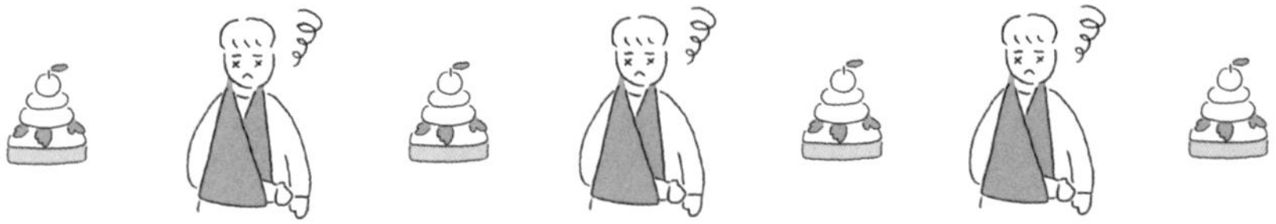

刻意曬太陽以製造讓骨骼健壯的維生素D_3

全年日照時間最短的冬至才剛過不久，曬得到陽光的時間自然減少。再加上跨年的連假會遇到嚴寒，相信很多人都有運動量不足的問題吧？事實上**日光浴時間與運動量偏少的時期，骨骼也有變脆弱的傾向。**

陽光與骨骼之間的關係密不可分。曬太陽有助於體內生成強化骨骼的維生素D_3，維生素D_3代謝後可促進腸道吸收鈣質，並且抑制鈣質隨著尿液排出體外的情況，是維持骨骼強健時很重要的營養素。所以為了增加曬太陽的時間，這個月試著每天面向朝日說出今年的抱負吧。

事實上冬天也是骨折案例增加的時期，尤其一月時因為寒冷而減少運動量，骨骼與肌肉雙雙衰退也使腰腿變得無力。

跨年期間持續暴飲暴食，卻往往只增加了熱量的攝取，蛋白質、礦物質與維生素類等重要營養素都容易不足。這使得負責分解骨質造成骨質密度降低的蝕骨細胞更努力運作。希望強化骨骼的成骨細胞也奮力工作的話，就要運動身體讓骨骼振動並受到刺激，適度對骨骼施加負擔才行。除此之外也要留意攝取均

◆成骨細胞

全身有二〇六塊支撐身體的骨頭，且隨時處於新陳代謝的狀態。年輕人約3年就會更新一次骨骼，老年人則約5～10年。骨骼的新陳代謝需要破壞老舊骨骼的蝕骨細胞，與製造新骨骼的成骨細胞。

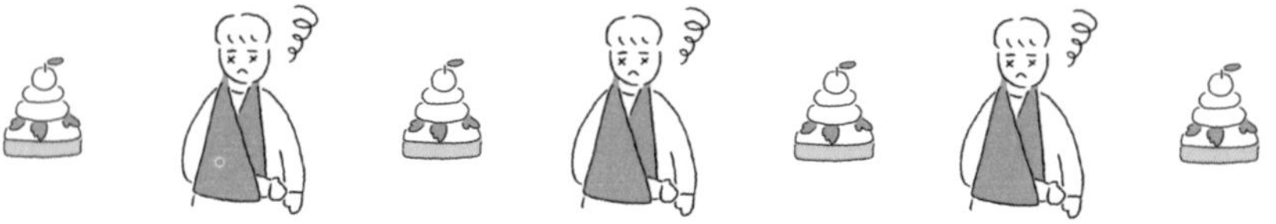

衡飲食，攝取讓骨骼更強壯的鈣質、鎂與鋅等營養素之餘，還要攝取促進吸收且骨骼形成必備的維生素D、維生素A與維生素K等。因此這裡推薦的食材是昆布、黑木耳、山茼蒿、櫻花蝦、魩仔魚、銀杏、納豆與蛋類等。

輔助「腎」機能的維生素E可改善頻尿

各位是否覺得每逢冬天上廁所次數就增加，半夜也經常醒來跑廁所呢？**身體發冷導致膀胱一帶肌肉血液循環變差時，膀胱就會收縮導致無法完全排空尿液，自然會引發頻尿的症狀**。中醫稱這種無法長時間儲存尿液的狀態為腎氣不固。此外寒冷會導致妨礙利尿作用的荷爾蒙生成，身體大量製造尿液也是頻尿的原因之一。苦於頻尿的人當中，很多都是體溫一旦下降就很難暖和的類型，在中醫稱為腎陽虛。想改善頻尿問題時，建議攝取可輔助「腎」並促進血液循環的維生素E，富含維生素E的食材包括杏仁、花生、大豆製品、魚卵、菊花等。

◆活用昆布

為了強健骨骼而熬煮昆布湯時，是否會把用過的昆布丟掉呢？其實只要用食物剪刀剪細，加進湯品或味噌湯，就可以輕鬆吃完整塊昆布，請務必嘗試看看。

◆菊花

秋田縣等東北地區經常會取用新鮮的菊花，以醋或醬油來醃漬。在中國，不僅以菊花泡出的菊花茶相當普遍，也會用菊花來治療眼睛疲勞與頭痛。菊花不僅富含維生素，還含有具解毒功能的麩胱甘肽、抗氧化作用的綠原酸。

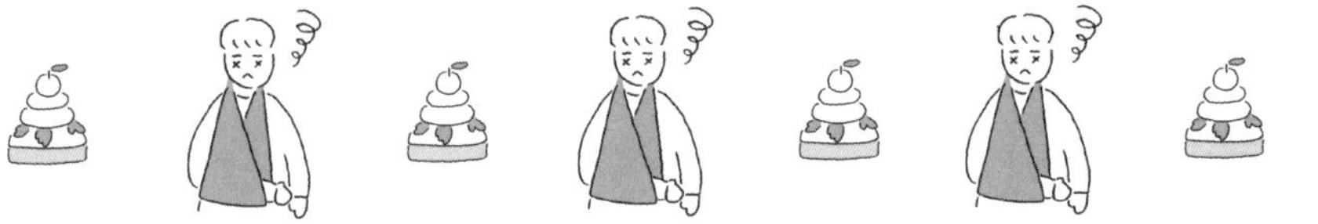

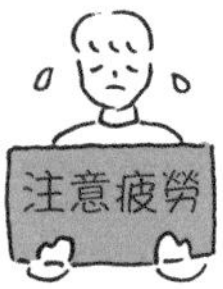

1月會發布注意疲勞警報！

這個月份令人疲憊不堪。有頻尿、腰痛困擾的人，建議強化腎氣

除了頻尿之外還有腰痛問題的人，最近是否持續睡眠不足，且比以往更容易覺得累呢？中醫認為腎功能低下的時候，就很容易頻尿與腰痛。尤其是腎上腺功能變差時，早上起床會全身倦怠並缺乏幹勁。身體會透過疲憊、疼痛與發燒等症狀，提醒我們身心出狀況了。**頻繁上廁所或腰痛這個訊號，代表的就是血液循環變差、自律神經失衡、能量不足等身體容易疲倦的情況。**

此外「腎」的「氣」不足造成腎氣虛的時候，除了頻尿與腰痛外，還會出現耳鳴、眩暈、白髮、髮量稀疏、水腫、生理不順與更年期症狀等。所以一月請著眼於疲勞的消除，攝取能夠幫助「腎」運作的鋅、鐵、鈣、鎂等礦物質，以及有助於「氣」運作（P40）的蛋白質與維生素B群。

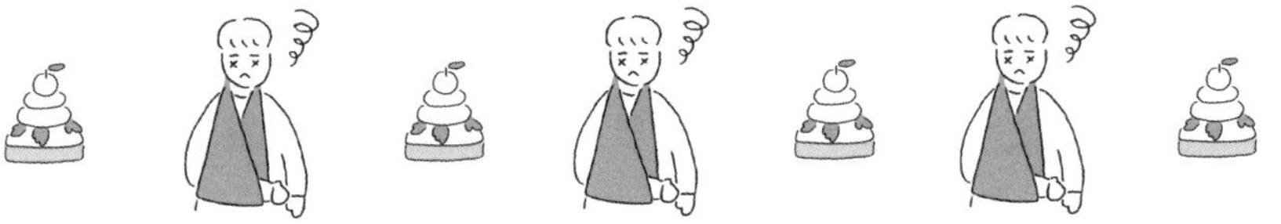

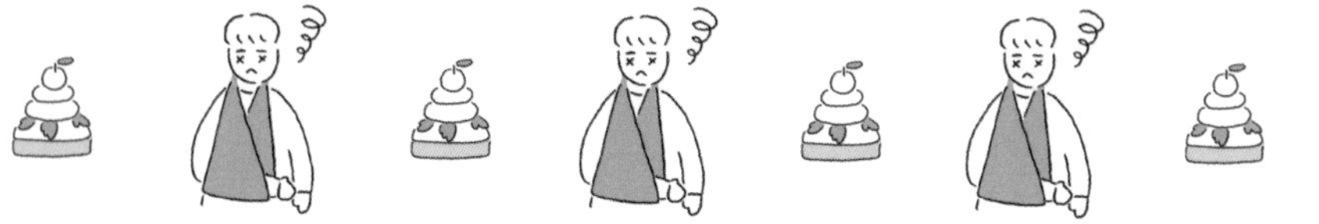

確認自己容易遇到哪類腰痛

各位是否能擺出下列姿勢呢？

Q 可以單腳抬起10公分站立嗎？

A 抬起單腳就難以站直的話，骨盆周遭肌肉衰退或骨盆鬆弛機率很高，或許就是因此才容易感到腰痛。所以請利用日常生活中的**空檔練習單腳站立以鍛鍊肌肉**。

Q 可以在跪坐姿勢下往後躺平嗎

A 辦不到的人代表大腿前側僵硬。大腿前側肌肉稱為股直肌，與骨盆相連。股直肌僵硬的話會將骨盆往前拉，有時會因此造成腰痛。**請在洗完澡等的時候伸展大腿前側，藉此預防腰痛吧**。

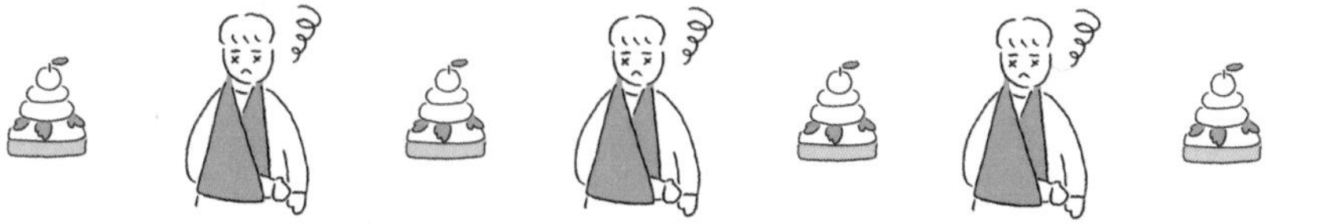

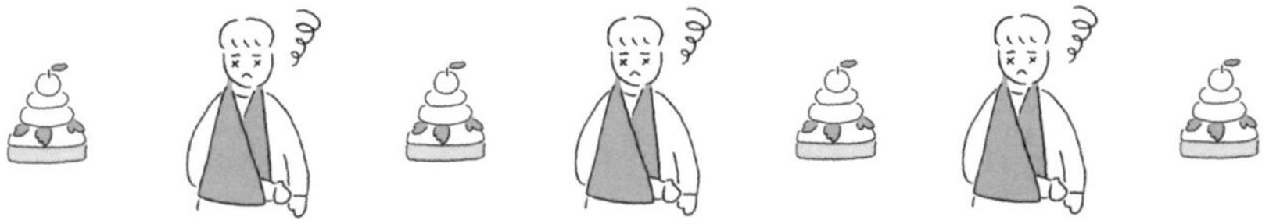

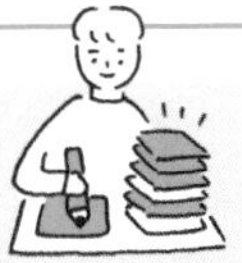

持續食療的關鍵

本月關鍵是食品添加物。骨骼、腰痛與腎臟狀態不佳時，要注意礦物質的均衡。人體約有5%的成分是礦物質，礦物質可以維持一定程度的體液狀態以及骨骼、牙齒、荷爾蒙和神經運作。**其中一種礦物質是磷，過度攝取會造成骨質密度低下、荷爾蒙失衡並增加對腎臟的負擔等，會對「腎」造成負面影響。**

磷分成有機磷與無機磷這兩種。有機磷存在於肉、魚、蛋與豆類等，吸收率約50%左右，不必太過在意。無機磷則屬於火腿與香腸等加工肉品、方便食品、真空包裝食品、速食、飲料等的食品添加物，據說吸收率達90%以上。跨年期間容易大量食用可長期保鮮的食品、讓做菜更簡便的加工食品等，因此容易攝取過多無機磷。

因此為今年設定強化廚藝這個目標，自然就能夠防止磷的過度攝取。

◆加工食品

加工食品非常多，也不是全都不能吃，只要降低高度加工食品的攝取即可。還要特別留意含大量糖類、鹽分、脂肪、化學物質的食品。購買前請先確認原料欄的內容，自然就知道該如何挑選食品了。

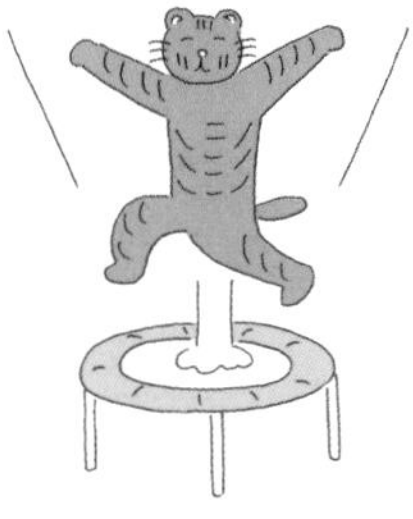

感受著閃亮的早晨陽光
以強壯的雙腳邁出新年的第一步

用兼顧慰勞疲憊腸胃與凍齡保養的食材
鞏固身體的基礎

在重新體認今年也要活得健康有多麼重要的同時，為新的一年揭開序幕吧。那麼就趕緊進入正題，這一週該怎麼安排飲食內容與生活步調呢？各位是否因為跨年的關係暴飲暴食，並且吃下過多的加工食品，陷入吃得很累的狀態呢？此外這段期間都在家裡度過的人，可能有骨骼變弱的風險。**因為可促進鈣質吸收的維生素D與維生素K，是強化骨骼很重要的營養素，但是必須外出曬太陽才能夠使體內生成維生素D。**

儘管很難想像，但是骨骼卻會一直新陳代謝，反覆著破壞與重生。運動量不足會促進硬化蛋白的增加，這種物質會減少負責製造骨骼的成骨細胞數量，可能會引發骨骼疏鬆。尤其女性到了50歲左右時，有助於強壯骨骼的女性荷爾蒙分泌量會急遽降低，導致骨量跟著低下，據說70多歲的女性中有七成具有骨質疏鬆症的問題。中醫認為冬季是骨骼與腰腿最脆弱的時期，並稱為腎虛。

因此一月第一週的食療方針，會選擇可消除跨年吃太累的問題、預防荷爾蒙分泌隨著年齡增長而低下，並且有助於強化腰腿的食材。

本週健康保養
［腳跟重踏運動］

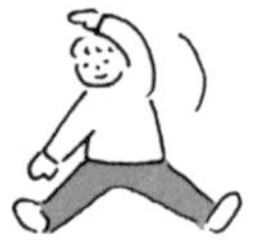

腳跟重踏運動能活絡成骨細胞幫助鞏固骨骼。

雙腿張開與肩同寬，身體站直。在膝蓋打直的狀態下，盡力抬高腳跟，等以腳尖立起後再迅速踏回地面。建議重複50次，但仍請按照身體狀況自行調整。

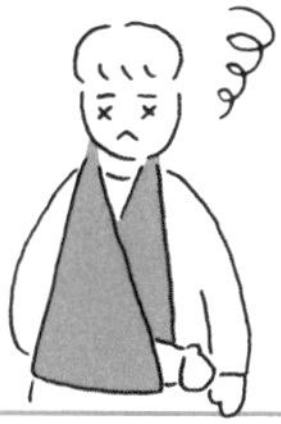

第一週

1/1→1/7

◆適合本週的食材◆

山藥

山藥中的澱粉酶有助於調整因跨年而疲憊的腸胃功能，此外含有名為薯蕷皂苷配基的物質，構造與性荷爾蒙——雌激素、睪酮的原料DHEA相似，有助於凍齡。**中醫認為其具有滋養強壯的功能。**

順道一提，東北地區會在跨年食用山藥泥蓋飯。山藥容易從切口開始氧化，所以存放時要用保鮮膜包起來，並放進保鮮盒等密封。磨成泥後分裝冷凍，則可保存得更久。

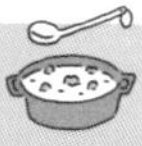

本週鍋品

鮮菇滿滿的山藥泥鍋

大量菇類富含有助於吸收鈣質的維生素D。用昆布熬煮湯頭後，放入喜歡的菇類燉煮，最後再澆上山藥泥即宣告完成。

昆布

昆布富含維生素K、鈣與鎂，能夠幫助容易在一月弱化的骨骼變強壯。

此外還含有能夠促進醣質、蛋白質等代謝的維生素B群、海藻酸、褐藻醣膠等**水溶性膳食纖維，在調整腸道環境之餘提高免疫力。**

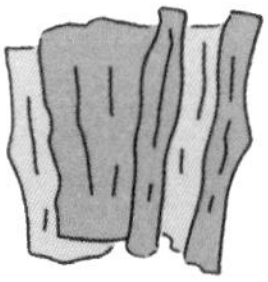

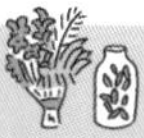

本週香草&香料

芥末

芥末很適合預防感冒。芥末中的異硫氰酸烯丙酯具有強大的抗菌、抗發炎、抗氧化與過敏緩和作用等，有助於改善跨年之後的些微不適。在山藥泥鍋上加一點芥末也很好吃喔。

早睡15分鐘是一種美德
是時候調整生理時鐘了！

強壯的腰腿也有助於控制記憶力，這時應攝取的是維生素ACE＋D

生理時鐘被跨年連假打亂，接下來這段時期往往因為調不回來而感到辛苦，因此這裡有個提議。那就是覺得想為健康做點什麼的日子，就比前一天早15分鐘就寢如何呢？一下子要提早兩個小時恐怕會覺得困難，但是只有15分鐘的話理應辦得到。只要一天比一天早睡15分鐘，自然能夠養成良好的習慣，並調整好生理時鐘。

提早睡就能夠提早起床，起床後安排自由時間，看書或是為了某種目標而學習等都很棒，但是既然都在這段時間起床了，還是建議用來提升記憶力並完成目標。事實上中醫認為強化「腎」功能有助於提升記憶力，因此夜晚必須透過紮實的睡眠消除腦部疲勞，促進成長荷爾蒙的分泌。此外早起曬點朝陽的話，可以增加體內維生素D的生成，提升鈣質的吸收率，進而活化成骨細胞使骨骼更強壯。**由成骨細胞製造出的骨鈣蛋白，也具有強化記憶力的功能**。

因此一月第二週的食療方針，會選擇具有抗氧化作用以幫助回春的食材，藉此提升腦部的作用，並藉含有維生素D的食材強化「腎」。

本週美容保養

［精油］

乾燥時期或是為了預防感冒而頻繁以酒精消毒時，特別容易產生指甲方面的困擾，像是剝離、線痕、斷裂、倒刺等。

這時就很推薦荷荷芭油。荷荷芭油的成分與皮脂相近，能輕易溶入指甲達到保溼效果。乾燥的部分就塗上適量的荷荷芭油，再用保鮮膜包起來約10分鐘，為指甲敷個甲膜吧。

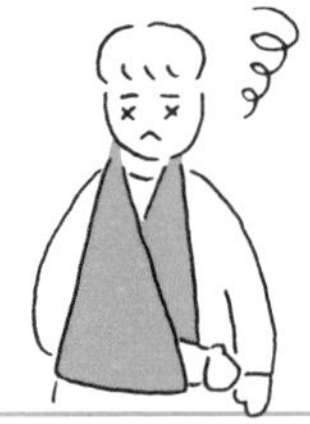

第2週 1/8→1/14

◆適合本週的食材◆

南瓜

南瓜含有具高度抗氧化作用的維生素ACE，尤其維生素A能夠強化黏膜，可望預防傳染病。**維生素A、E均為脂溶性，與橄欖油等油品一起食用有助於提升吸收率。**

此外也建議將南瓜籽煎至水分收乾後，剝殼食用籽肉。南瓜籽中的木酚素，有助於改善頻尿或漏尿等排尿障礙，豐富的色胺酸則是神經傳導物質血清素的製造材料，能夠提升睡眠品質。

鴻喜菇

富含強腎的維生素D。儘管價格平易近人又很好購得，卻含有維生素C、維生素B群、鐵質、膳食纖維、胺基酸等多種營養。大量的β葡聚醣則可促進腸道蠕動，幫助排出腸道內的有害物質與老舊廢物。

鴻喜菇是由許多根部蓬鬆的小菇組成，不僅嘗起來很美味，營養也相當豐富，請各位務必參考看看。

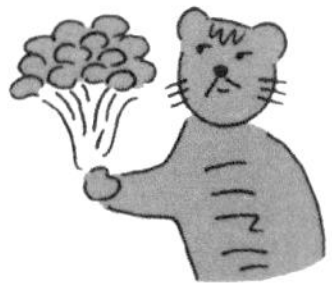

本週湯品

南瓜鴻喜菇豆漿味噌湯

將南瓜、鴻喜菇、洋蔥放入水中，燉煮至食材變軟。最後以味噌湯的煮法加入味噌，等湯變得白濁後倒入豆漿稍微煮沸就宣告完成。

本週香草&香料

芫荽籽

有助於排泄重金屬、老舊廢物等有害物質，因此跨年期間暴飲暴食的人，請務必嘗試看看。

此外不妨搭配南瓜籽、杏仁或向日葵的種籽等試著製作杜卡吧。杜卡是中東香料，猶如日本的香鬆。

◆製作杜卡！

杜卡是混合堅果、芝麻、香料、鹽巴而成的香料。

只取喜歡的堅果、南瓜籽、芫荽籽、孜然、芝麻煎至乾燥即可。堅果尺寸較大時，不妨在煎乾前先切開或是打碎。煎完後再加點鹽巴即可，可撒在沙拉食用。

補充營養防止漏尿
打造溫暖的身體

藉清淡調味＋熱湯跨越排尿困擾

這段期間的日本要不是冷得不得了，要不就是大雪紛飛，讓人覺得嚴冬來臨的氣候不斷。覺得畢竟天氣冷也沒辦法，而放著身體發冷不管，自然就不可能改善，甚至還會持續惡化。

而這時期的另一大困擾，當屬身體發冷引起的頻尿與漏尿吧？中醫稱這種身體發冷導致水分無法適度積蓄的狀態為腎氣不固。

身體發冷時儲存尿液的膀胱容量會下降，同時也會製造出大量尿液，自然就必須經常上廁所。此外中醫認為冬季時負責分泌荷爾蒙的腎上腺會變弱，想吃酸味食物的傾向也會變強。但是食用調味太重的料理時，喉嚨就會變乾，這種大量水分流失的情況也會造成頻尿。

在這個因天氣寒冷造成身體發冷與排尿困擾的一月第三週，就要延續第二週的食療方針，在協助「腎」運作之餘溫暖身體。

本週中藥

［防己黃耆湯］

適合假期間變胖想減重的人、喝太多酒造成水腫的人，以及有浮腫、關節痛困擾的人。

具減重效果的中藥有很多都有促進排便的效果，並不適合所有人。然而防己黃耆湯是透過補「氣」與提升代謝來幫助減重的，所以較為溫和。

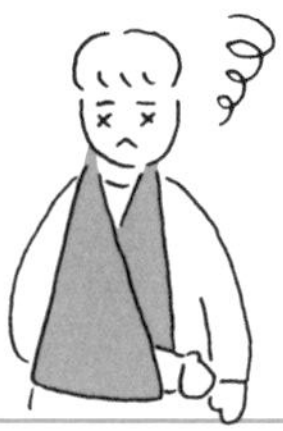

第3週 1/15→1/21

◆適合本週的食材◆

銀杏

中醫自古就認為銀杏可有效對抗漏尿、夜間頻尿、手腳寒冷、眩暈與耳鳴。**其中銀杏內脂有助於促進血液循環，改善排尿困擾。**

銀杏中還含有蛋白質、鈣、鎂等，屬於營養價值相當高的食材。但是過度食用會引發中毒症狀，所以一天最多只能食用十顆。

將銀杏放進紙製信封袋中，再用微波爐加熱30～60秒左右，銀杏殼就會裂開，讓人得以輕鬆食用。

青花菜

青花菜中的蘿蔔硫素具有抗菌作用，很適合**容易因為頻尿而膀胱炎的人**。高麗菜、白菜、青花菜芽等十字花科蔬菜中，也都含有這種成分。

青花菜還具有抗氧化作用、預防文明病的抗糖化作用。此外也含有大量可提升鈣吸收率的維生素K，**同時可望讓骨骼更強壯**。

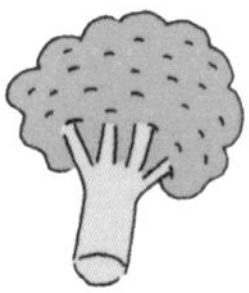

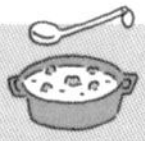

本週湯品

青花菜銀杏蛋花湯

將青花菜、銀杏、魷魚、蛤蜊等喜歡的海鮮或水產放進水中燉煮，接著用胡椒鹽調味即可，另外也可以搭配番茄罐頭、味噌、鹽麴、魚露等。最後把雞蛋打散後，繞圈倒入即大功告成。

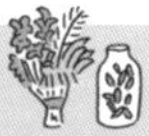

本週香草&茶品

銀杏葉

拿來泡茶可以輔助「腎」功能、改善血液循環，此外還可預防及改善身體發冷、高血壓、記憶力低下、耳鳴與失智症。不曉得該喝什麼的時候，就選擇藥妝店等也有賣的銀杏葉茶吧。

◆健康茶

到藥妝店的健康茶專區逛逛，是件很有趣的事！這裡不只有銀杏葉茶，還有抑制血糖值上升的桑葉茶等各式茶品，請按照面臨的困擾來選擇吧。

昨天吃了什麼？要避免身體垮掉
就必須維持良好的飲食

重新檢視飲食內容＝重新檢視健康
按照對身體的好壞決定餐點內容

這是氣候最為嚴寒的時期，可能一點小事就會造成身體垮掉。身體狀況不佳時，選擇有益身體的飲食以利養生才是最理想的。但是不太舒服時、忙到身體快垮掉的情況下，根本就沒有力氣做飯，所以多半也會食用自助餐的配菜、真空包裝食品、冷凍食品、鹹麵包等。事實上這些食品容易有鈣質不足的問題，同時也含有許多阻礙身體吸收鈣質的磷。攝取過多的磷會導致鈣質吸收遭抑制，進而使製造骨頭的成骨細胞運作變差。

此外成骨細胞也會製造出可維持免疫力的物質——骨橋蛋白，若是成骨細胞的運作在磷的影響下變差，恐怕會連免疫力一起下降。光是冬季就足以削弱腎功能了，**若是還總是食用加工食品，或許會加快腰腿與免疫力變差的速度**。

因此一月第四週的食療方針，就要選擇鮮味明顯的補腎食材，藉此攝取鞏固腰腿並強化免疫力的維生素D、維生素A與礦物質等。

本週香氛精油
［甜馬鬱蘭］

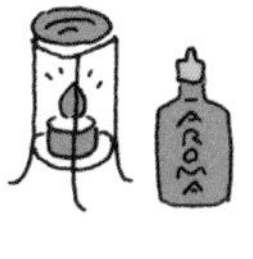

這是可促進血液循環、緩和腰痛與肩膀僵硬的香氛精油。

本週就用甜馬鬱蘭來製作按摩鹽，以消除足部發冷的困擾。

將一小匙鹽巴與一滴甜馬鬱蘭精油，溶入少量的水中，再從腳踝往下按摩。由於腳底有許多穴道，所以也請用手指按壓每個角落。最後再專注於腳趾的按摩，以促進血液循環。

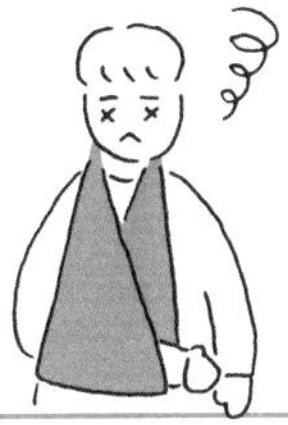

第4週 1/22→1/28

適合本週的食材

鮭魚

富含具高度抗氧化作用，有助於抗老化的蝦紅素、可強化黏膜保護身體不受入侵的維生素A。

此外不僅含有輔助免疫運作與鈣質吸收的維生素D、組成身體的蛋白質原料——必需胺基酸，且比例相當均衡，可望**強化腰腿並提高免疫力**。另外還含有活化腦部運作的ω-3脂肪酸等，是營養價值相當高的食材。

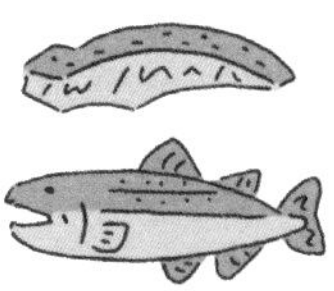

洋菇

含有可輔助鈣質吸收與免疫的維生素D、活化免疫細胞的β葡聚醣，**非常適合想預防感冒的寒冷時期**。

洋菇的一大特徵，是含有大量名為泛酸的營養素，這是維生素B群的一種，能夠促進醣質、脂肪與蛋白質的代謝。可以搭配濃湯、燉菜鍋等各種湯品，是相當好用的食材。

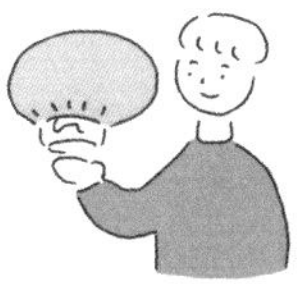

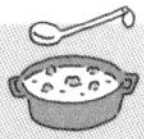

本週鍋品

使用酒粕的石狩鍋

將鮮鮭、洋菇、馬鈴薯與喜歡的食材放進鍋中煮熟。

煮好食材後以味噌：酒粕＝2：1的比例調成醬料再倒入鍋中溶解，最後調整好滋味即宣告完成。

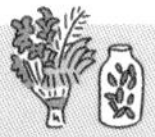

本週香草＆香料

香芹

有助於強化「腎」的香草，含有強化免疫的維生素A、強壯骨骼的維生素K。

這邊就試著用洋菇與香芹，做一鍋蒜辣料理如何呢？先將蒜頭與朝天椒倒入橄欖油中，接著倒入洋菇煮熟，完成後再撒上香芹就大功告成。

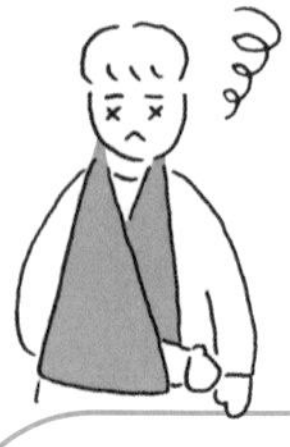

最後一週

1/29→1/31

1月的回顧

要舒適還是不適
都取決於自己；
為自己做出能夠創造
幸福未來的選擇。

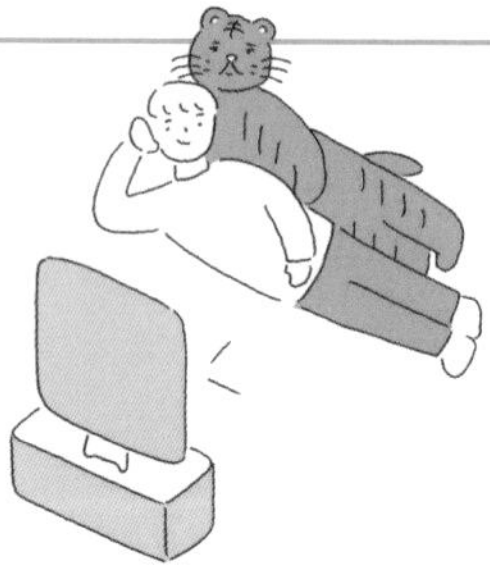

一月曬太陽時間銳減且嚴寒降臨，再加上跨年期間飲食與生活規律都亂掉、運動量減少，正是造成這個月身體不適的主因。

這段期間或許有人難受到根本無法對新的一年充滿希望。但是仔細思考會發現，這些原因已知的不適當中，有許多都能憑一己之力解決。**將現在的不適視為教訓，花更多時間正視自己的健康，那麼未來的不適應該會一年比一年少。**在今年的抱負清單中，加上一條自己的身體由自己控制如何呢？只要活得神采奕奕，這一年理應能夠腳步輕盈地執行所有想做的事情才對。

◆**強化冬季容易衰弱的腎**　鴻喜菇、香芹、山藥
◆**強化骨骼**　昆布、洋菇等菇類、鮭魚
◆**改善排尿困擾**　銀杏、青花菜、南瓜

2月 冬季

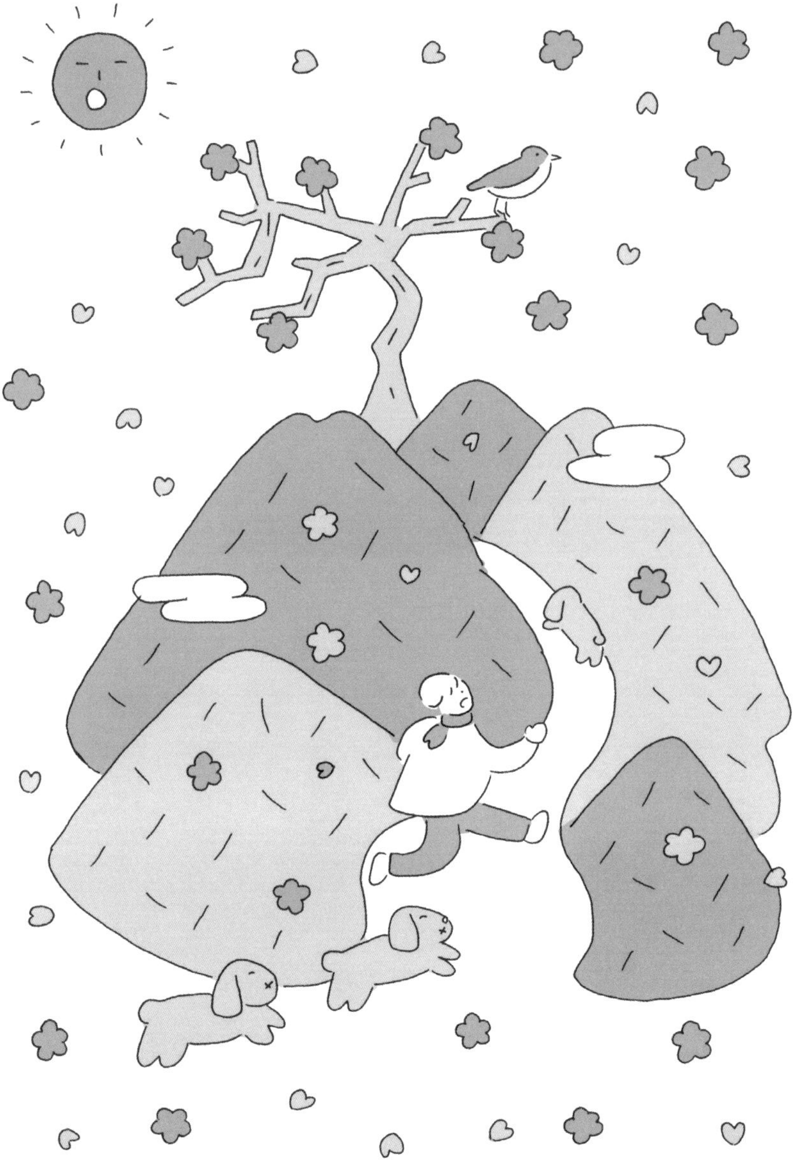

2月 改善體質 鎮定慢性炎症 打造悠閒日常

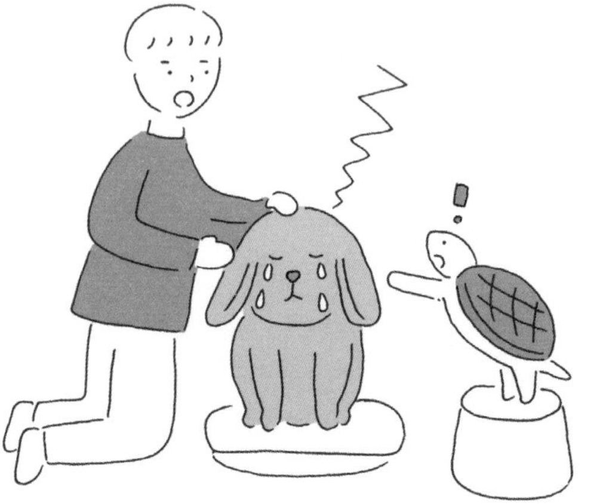

耳鳴、荷爾蒙失衡、腸道發冷、腎上腺疲勞，整個腎處於疲憊不堪的狀態。

就用礦物質&維生素C&睡眠擊敗不適吧！

冷熱溫差、氣壓變化、發冷與疲勞，二月接續了上個月仍處於「腎」容易衰弱的狀態，因此必須展開下列食療習慣。

第一週　調整腸道環境
第二週　強化對氣壓&冷熱溫差的抗壓性
第三週　調整失衡的自律神經與荷爾蒙
第四週　睡眠不足與腦部疲勞

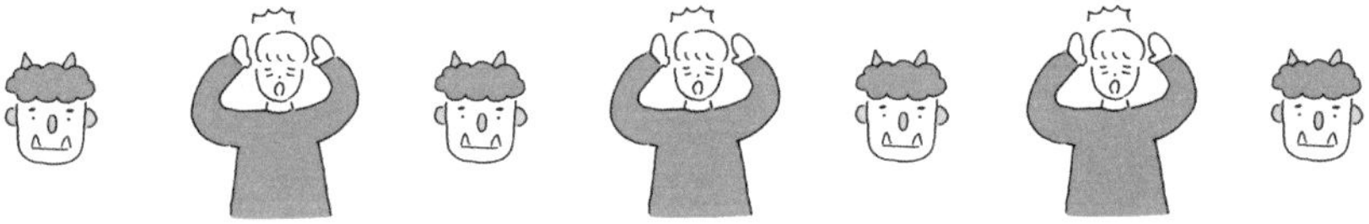

充滿了日照時間減少與溫差大造成的壓力等不適原因

這是個容易因為寒冷或氣壓變化，產生各種不適的季節。即使迎來立春，在三月春分之前的日照時間仍短，調整情緒的神經傳導物質——血清素與提高睡眠品質的褪黑素分泌等都不足，自律神經容易失衡。

再加上過年期間的暴飲暴食造成腸道環境與肝功能低下、寒冷造成身體容易發冷且血液循環惡化、行動範圍縮減導致運動量不足、冷熱溫差大與氣壓變化大對身體造成壓力……隨便列舉這段期間的不適因子就有這麼多，令人毛骨悚然對吧。

此外冬天時「腎」容易衰弱，而本身「腎」就容易衰弱的體質稱為腎陰虛或腎陽虛。中醫的「腎」是腎臟與腎上腺的合稱，此處功能低下會造成荷爾蒙失衡、腰痛、頻尿、耳鳴、頭痛、健忘與慢性疲勞等形形色色的症狀。

其中二月最應留意的症狀是荷爾蒙失衡。在過年暴飲暴食下承受負面影響的不只有腸胃，其實連荷爾蒙分泌也與其息息相關。

◆褪黑素與陽光

曬完太陽14～16個小時後，褪黑素的分泌量會增加，帶來良好的睡眠品質。因此，希望晚上睡得香甜，白天就必須適度地曬曬太陽。褪黑素的分泌量會在夜間的黑暗環境中增加，如果是在明亮的環境中分泌量就會大減。所以，睡前還接收液晶螢幕放射出的強光，就會造成睡眠品質低下。

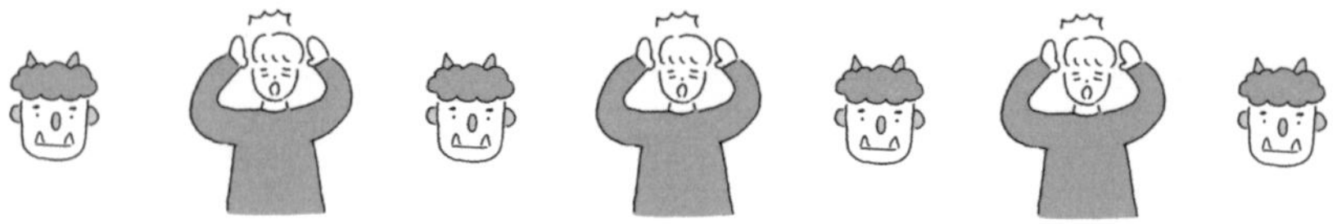

暴飲暴食導致腎上腺過熱！要注意荷爾蒙失衡

吃太多會造成腸道環境混亂，同時也會對肝臟造成傷害。因為吃太多對腸道造成負擔，使腸道難以處理有害物質，結果就得交棒給下一個解毒內臟——肝臟負責。此外有些人在過年期間會頻繁飲酒，增加對肝臟的負擔，使肝臟也無法確實清除有害物質的毒素。如此一來，體內的有害物質就會造成發炎，導致會引發文明病等疾病的慢性發炎。

腎上腺負責分泌荷爾蒙——皮質醇以抑制發炎問題。皮質醇是身心承受壓力時會分泌的荷爾蒙。二月日照時間短，導致維持內心平衡的血清素分泌量大減，身心的抗壓性衰退，所以腦部會要求腎上腺分泌更多的皮質醇。若腎上腺為了抑制炎症而增加皮質醇分泌，就會呈現過度運作的狀態。此外前述腦部指令也用在女性荷爾蒙的分泌，但皮質醇優先程度高於女性荷爾蒙，**過度的皮質醇會擾亂女性荷爾蒙分泌，造成生理不順、PMS、更年期症候群等症狀。**

所以二月請積極攝取強化腎上腺的食材，包括富含鋅、鎂、維生素D、維生素B群的海鮮或水產，以及含有大量維生素C的蔬果。

◆皮質醇

起床時會分泌皮質醇，讓人神清氣爽。電腦和手機上的光線刺激，同樣會促進皮質醇的分泌。因此，若在睡前使用3C產品會讓睡眠品質變差。早上起床曬曬太陽是為整天帶來好心情的訣竅。

◆PMS

意指經前症候群，也就是生理期前3～10天會出現的不適症狀，等生理期來臨後就會消失了。雖說這是荷爾蒙造成的，但有些人沒意識到這種不適是源自PMS，就開始擔心是不是罹患了憂鬱症，甚至因此產生焦慮。

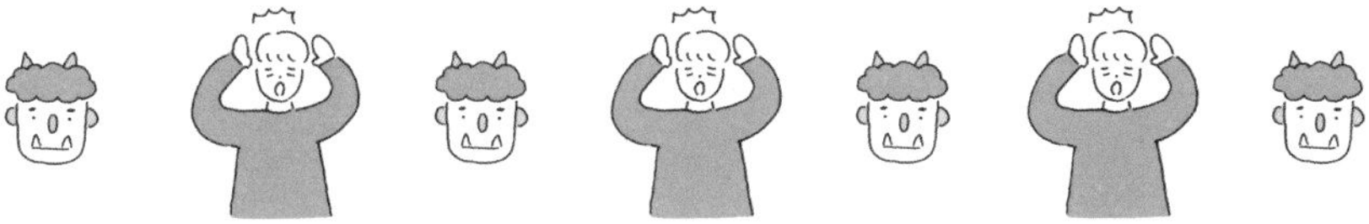

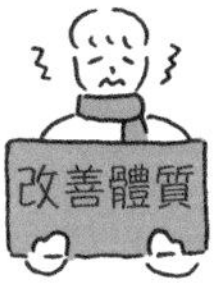

2月會發布體質改善警報！

耳鳴、眩暈、頭痛就是必須強化「腎」+改善循環的警訊

儘管日曆上迎來立春，二月卻是一年中最寒冷的月份，有時甚至冷到外出時耳朵會痛。耳朵是對外部環境非常敏感的部位，暴露在冷空氣當中時，耳朵血管會收縮造成血液循環不良、肌肉緊繃，並優先運作交感神經，嚴重時甚至可能引發頭痛、耳朵疼痛、眩暈或反胃。

最理想的當然是盡量為耳朵保暖，不過平常就顧好血液與淋巴循環，促進「氣」的推動（P40）作用時也有助於預防。

ω-3脂肪酸可以有效抑制發炎造成的疼痛，所以請攝取富含ω-3脂肪酸的青魚、胡桃、奇亞籽、亞麻仁油等吧。此外也很推薦肉桂、咖哩粉、杏仁、海鮮或水產、南瓜、酪梨、蛋類等**促進血液循環的香料與富含維生素E的食材**。

◆溫暖耳朵

溫暖耳朵可以促進腦部的血液循環。運動神經、知覺神經與副交感神經都會行經耳朵，因此溫暖耳朵可以間接活絡整個內臟運作。請養成想到時就按摩耳朵的習慣，或是用暖暖包、熱毛巾、吹風機來溫暖耳朵。

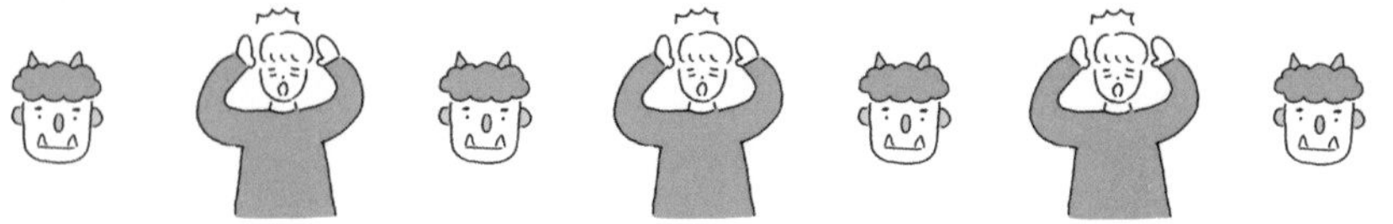

透過腳底檢視身體狀況

身體的狀態不僅會透過症狀顯現，事實上身體各部位都會反映出來。這裡要介紹的就是透過腳底的顏色，簡單確認身體狀態的方法。

通常**身體健康時只有足弓會稍微偏白，其他部位基本上都是粉紅色的**。那麼就來看看其他狀態吧。

□**整體偏黃**

肝臟、消化系統承受較大負擔，導致疲勞與毒素累積在體內，才會使腳底呈黃色。

□**整體偏白**

有輕微貧血、胃部狀況不佳，所以體力會比較差。

□**整體偏紅**

處於亢奮或是能量旺盛的狀態。

□**整體偏黑紅**

血液或淋巴循環不佳，通常有身體發冷或是水腫的問題。

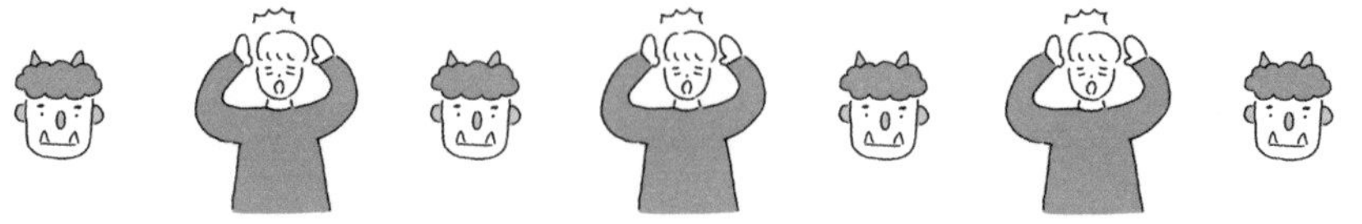

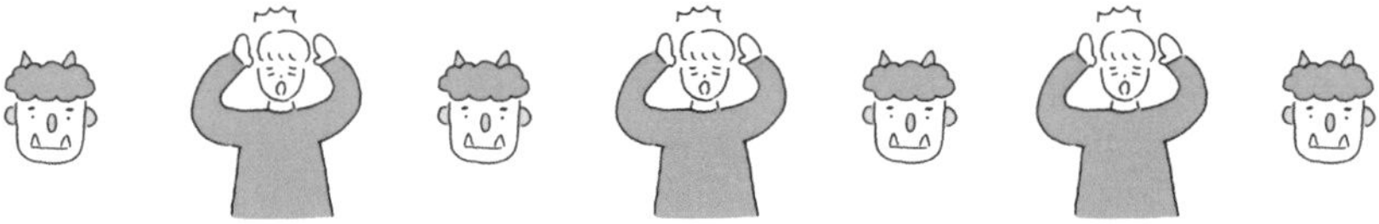

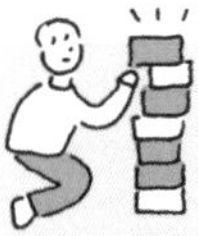

體質改善的關鍵

中醫認為肝、心、脾、肺、腎這五臟當中，**要改善體質時最必須加以調整的就是「腎」**。因此二月除了要幫助「腎」運作外，也建議為了改善體質強化血液與淋巴循環。

「氣」的推動作用（P40）能夠促進身體循環，因此這個月的食療方針將會強化這個作用。

事實上這個季節是全年中最多人覺得不適的時期，身體較脆弱的問題特別容易浮上檯面。相信有些人每年遇到這個季節，身體就特別容易垮掉而感到困擾，這類人只要把二月的食療方針延續到下個月，理應能夠改善體質。

請試著養成這樣的習慣——不知道該吃什麼才好的時候，就**從這個月最常提到的食材中，選擇海鮮、水產或菇類**吧。

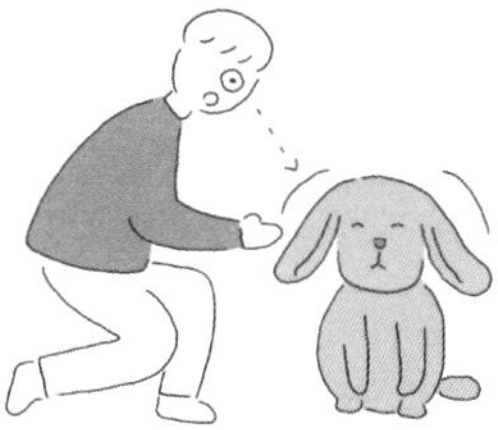

身體狀況不穩時 就要穩住腸道細菌

春天是匯集多種小型不適的季節 趁現在用青魚類×菇類與之抗衡

日曆上已經來到立春，但是太陽的位置要真正進入春天，讓人實際感受到溫暖的日子卻要等到三月的春分。

中醫將一年概略分成陰與陽，而春分前後即是陰陽轉換的時期，因此這個月開始身體狀況也會在陰陽之間來來去去，難以穩定。到櫻花盛開之前必須經歷數次氣壓與氣溫變化，**是一年中氣候變化最翻來覆去的時期**。

這週除了因為寒冷而處於身體發冷的腎陽虛狀態外，還加上腸道發冷與氣壓變化的問題，所以特別容易感到不適。若跨年起就一直維持紊亂的生活節奏，腸道環境會更加惡化混亂，使身體處於溼熱狀態，容易皮膚粗糙或過敏。此外有些人會在邁向春天的時期，轉變體內發炎抑制力不足的陰虛狀態，在溼熱與陰虛的雙重影響下，特別容易對花粉、PM2.5等有害物質產生敏感反應。

因此二月第一週的食療方針，將採用**富含ω-3脂肪酸的青魚類，以打造不會輸給季節與環境變化的強壯身體基礎**，另外還會使用富含膳食纖維的菇類，讓身體從腸道開始清潔溜溜。

本週健康保養

［轉舌頭］

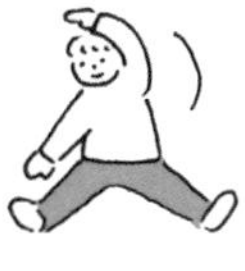

相信有讀者挑戰過轉舌頭這項運動。轉舌頭可以獲得許多效果，各位是否要再挑戰一次呢？

閉上嘴巴後，以舌頭舔上下牙齦的方式，慢慢往右轉動20次，再往左轉動20次，一天做3組以上。

可望獲得的效果

・增加唾液分泌量，預防口腔乾燥症、口臭或蛀牙。

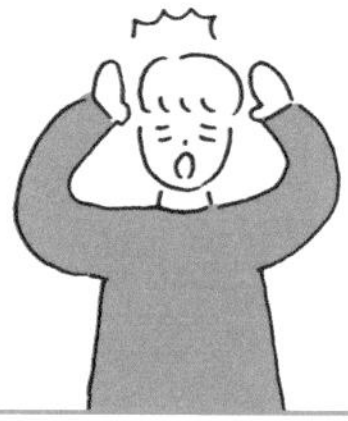

第1週

2/1→2/7

◆適合本週的食材◆

鯖魚罐頭

鯖魚富含DHA與EPA等屬於必需脂肪酸的ω-3脂肪酸，能夠抑制發炎、過敏與疼痛等。ω-3脂肪酸很容易有攝取不足的問題，平常請多加留意。

此外鯖魚也含有許多可幫助肝臟運作的牛磺酸、蛋白質、鐵質與維生素B群等，欲打造禁得起變化的身體時，可藉鯖魚均衡攝取需要的營養素。

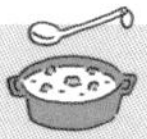

本週湯品

泡菜鯖魚湯

將水與鯖魚罐頭的湯汁一起倒進鍋中煮沸，接著倒入薑絲、切成易食用尺寸的杏鮑菇、韓式泡菜後稍微燉煮即宣告完成。

杏鮑菇

含有可幫助免疫、促進鈣質吸收率的維生素D，以及可改善肌膚粗糙的維生素B群。

另外也含有豐富的膳食纖維，包括可促進腸道蠕動、強化免疫力的β葡聚醣等，能夠排除容易造成過敏症狀的溼熱問題。此外冷凍保存還可增加防止吸收多餘脂肪的殼聚糖與鮮味成分鳥苷酸。

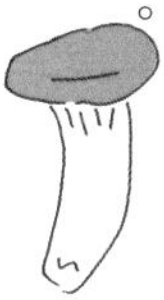

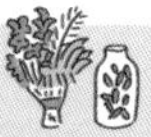

本週香草&香料

蔥

含有具抗菌效果的大蒜素與蔥酚，很適合在身體容易出問題的時期食用。

在鍋中倒入偏多的橄欖油、大蒜與朝天椒，再將鯖魚罐頭連湯汁一起倒入後稍微煮過，最後撒上大量蔥花後，蒜辣鯖魚料理即完成。

- 鍛鍊舌頭肌肉，讓舌頭在睡眠時仍維持在正確的位置上，可有效預防打呼。
- 具放鬆作用，可調整失衡的自律神經。
- 預防法令紋。
- 促進臉部周遭的淋巴與血液循環。

冬天的低氣壓是恐怖的頭痛日
用溫暖食材慢慢改善

徹底敗給氣壓&溫差造成的壓力!?
用紅黑色的濃醇調味料雪恥！

氣壓與氣溫變化與上一週同樣劇烈，是自律神經容易失衡並感受到壓力的時期。提到壓力時通常會聯想到憤怒或不安等精神層面的因素，但是其實**氣候影響也會造成壓力**。身體為了對抗壓力，會由腎上腺分泌荷爾蒙皮質醇。壓力愈大就會分泌愈多皮質醇，所以會使腎上腺變得相當疲勞。如此一來就會導致身體倦怠、缺乏幹勁與頭痛等症狀。

此外**是否有人在氣溫驟降或低氣壓的日子容易頭痛、肩膀僵硬或耳鳴呢？**從寒冷的室外踏進室內或是氣壓較低的時候，血管會擴張進而壓迫到神經，造成抽動型頭痛。相反的從溫暖室內踏出至寒冷室外時或是氣壓較高的時候，會因為血管收縮造成血液循環不良、頭部肌肉緊繃而造成疼痛。尤其是身體易發冷的腎陽虛者或是體溫較低的人，對溫度與氣壓的變化特別敏感，因此容易頭痛或是感受到頸部一帶的疼痛。

因此二月第二週的食療方針，必須照顧因分泌荷爾蒙而疲憊的腎上腺。為了改善對環境變化敏感的腎陽虛，選用的調味料也含有可溫暖身體的辣椒素。

本週美容保養
［轉動腳踝］

腳踝是支撐身體很重要的部位，但女性卻因為穿高跟鞋或運動量不足，導致腳踝僵硬、變形，甚至影響到骨盆、肩胛骨與頭部。這會讓淋巴與血管受到壓迫出現足部發冷、下半身肥胖、水腫。

這裡要請各位坐在椅子上，以單腳盤腿的姿勢單手握住抬起的那隻腳的腳踝，另一手的手指則

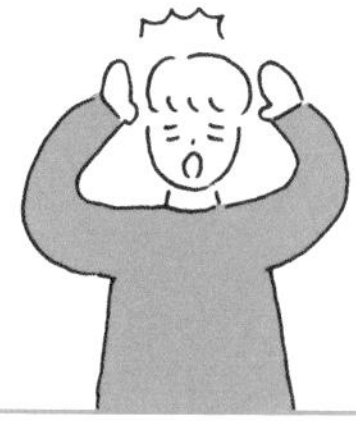

第2週

2/8→2/14

◆適合本週的食材◆

苦椒醬

苦椒醬是大量使用辣椒的發酵調味料，有助於溫暖身體。辣椒中含有辣椒素，可有效對抗身體發冷並達到殺菌、提升免疫力、改善肩膀僵硬與減重等。但畢竟是刺激較強的調味料，所以要避免過度食用。

在甘酒中混入辣椒、鹽巴與寡醣，就能夠自製苦椒醬了。

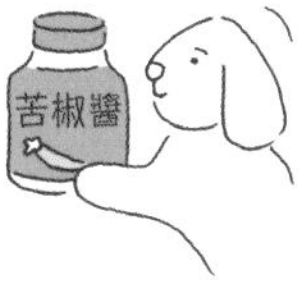

黑芝麻醬

黑芝麻內含的芝麻木酚素具有高度抗氧化作用，可望帶來凍齡效果。此外還含有鎂、鋅、維生素E，為這個時期承受較大負擔的腎上腺助一臂之力。

由於擁有硬殼的芝麻對身體來說營養較難吸收，所以建議使用已經製成膏狀的芝麻醬以提高營養吸收率。磨成芝麻粉後再食用，同樣有助於提升營養吸收率。

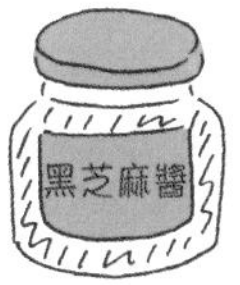

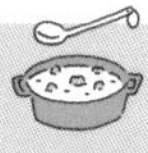

本週湯品

黑芝麻擔擔湯

將絞肉、切碎的洋蔥與大蒜、切成一口大小的高麗菜等炒熟後倒入水中，燉煮10分鐘左右，等食材熟透後倒入味噌、苦椒醬、黑芝麻醬拌勻並加以調味即大功告成。

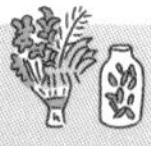

本週香草&香料

肉桂

溫差劇烈的時期，溫暖身體格外重要。肉桂具有抗菌作用，因此可有效預防感冒與流行感冒等傳染病。此外還可促使Tie2活性化（P236），改善血液循環停滯的幽靈血管問題，並預防微血管老化，所以能夠緩和手腳冰冷。

抓住腳趾，以15秒一圈的速度轉動腳踝，左右各轉動5次。

◆肉桂的用法

或許很多人不曉得該怎麼運用肉桂，其實很簡單！建議平常就帶在身邊，隨時加一點在要喝的飲品裡就可以了。肉桂與可可、博士茶也很搭喔。

利用發呆時間
解決多點爆發的困擾

煩躁&女性荷爾蒙困擾
就交給充滿營養的海牛奶×十字花科蔬菜

第一道春風也差不多要吹來了對吧？開始有溫差將近20度的日子，讓人漸漸跟不上劇烈的變化，因此或許也有很多人身體開始倦怠了對吧？

身體會為了適應環境變化，執行一定程度的調整，而擁有如此功能的神經就稱為自律神經，是由副交感神經與交感神經組成。這兩大神經均衡運作時，可以使內臟、血壓、體溫、免疫與荷爾蒙分泌等功能正常運作。但是**在這個氣候變化劇烈的時期，自律神經容易混亂並對荷爾蒙的調節產生阻礙，使人毫無理由感到煩躁，或是生理痛等婦科困擾增加**。

自律神經與免疫功能息息相關，失衡時容易感冒，或是膀胱炎、皰疹容易發作。這種狀況在中醫稱為肝腎陰虛。免疫力低下時身體各處都會出現症狀，各位或許會因此感到擔憂，但這其實都是自律神經失衡造成的。每年這個時期會身體不適的人，建議吃點溫熱食物、多泡點澡、聞點喜歡的香氣，透過放鬆身心**讓副交感神經優先運作**。因此二月第三週的食療方針，將選擇富含礦物質且維生素B群、必需胺基酸含量均衡的食材，調整自律神經，提高身體免疫力。

本週中藥
[抑肝散加陳皮半夏]

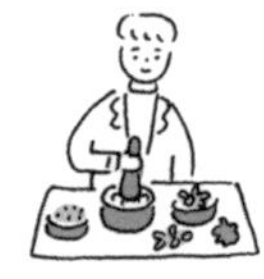

荷爾蒙失衡導致睡得不好、易怒、易緊張或是壓力大的人，建議服用這帖中藥。下巴與肩膀容易太過用力，導致肩膀僵硬或磨牙的人，也很適合。腸胃偏弱時也可以服用。

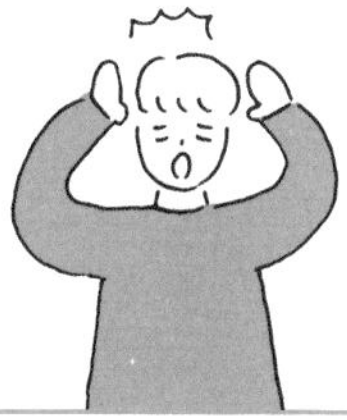

第3週

2/15→2/21

◆適合本週的食材◆

牡蠣

牡蠣是用來對抗肝腎陰虛的代表性食材，特徵是含有**鋅、鎂與鐵等礦物質**。

此外也含有豐富的必需胺基酸與維生素B群，且含量相當均衡，能夠幫助腎上腺、自律神經與粒線體等流暢運作。做成油漬牡蠣的話，就能夠增加保存期限，相當方便。

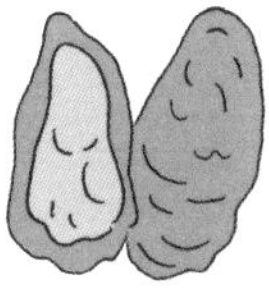

白菜

含鎂、維生素K與膳食纖維。鎂能幫助這時期容易衰弱的腎上腺，維生素K可使骨骼強壯，膳食纖維則可調整腸道環境。還含有抗氧化作用的維生素C與異硫氰酸烯丙酯，**在感冒流行的冬季可說是必備的十字花科蔬菜**。

聽到白菜時各位首先想到的應該是火鍋吧？既營養又溫暖，非常適合冬天。

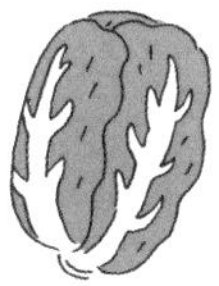

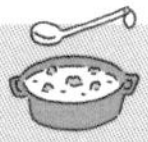

本週鍋品

牡蠣白菜鍋

牡蠣與白菜可以說是火鍋百搭食材，在屬於火鍋季節的冬天，可以說是首先就想拿出來的食材。

超市也有販售冷凍牡蠣，固定準備一些在家裡會非常方便。

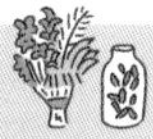

本週香草&香料

蕁麻葉

請泡成花茶勤加飲用吧。

蕁麻葉可以預防感冒、流行性感冒等傳染病，並保護身體不受花粉症與異位性皮膚炎等過敏問題侵擾。此外可促進血液循環，有助於改善身體發冷與排毒。

◆油漬牡蠣

將大蒜倒入橄欖油中炒香後，就倒入瀝乾的牡蠣、酒與鹽巴快速拌炒。再和月桂葉、辣椒等香料一起放進保鮮盒，並倒入橄欖油直到完全淹沒，醃漬一晚後即大功告成。也可以加點咖哩粉，增加口味的豐富度。

數羊比滑手機好
成為擁有熟睡體質的不老人類

睡眠不足造成記憶力低下
藉ω-3脂肪酸×維生素D克服

漫長的冬天終於要看見盡頭了。從上週開始就很難跟上冷熱溫差與氣壓變化，呈現在自律神經混亂所以感到煩躁的時期。為了宣洩這些壓力，就熬夜看社群網站、網頁或影片……各位是否像這樣虐待著自己的身體呢？

這種行為造成的睡眠不足，不僅會直接造成腦部的疲勞，還會使免疫功能低下，甚至更容易引發萬病根源——身體發炎。腦部每天都會堆積許多老舊廢物，睡眠時間的處理速度是平常的1.6倍。睡眠時間少的話老舊廢物就會持續累積，提升日後罹患失智症的風險。此外與記憶力有關的海馬迴，會因為睡眠不足而受傷萎縮。此外下達製造年輕細胞指令的荷爾蒙，會在睡眠時大量分泌，尤其入睡後三小時的睡眠品質，更是與成長荷爾蒙的分泌息息相關。也就是說，**優質的睡眠會在不知不覺間，幫助我們更抵抗得了環境的變化，成為充滿活力且頭腦清晰的人**。此外優質的睡眠，也有助於提升腎的運作。

因此二月第四週的食療方針，將採用有助於提高腎功能的食材，以及富含ω-3脂肪酸的青魚以避免腦部疲勞堆積。

本週香氛精油
［羅馬洋甘菊］

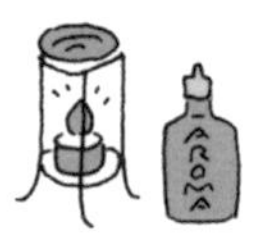

具有放鬆的作用，能調節荷爾蒙的平衡，有助於緩解生理痛、腹痛與腰痛。

取一大匙荷荷巴油或椰子油，再添加羅馬洋甘菊與鼠尾草各2滴。

沿著腸道輕撫，就像從右下腹開始寫の字一樣按摩，也有助於緩和煩躁情緒。

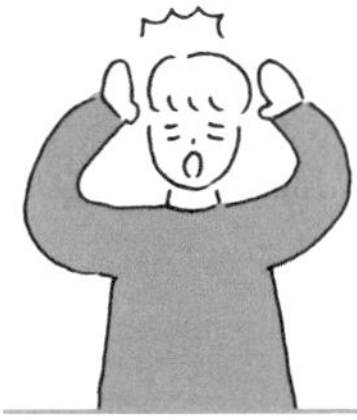

第4週 2/22→2/28

◆適合本週的食材◆

鰤魚

鰤魚含有DHA、EPA等ω-3脂肪酸，能夠軟化腦部的神經細胞膜，促進神經元的突觸活化，強化資訊傳達功能，因此有助於提高**記憶力與學習能力**。而腦中主掌記憶的海馬迴中DHA含量，是其他部位的將近兩倍。

此外屬於洄游魚的鰤魚，含有可對抗疲勞的咪唑二肽，因此也有助於**消除疲勞**。

香菇

含有維生素D、β葡聚醣、蘑菇多糖這些提高免疫的成分，尤其維生素D具有守護腦細胞的功能，據說**可防止腦部老化、避免情緒低落**等。

此外膳食纖維也很豐富的香菇，可在調整腸道環境時派上用場。其他成分則包括可以降低低密度脂蛋白膽固醇與血壓等**有助於預防文明病**的香菇嘌呤。

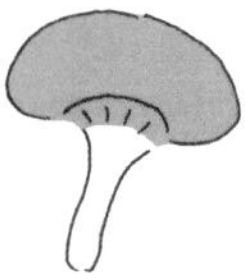

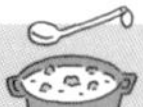

本週鍋品
鮮菇鰤魚涮涮鍋

不知道要吃哪一種火鍋好的時候，就先用昆布熬出湯頭後，加入大量的香菇與喜歡的蔬菜，做成鰤魚涮涮鍋吧？也可以沾點柚子醋食用喔。

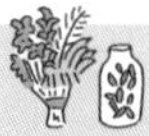

本週香草＆香料
迷迭香

可以提高記憶力與專注力的代表性香草。可防止細菌與病毒入侵、促進血液循環且具有高抗氧化作用，能夠從許多不適中保護身體。

從古希臘時代就以回春藥的大名流傳至今。

◆迷迭香活用法

泡茶、為滋味偏淡的料理添香、搭配番茄燉煮料理都可以。新鮮的迷迭香也可以直接放進冷凍保存喔。

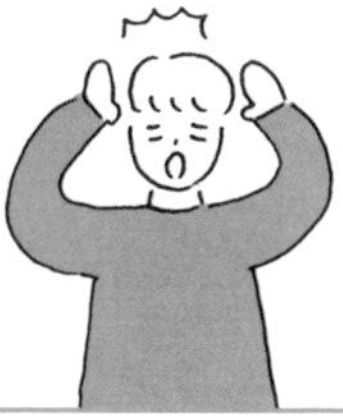

最終週 2/29

2月的回顧

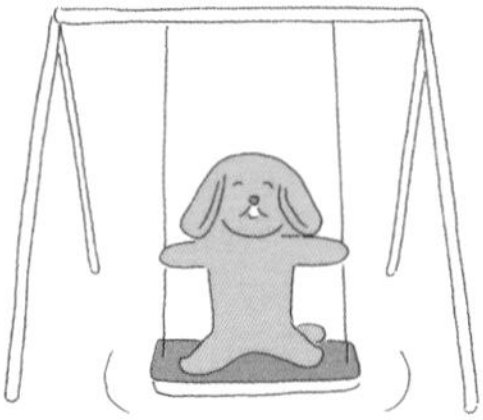

不適症狀是身體在發聲
正視身體
即可改善體質

氣溫與氣壓變化劇烈，使自律神經混亂後的荷爾蒙分泌與睡眠節奏等身體功能的調節，變得比平常更困難。因此對二、三月感到退卻的人意外地多。但是這個有形形色色症狀浮現的季節，正視自己身體狀況的機會也自然增加。

中醫將季節分成春、夏、長夏、秋、冬，並找到了對應各個季節應調整的臟器。冬天是腎。腎的強化＝體質改善，所以請掌握好身體的脆弱與強壯部分，加以改善吧。從現在做得到的事情開始，一步一腳印地努力，奪回不輸給季節變化的健康身體。

◆**有益腎上腺**　黑芝麻醬、苦椒醬、牡蠣、白菜

◆**打造強壯身體與腦部**　鯖魚罐頭、鰤魚、香菇

◆**有益腸道**　杏鮑菇、香菇、苦椒醬

3月 冬季邁向春季

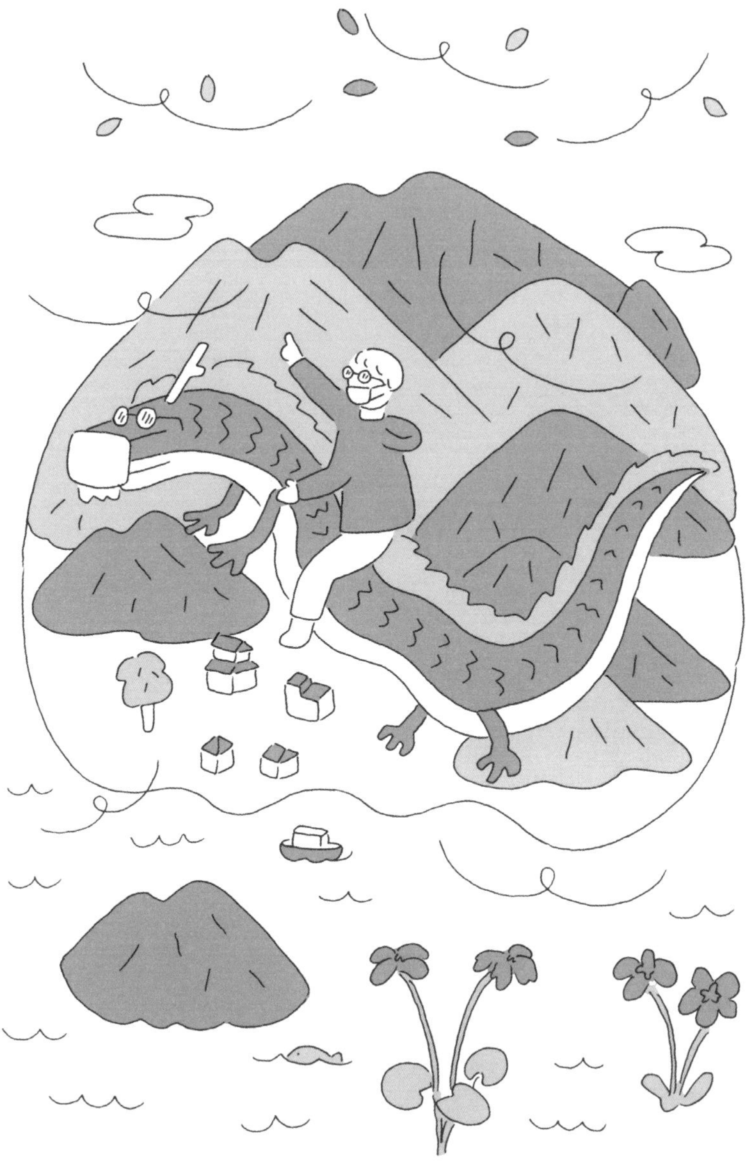

3月 調整
免疫系統與自律神經
的平衡

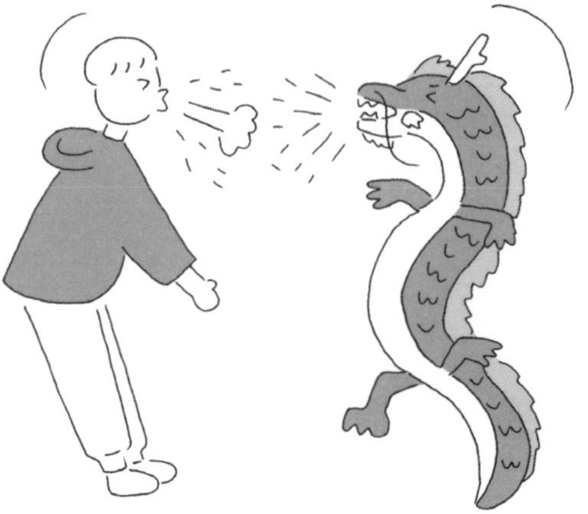

說到春季的特產，
可不是櫻花
而是鼻水、噴嚏、咳嗽、
發癢、肌膚粗糙……
這個月就透過提升免疫力
的食療來戰勝過敏吧。

這個時期最麻煩的就是花粉症等過敏症狀與傳染病，所以這個月要採取這樣的食療方針。

第一週　調整自律神經
第二週　提高免疫力
第三週　強化腸道環境
第四週　對抗壓力

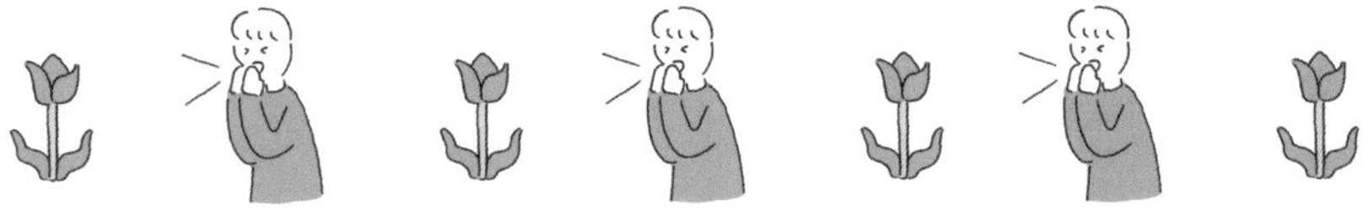

要對付痛苦的過敏，就必須從自律神經下手

三月就如同三寒四溫這句話，原以為天氣要溫暖了卻又突然變冷，會有一段時間陷入冬季與春季的互相抗衡。

中醫將一年中的寒冷時期視為陰，溫暖時期視為陽，三月底則處於陰陽轉換。為了跨越這個時期的劇烈變化，維持免疫力就相當重要。

負責免疫工作的白血球內含顆粒球與淋巴球，想要維持免疫力就必須重視兩者的平衡。顆粒球能夠處理尺寸較大的細菌等異物，淋巴球則負責攻擊顆粒球處理不來的病毒與花粉等小型外敵。最理想的比例是顆粒球35～40%、淋巴球54～60%。任一方過多或過少，免疫力都無法正常運作。而掌控兩者平衡的正是自律神經。

舉例來說，自律神經中的交感神經優先運作時，顆粒球的比例會增加、淋巴球的比例會減少。顆粒球過度增加時會製造出大量活性氧做出攻擊行為，結果連對身體很重要的細胞都一起遭殃，容易引發癌症、胃潰瘍、痛風與神經疼痛等。同時淋巴球減少也會沒辦法處理病毒，變得容易感冒。反過來說，若是副

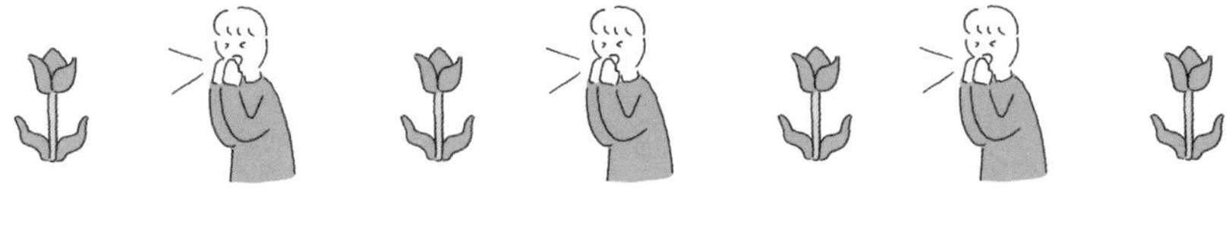

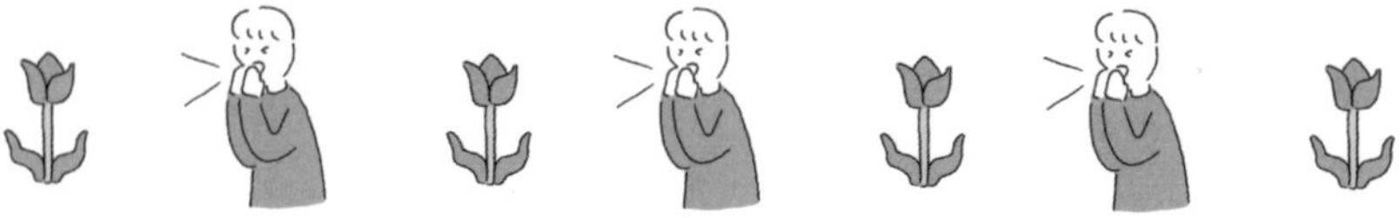

交感神經優先運作導致淋巴球增加，就會對花粉等異物過度反應，變得容易發生花粉症、氣喘、異位性皮膚炎、鼻炎等過敏症狀。

藉蛋白質、維生素B與鐵質維持免疫的最佳比例！

即使面對各式各樣的外部環境變化，自律神經仍可幫助身體維持一定機能。但是在這個陰陽轉換的時期，卻會因為變化太過劇烈而應付不來。中醫將這種狀態稱為肝膽溼熱。再加上這個季節出現了花粉、PM2.5、粉塵等各種過敏原，讓免疫力低下的人特別容易過敏。

三月**是調整免疫平衡的自律神經容易混亂的時期，所以建議攝取構築神經傳導物質的蛋白質、維生素B與鐵質**。尤其是這個季節正盛的貝類，更是建議積極食用以調整免疫平衡。

◆花粉症的原因

對花粉等無害異物產生過度反應，進而透過打噴嚏或流鼻水來排除，就是所謂的花粉症。

原本不需要有特別反應的，但卻為了對抗花粉而製造出IgE抗體，累積一定的數量後花粉症就會發作。

◆神經傳導物質

大腦中有許多神經細胞，這些細胞通過建立網絡的方式讓大腦得以運作。神經細胞間存在著空隙，神經傳導物質穿越空隙將信息傳遞給下一個細胞。主要的神經傳導物質有血清素、多巴胺、正腎上腺素、GABA，這些都與喜悅、成就感、憤

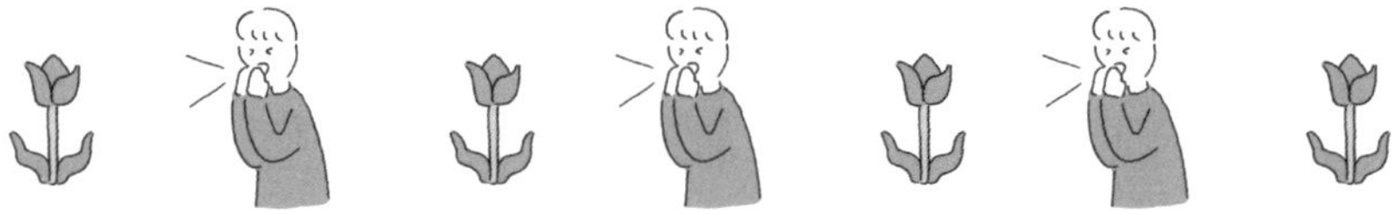

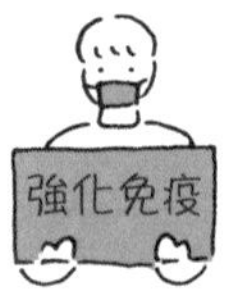

3月會發布免疫強化警報！

將過敏症狀視為警訊，透過放鬆法控制免疫

三月是從陰轉陽的季節，會產生劇烈的變動，優先運作的自律神經也從交感神經切換成副交感神經。負責免疫功能的白血球平衡，就是由自律神經控制，所以這段時期免疫的作用也會變得不穩定。

要對抗過敏時最理想的狀態就是副交感神經優先運作，但是過度食用甜品、暴食、懶散度日卻會造成副交感神經過度運作。

要讓副交感神經適度運作，就必須從事單純享受過程的事情，而非為了特定的目的去做，讓心靈真正放鬆。例如：插花、薰香或散步。**正因為過著忙碌且追求效率的生活，調整自律神經的關鍵才會藏在這種乍看之下是浪費時間的行為裡。**

此外為了確保腸道周邊的免疫細胞正常運作，也建議食用整腸食品，此外維生素D有助於調整腸道黏膜，因此也建議食用可攝取這類營養的魚類或菇類。

怒、焦慮等情緒有關。只要它們正常運作，就能維持健康的身心狀態。

◆巨噬細胞

巨噬細胞是白血球的一種，在發現外敵入侵時會立刻通知淋巴球或顆粒細胞。巨噬細胞還具有類似阿米巴原蟲般的運動方式，可用在處理細菌等尺寸較大的異物。特別是受傷或發炎時，會更為活躍；但不擅長處理病毒等較小的異物。

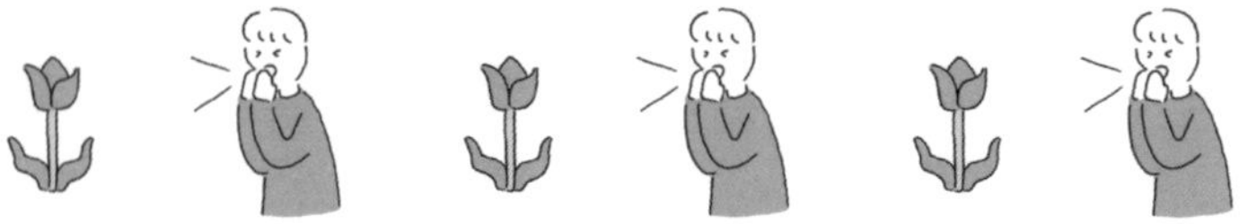

藉糞便顏色確認腸道狀態

糞便是確認腸道狀態的重要指標，所以請檢視每天的糞便狀態，將其視為健康管理的依據之一。

今天的糞便接近左邊三種顏色的哪一種呢？

- □ **帶有黃色的褐色**
- □ **焦褐色**
- □ **偏黑**

帶有黃色的褐色是健康的糞便，代表腸道處於弱酸性且好菌多的狀態，也就是說日常攝取的膳食纖維與發酵食品等相當均衡。相反的身體偏鹼性的時候，就會變成焦褐色至黑色之間的糞便，代表腸道壞菌數量增加，可能是肉類攝取過多或是膳食纖維不足造成的。因此發現**糞便偏黑的時候，請儘早攝取更多的蔬菜與海藻等以餵飽好菌**。

養成比較每天糞便顏色的習慣，就能夠確認飲食與自身健康的關聯性，有助於掌握適合自己的食材與食量。

◆腸道與皮膚都是弱酸性

腸道細菌分成好菌、壞菌與中間菌三種。好菌能維持腸道健康，會製造出乳酸、酪酸與醋酸等弱酸性的短鏈脂肪酸，這種弱酸性的腸道環境能抑制壞菌增生。

順道一提，皮膚上的共生菌也會製造有機酸，所以健康的皮膚會呈現弱酸性，防止金黃色葡萄球菌與真菌等引起皮膚困擾的菌叢生成。細菌就這樣在各處與人類共存。

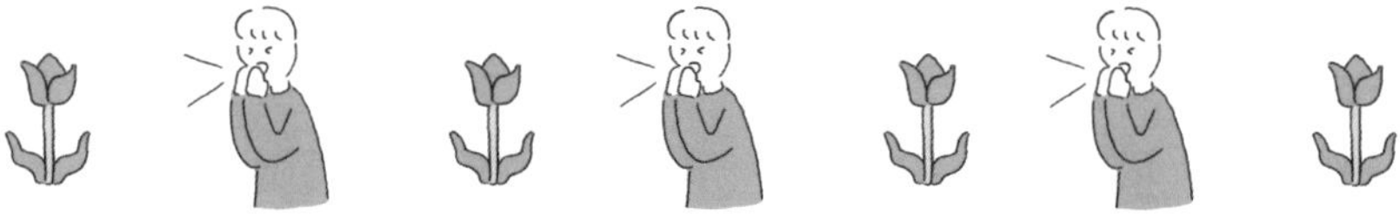

提升免疫力的關鍵

三月的食療方針主要是調整自律神經以提升免疫力。當身心任一方承受壓力時，交感神經會處於主導地位，使得顆粒細胞增加、淋巴細胞減少，進而發展成各種疾病。壓力過大時，身體會透過白血球讓我們知道身體需要休息。這時產生的症狀就因人而異，可能是溼疹也可能是腹瀉或便祕。因此，雖然還不到生病的程度但身體卻出現各種不適症狀時，可能就是免疫低下的警訊，這在中醫稱為未病。

想要提升免疫力時，遇到煩惱時先想辦法忘掉才是上策！因為壓力會隨著鑽牛角尖而擴大。自律神經雖然無法控制，但卻可以透過行動間接調控。因此，當覺得不太舒服時就要想辦法讓副交感神經處於主導地位，就從簡單的事情開始做起吧。例如：**早30分鐘就寢、每週泡澡4次、深呼吸、慢慢咀嚼食物等**。再搭配食療方針的話，還可提升免疫力喲。

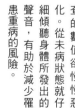

◆**未病**

檢查無明顯異常，身體卻感到不適，或是儘管沒有症狀但檢查的數值卻慢慢惡化。從未病狀態就仔細傾聽身體所發出的聲音，有助於減少罹患重病的風險。

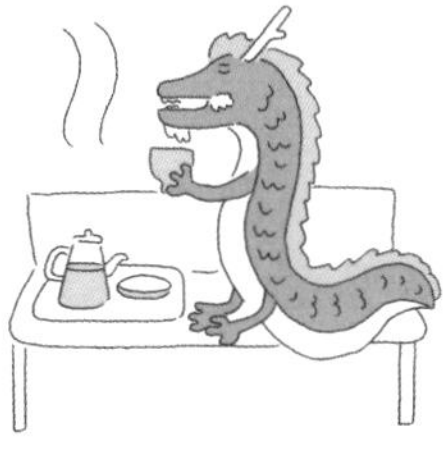

因溫度變化而引起過敏反應
就要調整呼吸與飲食習慣

既非感冒也非花粉症
就用支撐神經傳導物質的食材來保養

本週將迎來桃之節句（日本的女兒節）對吧？雖然桃花要等天氣再溫暖一點才會盛開，但是各地都正處於梅花最盛的時期，讓人感受到春天的粉紅色花朵正慢慢增加。然而仍會有因下雨而氣溫驟降的日子，還必須與季節轉換時期往來一陣子。從上個月開始就很重視「腎」功能並調節自律神經的人，這個月或許就舒服許多了。

這個時期必然會登場的煩惱，相信就是花粉症與PM2.5等過敏症狀。但是既非花粉症也非感冒，卻出現鼻塞、頭痛或皮膚發癢症狀的人，或許是冷熱溫差大造成的。這種體質在中醫稱為肝腎陰虛，西醫認為這種過敏並非由過敏原造成，稱為血管運動性鼻炎。**一天溫差達7度以上時就很容易發生，特徵是不會發燒、眼睛不會發癢或充血，也沒有黏膩的鼻水**。這是好發於生活不規律、偏食或壓力大者身上的過敏症狀。

因此三月第一週的食療方針，將攝取促進神經傳導物質合成的營養素，以調整自律神經、抑制過敏症狀。

本週健康保養
［鼻子的穴道］

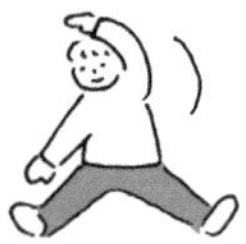

「迎香穴」這是鼻塞、流鼻水時可以按壓的穴道。用食指從鼻翼側邊處，往顴骨滑動約10秒後放開，反覆5次。苦於花粉症的人不妨也嘗試看看。

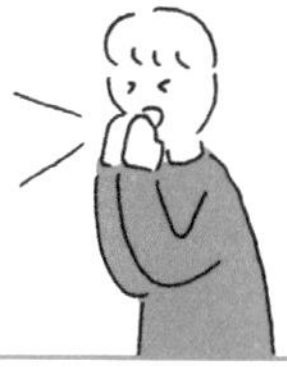

第1週

3/1→3/7

◆適合本週的食材◆

肝臟

富含合成神經傳導物質的蛋白質、鐵質與維生素B群，有助於自律神經的平衡。

此外**豐富的維生素A具有抗氧化作用，可強化喉嚨、鼻腔與腸道的黏膜，大幅提升免疫力**。肝臟又稱營養的寶庫，吸收率很高，幾乎所有找不到病因的不適症狀都能靠它來緩解，是猶如超人的食材。不管是牛、豬、雞哪種動物的肝臟都沒問題。

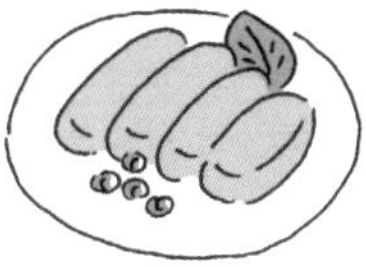

香芹

鐵質與有助於鐵質吸收的維生素C含量，高居蔬菜之冠！此外還含有豐富的營養素，包括強化黏膜的β胡蘿蔔素、維生素B群、鈣質等。因此不僅能夠補血，還有助於調整自律神經。

往往被視為配角的香芹，在營養素層面是主角等級。所以無論是蔬菜沙拉、水果沙拉、風味獨特的肉料理等，都請多方運用香芹吧。此外蒎烯與苯基丙烯這些香味成分，還具有調整腸道環境與抗菌效果。

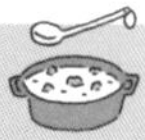

本週湯品

肝臟香芹番茄湯

將切碎的大蒜、切成易於食用尺寸的洋蔥、西洋芹與青椒等，倒入鍋中與肝臟一起炒熟。接著倒入酒、水、鹽巴、胡椒、番茄罐頭燉煮。最後再灑上大量切碎的香芹即宣告完成。

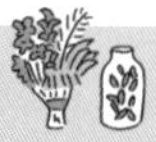

本週香草&香料

孜然

內含的檸烯具有提高免疫的功能，其他還可以抗氧化、幫助消化與排毒等。

一大特徵是很適合搭配羊肉與肝臟等風味強烈的食材。

◆孜然活用法！

把肝臟的血水清洗乾淨後，抹上孜然粉、蒜泥、胡椒，冷藏半天左右，要吃之前兩面都煎過，直到裡面熟透為止就大功告成了。

免疫系統和自律神經
並非競爭而是取得平衡

春季的噴嚏&鼻水對策
用粉紅色飲品打造好心情

日出時間一天早過一天，漫長的冬季終於畫下句點。路邊盡是春季花草、昆蟲與蝴蝶等，心情也跟著變得華麗。但是前一天下雨的晴朗日子裡，花粉量卻是平常的好幾倍。這對從上個月就開始苦於花粉症、PM2.5等過敏症狀者，或許天天都是試煉。

過敏是免疫作用出現異常發生的。所謂的免疫，其實就是排除細菌與病毒等非自身細胞，這種排除能力下降的話，就很容易罹患感冒等傳染病。過敏症狀，則是連沒必要排除的物質都過度攻擊造成的。也就是說**在沒有過與不足的情況下，正常排除非自身細胞，才稱得上是免疫力很好**。

免疫功能是由白血球負責，白血球中的淋巴球與顆粒球平衡則非常重要，決定兩者平衡的則是自律神經。因此三月第二週的食療方針中，將選擇含有大量色胺酸，有助於調整自律神經的食材，以及具有高度抗氧化作用的食材以幫助免疫力提升。除了飲食之外，若能夠避免承受過度壓力，也有助於減輕過敏症狀。

本週美容保養
[嘴巴一帶]

鍛鍊嘴巴周遭的肌肉可以讓嘴角上揚、促進淋巴流動，並減輕水腫、法令紋、暗沉等問題，還能改善用嘴巴呼吸的狀況。用嘴巴呼吸會導致唾液量減少，提高罹患口內炎、口臭、牙周病、蛀牙、感冒與睡眠呼吸中止症的風險。

首先請在500毫升的寶特瓶中裝入1/3的水，蓋緊杯蓋。這裡的水

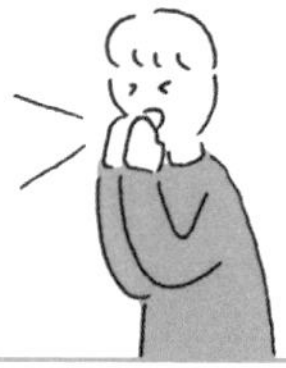

第2週

3/8→3/14

◆適合本週的食材◆

香蕉

香蕉可以增加提高免疫力的白血球，此外內含的水溶性與非水溶性膳食纖維相當均衡，有助於改善腸道環境。

綠香蕉富含不容易被消化的澱粉——抗性澱粉。抗性澱粉會透過腸道細菌轉變成酪酸或醋酸，形成好菌較多的腸道環境，並且可促進礦物質吸收、改善排便狀況並抑制血糖值上升。香蕉變黃之後，抗性澱粉也會轉化成醣質，所以要調整腸道環境的話還是首選綠香蕉。

草莓

特徵是含有屬於多酚的花色素苷與鞣花酸，且維生素C的含量也很高，因此具有高度抗氧化作用，有助於提高免疫力。

貧血與便祕的主因是自律神經失衡，草莓含有紅血球製造原料之一的葉酸、改善排便狀況的果膠，能夠對抗這些問題，簡直就是最適合這個時期的水果。

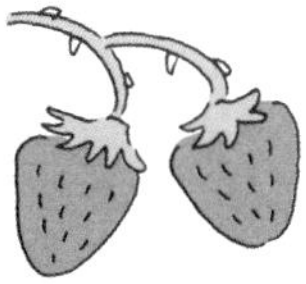

本週飲品

熱奶昔

將溫豆漿200 、1/3根香蕉與3～5顆草莓倒進果汁機攪碎，或是直接用湯匙搗碎也沒關係。甜味不夠的話就加點寡醣或甘酒，或者是加點檸檬汁打造清爽滋味。

本週香草&香料

顆粒黃芥末醬

因為是十字花科的食材，所以含有特殊香味成分異硫氰酸酯。這種香味屬於有效成分，具有抗氧化、抗糖化與殺菌作用，還可預防慢性疾病、改善免疫功能。山葵與白蘿蔔也屬於十字花科蔬菜，所以也含有相同的香味成分。

量適度調整。接著以嘴巴咬住杯蓋15秒，總共做3次。

◆顆粒黃芥末醬 活用法

搭配烤蔬菜或蒸蔬菜、打成醬料、當肉類或魚肉料理的味覺焦點等。可同時為視覺與口感加分，還可以強健身體。

隨著春風傳來的麻煩贈禮
就靠腸道來抵抗！

輔助神經傳導物質的食材×
用整腸食品提升腸道免疫功能

又到了春天新芽香氣會隨風飄來的時期，清爽的春風吹起來很舒服，卻並非只有如此。三至五月會有黃沙與PM2.5等有害物質隨著偏西風從中國吹到日本，附著了這些有害細小粒子的異物、蟎蟲與粉塵等過敏原，會沾染眼睛、鼻子、喉嚨與皮膚等，造成過敏性鼻炎、過敏性皮膚炎或過敏性結膜炎。因此這是段必須特別強化免疫力，以抵抗前述過敏問題的時期。

此外中醫認為春分至秋分屬於溫暖的陽，秋分至春分之間則是寒冷的陰。因此這週的春分會正式進入陽的時期，帶來相當劇烈的變化。為了在如此變化中維持一定的身體機能，自律神經會承受更重的負擔。且**自律神經失衡的話就會對消化系統造成負擔，腸道環境惡化就會帶來便祕或腹瀉等症狀**。

因此三月第三週的食療方針，就要選擇能幫助腸道正常運作，並調整自律神經的食材。腸道有許多由淋巴小結組成的免疫組織，據信有七成以上的免疫細胞都位在腸道。腸道環境失衡的話就會造成免疫力低下，所以要靠這週的食療仔細保養。

本週中藥
［小青龍湯］

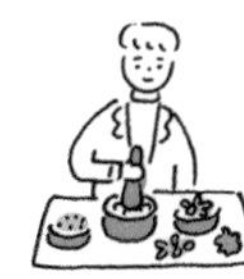

可在打噴嚏、鼻塞時派上用場。對於氣喘、支氣管炎、過敏性鼻炎、水腫、感冒、花粉症具有療效。

過敏藥物一般會有嗜睡的副作用，擔心的人可服用小青龍湯。

第3週

3/15→3/21

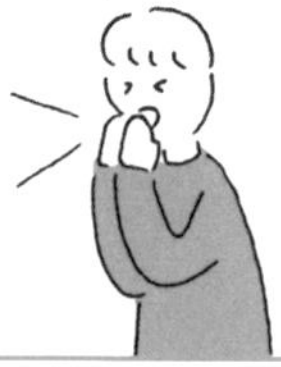

◆適合本週的食材◆

西洋芹

富含鈣、鐵、鉀、維生素A與維生素C，並含有多種具備高抗氧化作用的成分，例如：屬於植物化學成分的芹菜素、香豆素、類黃酮、酚羧酸、類萜等。西洋芹的香氣具有鎮靜作用，能夠緩解煩躁情緒，有助於調整自律神經。

中醫認為西洋芹有助於改善「氣」的循環，可有效對抗腹脹與便祕。此外西洋芹還含有許多調整腸道環境的膳食纖維與維生素U，具有幫助消化的功能。

砂囊

高蛋白質卻低熱量，是相當有益健康的食材。含有幫助骨骼強壯並有利止血的維生素K，以及鐵、維生素B_{12}等製造紅血球的材料。搭配含有維生素C的西洋芹一起食用，可以增加鐵的吸收率。

此外還含有維生素B群、鋅與鎂等礦物質，可幫助神經傳導物質生成，帶來調整自律神經的效果。

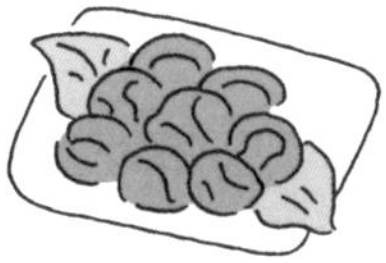

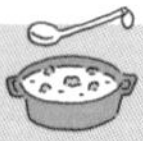

本週湯品

西洋芹砂囊湯

將砂囊切片後水煮，接著將水煮過的砂囊與大量薑絲放進裝有水的鍋子裡，與切成一口大小的西洋芹、少許的酒一起燉煮。最後用胡椒鹽調味後，即大功告成。

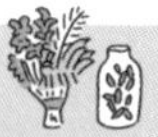

本週香草&香料

八角

又稱為八角茴香，可溫暖身體進而改善血液循環，並促進腸胃的運作。

在西洋芹砂囊湯中添加八角，可使滋味更有層次、更加美味。

◆砂囊活用法

家中很少會用到砂囊，但其調理簡單，很適合當成常備食材。

舉例來說，先用橄欖油爆香切細的蒜頭，放入砂囊、洋菇等食材，倒入偏多的酒、胡椒鹽、辣椒與迷迭香，一道酒蒸砂囊就完成了。

壓力是春季感冒的元凶
藉礦物質來慰勞腎上腺

情緒低落會造成免疫力下降
藉由貝類解決這些問題吧

這是櫻花盛開區域逐漸北上的時期對吧？既有風和日麗適合賞花的日子，也有驟冷甚至雨水拍落花瓣的日子。這段時期的天候變化，有格外極端的傾向。

這個進入新會計年度的時期，也是環境變化多端的季節，因此會有更多對壓力格外敏感的人。中醫認為這個時期容易對影響自律神經的「肝」功能造成損傷，容易情緒化並感受到壓力。這邊要冒昧提問，是否有人覺得壓力大的時候，就經常感冒或是免疫力低下呢？長期承受壓力會導致體內活性氧生成，造成體內發炎，這時腎上腺會分泌荷爾蒙皮質醇以抑制發炎。**皮質醇具有抑制體內發炎的功能，但是過度分泌卻會導致免疫力變差，容易罹患感冒或病毒等傳染病**。這也是壓力大的時候，身體會變衰弱的原因。

因此三月第四週的食療方針，將選擇礦物質豐富的食材，透過幫助分泌皮質醇的腎上腺以對抗壓力，同時也要攝取可以補「氣」的食材，以增加對傳染病的抵抗力。

本週香氛精油

［尤加利］

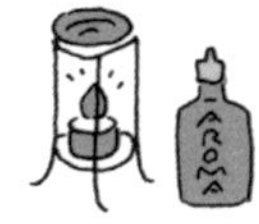

具有抗菌作用與抗病毒作用，很適合用來預防傳染病。也能提升專注力和放鬆心情。

請在杯中倒入熱水，加一滴尤加利與迷迭香精油來享受其香氣。

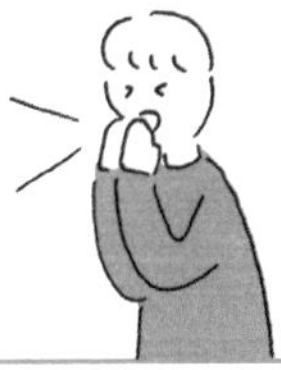

第4週 3/22→3/28

3月

調整免疫系統與自律神經的平衡【冬季邁向春季】

◆適合本週的食材◆

日式凍豆腐

日式超級食物。含有壓力大時容易缺乏的鎂、鈣、鐵、鋅、錳等礦物質，有助於補腎。

其中名為抗性蛋白的物質，能夠在腸道協助排出膽固醇。卵磷脂可以維持記憶力，原料黃豆中的皂素則可穩定中性脂肪與血壓。

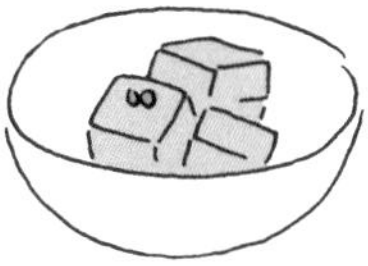

貝類

所有貝類的共通點就是**富含可以補腎氣的礦物質**，像是鐵、鎂、鋅等。此外還有許多調整自律神經所需的維生素B群與蛋白質。調整好自律神經，就有助於提升免疫力。

另外也含有胺基酸之一的牛磺酸，可以**強化「肝」功能**，減輕壓力造成的損傷。

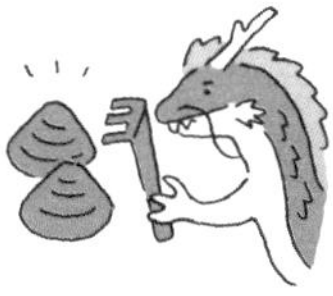

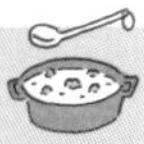

本週湯品
日式凍豆腐蛤蜊湯

日式凍豆腐泡水後切成方便食用的尺寸。蛤蜊吐沙後與凍豆腐一起放進鍋中水煮，最後用醬油、味醂與酒等調味後即宣告完成。

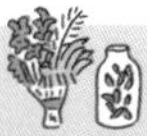

本週香草&香料
百里香

抗菌與抗病毒作用強大，據說曾在中世紀歐洲鼠疫大流行期間派上用場。

可望帶來放鬆效果並提升專注力等。很適合搭配酒蒸蛤蜊或蛤蜊湯等海鮮或水產類料理。

◆百里香活用法

做成可以調整自律神經的風味水，各位覺得如何呢？將柳橙或檸檬等柑橘類水果、新鮮的百里香、迷迭香放進瓶子後注水，冷藏浸泡一晚後飲用，將有助於改善「氣」的停滯問題。但為了避免腸道太冷，建議退冰後再飲用。

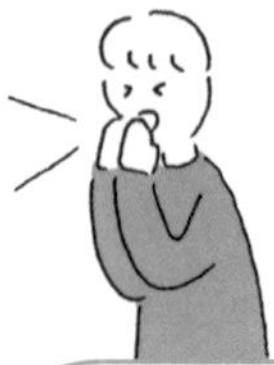

最終週

3/29→3/31

3月的回顧

培養平衡感，坦率接受變化

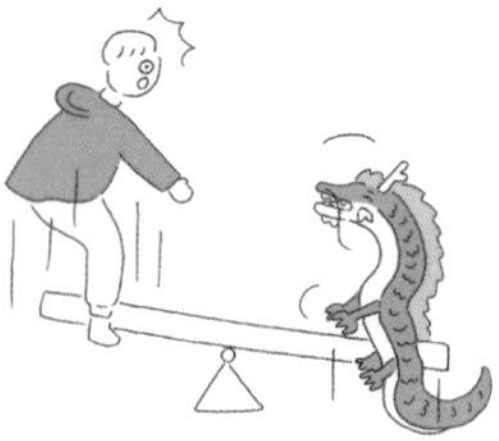

這個月自律神經會更受冷熱溫差與氣壓變化等的影響，所以要著重於自律神經的調整。透過食療方針保養自律神經，調節負責免疫功能的白血球平衡，藉此解決過敏症狀等身體不適。

中醫認為人類屬於自然的一部分，與季節變化、風土性質等大自然調和才是最理想的。**要將季節變換視為壓力還是夢幻優美的事物，取決於身體的狀況**。

營養狀態均衡的時候，面對萬物都游刃有餘。對當下景色感到痛苦悲傷的人，營養狀態理應有必須改善的地方。首先只要對本月的食療方針用點心，就能夠有所改變。

◆**有益自律神經**　肝臟、香芹、草莓、砂囊

◆**有益腸道**　香蕉、西洋芹

◆**益腎**　日式凍豆腐、貝類

4月 春季

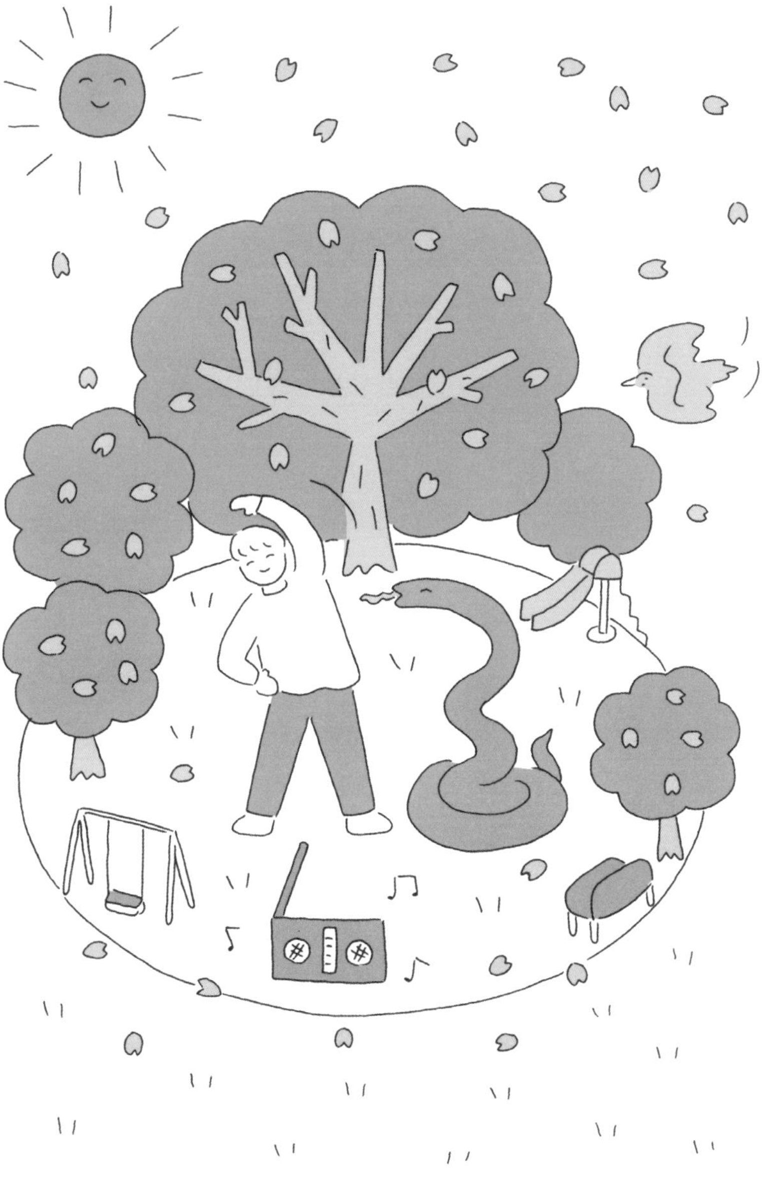

4月 升級
倦怠的眼睛與腦袋！疼痛與眩暈對策

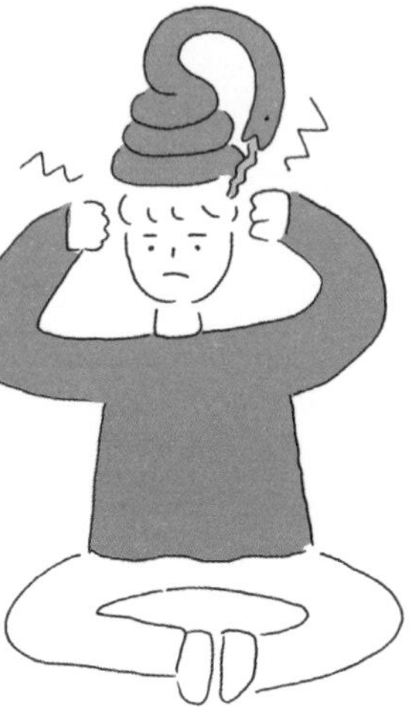

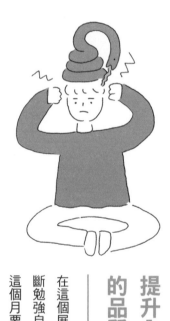

春季是容易過度使用眼睛與腦袋，導致疲勞累積的季節。提升內臟電池——粒線體的品質，是關鍵。

在這個展開新生活的時期，有時會因為不斷勉強自己，使腦袋陷入恐慌狀態，所以這個月要採用下列食療方針。

第一週　眼睛疲勞
第二週　頭痛
第三週　腦部疲勞
第四週　眩暈

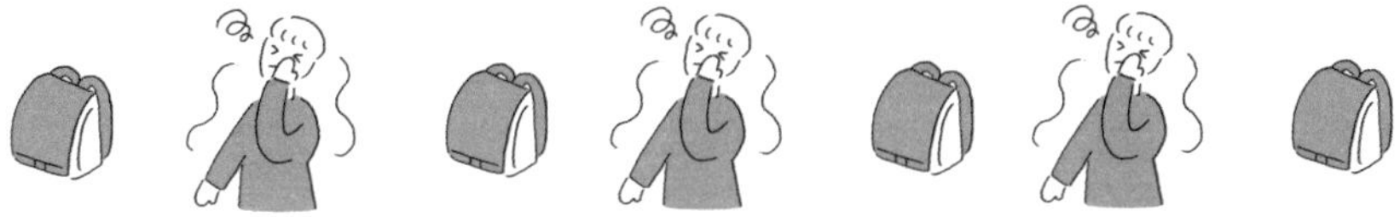

悶在腦部與眼睛的多餘熱能就藉由十字花科蔬菜來排除

全身都感受到春季到訪的四月，充滿了植物的淡雅色彩與香氣、稍強的風，新會計年度的開始也讓環境大幅改變。這個時期必須學習新事物、在新環境接收龐大資訊，有時只是在查資料而已，卻會不小心沉迷於網頁瀏覽。如此一來，**腦部的資訊處理能力就會逐漸應接不暇，出現腦部疲勞或眼睛疲勞等症狀**。長期持續的話，會陷入**中醫的肝火上炎，也就是熱能悶在肩膀以上的部位，導致眼睛充血或頭痛等症狀的狀態**。想要改善的話，建議攝取具有清熱作用的食材，以抑制悶在體內的熱能與發炎問題，例如：高麗菜、青花菜、青花菜芽、芝麻菜、小松菜、白蘿蔔、蕪菁、花椰菜、油菜、羽衣甘藍等香氣較盛的十字花科蔬菜。

此外再加上新人際關係與生活變化、上個月延續至今的三寒四溫等身心承受的多重壓力，使得中醫認為容易受到壓力影響的「肝」，在這個時期變得比較虛弱。「肝」承受重擔的時候，眼睛一帶的肌肉會變得僵硬，進而形成會導致乾眼症的肝陰虛狀態。嚴重時甚至會影響腦神經，造成眩暈、走路不穩。所以

◆眼睛疲勞

眼睛裡個叫水晶體的鏡片，透過睫狀肌的伸縮進行對焦。睫狀肌由自律神經控制，長時間使用眼睛會頻繁用到眼睛周邊的肌肉，進而擾亂自律神經，是相當麻煩的情況。所以應盡量避免在忙碌的工作後，仍繼續打電動、看影片的行為。

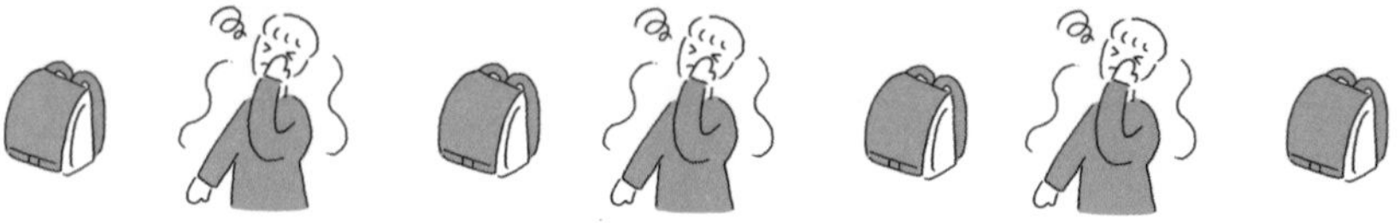

為了預防眼睛充血與頭痛，四月除了前述的十字花科蔬菜外，也要留心肉類、海鮮或水產等動物性蛋白質的攝取，補充可幫助「肝」功能的鐵、維生素B群、促進鐵質吸收的維生素C。

有助於粒線體作用的維生素B_2與鎂可預防頭痛

另外還有其他頭痛原因。那就是製造身體運動能源的粒線體活性低下。粒線體活性低下時，腦內神經傳導物質——血清素的分泌會跟著變差。血清素負責調節腦血管收縮與擴張，分泌量減少會降低血管調節機能，自然容易引發頭痛。**偏頭痛發生前會打呵欠、想睡、肚子餓的時候，就是腦中血清素分泌量低下的警訊**。

因此四月要攝取促進粒線體運作的食材，例如：富含維生素B_2、鎂等的杏仁、小魚、黃豆、腰果、鹿尾菜等。如此一來，就能夠活化粒線體的能量代謝，增加腦內血清素分泌量以改善頭痛。但是粒線體會遍及全身製造能量，所以無論有沒有頭痛，都應想辦法活化粒線體。

◆十字花科蔬菜

十字花科蔬菜含有香氣頗具特色的化學成分——異硫氰酸酯，具有強大的殺菌、抗氧化與抗發炎作用。想要維持健康，解毒比補充營養更重要。十字花科蔬菜具有很棒的排毒作用，所以請優先攝取。

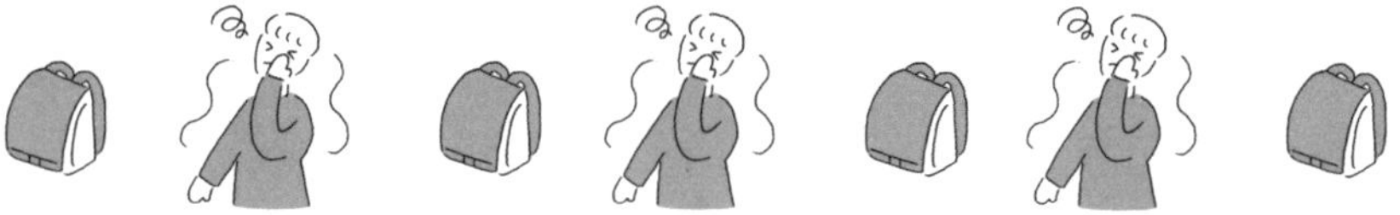

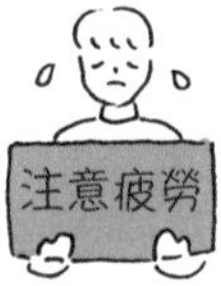

4月會發布注意疲勞警報！

藉由幫助血清素增加的營養素鎮定頭痛

隨著粒線體活性低下而發生的頭痛，雖然有部分原因來自於遺傳，但也並非因此就會形成慢性頭痛。要遇到飲食不當、運動量不足、壓力與年齡增長等環境因素時才會發作，因此有可能是日常飲食讓我們變成容易頭痛的體質。

此外如前所述，可以幫助粒線體運作的營養素有維生素B_2與鎂。攝取這些營養素促進粒線體的能量代謝，就有助於增加腦內的血清素並改善頭痛。這一連串透過營養素攝取改變血清素的過程，在中醫視為「氣」的氣化（P40）功能。因此**同時攝取可強化氣化功能的營養素時，就能夠進一步改善頭痛**。具體來說，就是可以幫助消化的高麗菜、白蘿蔔、秋葵、昆布，含有維生素B群的豬肉、蝦子、菇類，富含蛋白質的沙丁魚、　仔魚，以及富含鎂等礦物質的蛤蜊與杏仁等。

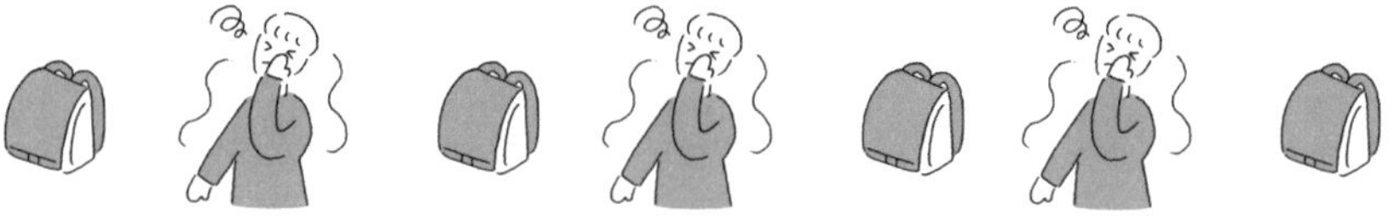

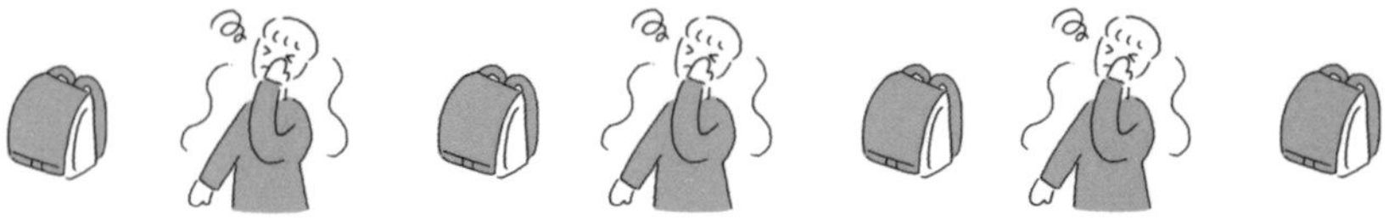

檢視眼睛疲勞與腦部疲勞造成的頭痛

- □ 用手指輕輕轉動眼睫毛會有痛感
- □ 用手指輕輕按壓眼睛下方的骨頭會有痛感
- □ 用手指輕輕轉動，觸摸耳朵根部上側往上四根手指高的位置會有痛感
- □ 用手指輕輕轉動的方式，觸摸耳朵根部下方凹陷處會有痛感
- □ 雙手的手掌無法在背後合掌

只要符合前述兩項以上，就代表肩膀、頸部、眉間與下巴都自然而然在施力，導致頭部血液循環停滯。耳朵鼓膜深處的內耳，是感知氣壓變化的感測器，耳朵周邊的血液循環不佳時，內耳感測器就會格外敏感。結果就會對下雨天、颱風天等氣壓變化產生過剩的反應，進而擾亂傳導訊息的自律神經，引發頭痛與眩暈。

符合項目較多的人，**建議轉動耳朵或是用溫水沖頸部約30秒，藉此促進頭部血液流動，以改善整體循環。**

◆內耳感測器與氣壓變化

野生動物能事先察覺天候變化，進而做出適當的行動。事實上當天氣變壞時，人的內耳前庭器官也能偵測到氣壓的變化，並將資訊傳到大腦。因此天氣變差時會出現各種不適症狀，像是頭痛、情緒低落、眩暈、舊傷疼痛等。

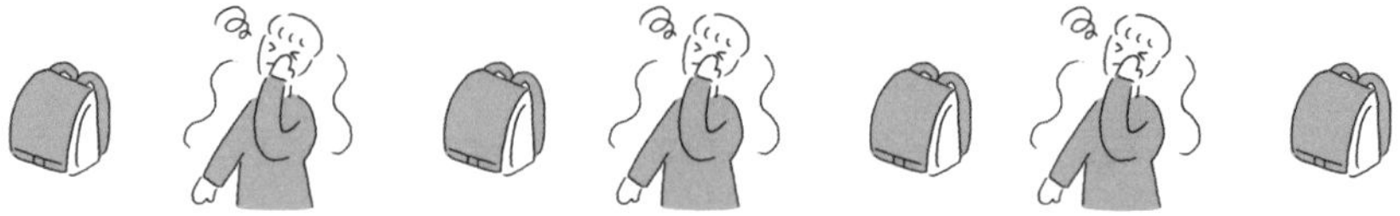

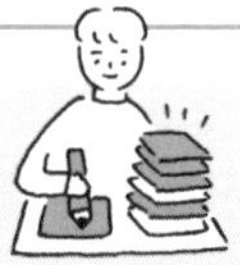

持續食療的關鍵

在這個季節與生活環境都會出現大幅變化的四月，無論多麼努力，都會遇到更多必須過度使用腦部與眼睛的狀況。

建議這個時期感受到身體不適時，別再思考身體不好或頭痛的原因，而是先深呼吸一下。不要著急，先暫停思考，讓腦袋與眼睛都休息一下，接著再從辦得到的事情開始慢慢挑戰。

首先希望各位嘗試的，是減少食用會對消化造成負擔的食物。接著盡量攝取高麗菜、山藥、白蘿蔔、蕪菁、秋葵、山麻或梅乾等幫助消化的食材，以調整消化器官。接著讓身體稍微休息後，再試著實踐這個月的食療方針。

身體不適的時候通常都是因為無法順利吸收營養或是營養攝取不均衡。所以請別因為不適就焦急，而是從現在辦得到的事情，開始一件件克服吧。

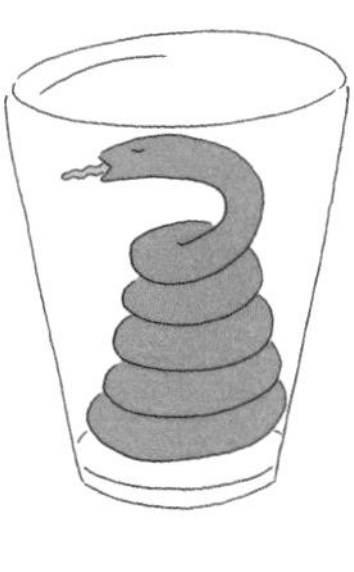

剛好就好，放棄追求完美
喘口氣最重要

藉維生素B12與維生素A，強化春季較弱的肝與眼

新的會計年度開始，必須面對新的手續、製作文件、調查各種新資訊，可以說是腦袋使用機率大增的時期。這段時期既有開心的事情，也有令人緊張的事情，相信很多人都維持緊繃的狀態。是否為了還不適應的新工作，整天都盯著電腦看呢？這個時期必須過度使用眼睛的事情或許大幅增加，所以用電腦的時候至少每一個小時就應休息一下。此外用電腦的過程中刻意眨眼睛或是將視線朝下的話，有助於預防眼睛乾燥，減輕對眼睛的負擔。

中醫認為冬季是身體格外容易堆積萬物的閉藏時期。**春天時，肝的運作會較為活絡以排解堆積在身體的毒素，導致肝中的「血」容易不足。**再加上過度使用眼睛也會消耗「血」，使身體處於肝血虛的狀態，容易引發**眼睛乾燥或疲勞**等症狀。

視覺上必須處理許多資訊，同時也必須經常深度思考的這個時期，會造成「血」的不足，為了幫助「血」所在的肝功能，四月第一週的食療方針所選擇的食材有維生素B12、鐵質，以及可強化眼睛黏膜的補「氣」維生素A。

本週健康保養

［圓肩與駝背］

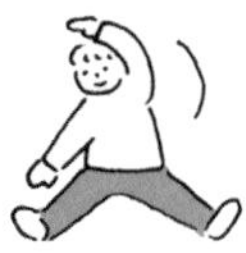

肩膀容易僵硬或頭痛，可能是圓肩或駝背造成的。這裡要介紹一個改善方法。

站直身體，雙手自然垂下，以肩胛骨為中心，將手掌朝外，將手臂往背部轉動。

接著手掌朝內，邊鬆開肩胛骨邊把手臂往前轉動，每組做10次，每天做2～3組。

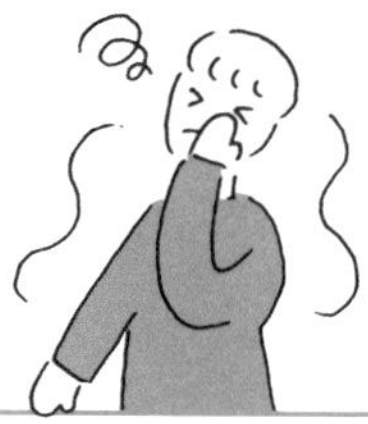

第 1 週

4/1→4/7

◆適合本週的食材◆

胡蘿蔔

胡蘿蔔**富含β胡蘿蔔素，有助於強化眼睛黏膜維持視力**。

β胡蘿蔔素屬於脂溶性營養素，做成炒蘿蔔或是胡蘿蔔絲等之後，拌入橄欖油或亞麻仁油等，與油分一起食用的話有助於提升吸收率。此外胡蘿蔔皮也含有大量β胡蘿蔔素，所以建議連皮一起食用。

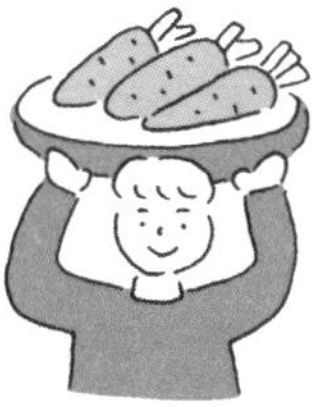

蝦子

富含蛋白質、維生素B群與礦物質，以及可提升肝臟運作的牛磺酸、甜菜鹼等，**最適合補足春季容易不足的肝血**。此外還含有具高抗氧化作用的蝦紅素，能夠緩和腦部或眼睛疲勞。

蝦殼含有屬於動物性膳食纖維的甲殼質與殼聚糖等，能夠調整腸道環境。所以建議用蝦殼熬湯，或是連蝦殼一起吃掉。此外屬於蝦子鮮味成分的甘胺酸，是能夠提高睡眠品質的營養素，正適合展開新生活的時期。

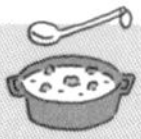

本週湯品

胡蘿蔔鮮蝦番茄湯

將大蒜、胡蘿蔔、蝦子切成方便食用的大小，按照喜好添加青花菜、洋蔥、高麗菜或雞肉等後，倒入番茄罐頭與水將食材燉煮至軟爛。最後再用味噌等調味即大功告成。

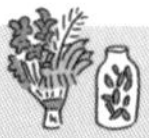

本週香草&香料

普羅旺斯藥草

南法的普羅旺斯地區，會摘下種在庭院的香草後曬乾製成料理，故得此名。而普羅旺斯藥草其實就是指綜合香料，以百里香與迷迭香為基礎，再按照喜好添加茴香、野馬鬱蘭、藥用鼠尾草等製成。

◆普羅旺斯藥草的用法

在湯品、烤肉、義式蒜辣中都可以派上用場，也很適合用在肉料理、煎魚、燉煮番茄湯上。只要搭配這組香料就會洋溢著普羅旺斯風情，增添一絲時髦氣息。

可以購買現成的香料，或是以百里香、迷迭香為基礎，自行混搭也很棒。

擊退頭痛
獲得能享受春季的身體

活化粒線體的食材×
排除活性氧的食材＝頭痛救世主

這陣子都是溫暖舒適的氣候，但是各位是否因為過於忙碌，導致飲食變得混亂或是沒空泡澡呢？體溫較高且營養均衡的身體，才能夠讓製造能量的粒線體（P16）確實運作。這在中醫屬於「氣」補足，身體保有良好體力的狀態。

那麼粒線體無法充分運作的時候，會發生什麼樣的症狀呢？其中最具代表性的就是頭痛。粒線體在製造能量的時候，也會有副產物活性氧生成，愈老朽的粒線體帶來的活性氧量就愈多。**活性氧**具有強大的攻擊力，原本能夠在有害的病毒或細菌等入侵體內時保護身體，**但是過度生成就會傷害自身細胞，導致身體發炎，進而引發頭痛、疲勞、思考能力低下等症狀**。

同時春季也是「肝」較弱且容易頭痛的時期。因此四月第二週的食療方針中，將攝取杏仁等堅果類，以補充可改善頭痛的維生素B_2與鎂。此外為了應對粒線體代謝低下，也要食用具有強大抗氧化作用，可抑制身體發炎的食材。

本週美容保養

［熱敷眼睛］

將稍微擰乾的毛巾放進微波爐，用600瓦加熱30秒～1分鐘，再蓋在眼睛上。也可以在洗澡時以蓮蓬頭輕輕沖洗眼睛一帶。

平常因為過度使用而導致眼睛疲勞與肩膀僵硬的人，眼睛周圍的血液循環通常會愈來愈差。熱敷5～10分鐘，就能改善眼球周遭的血液循環。

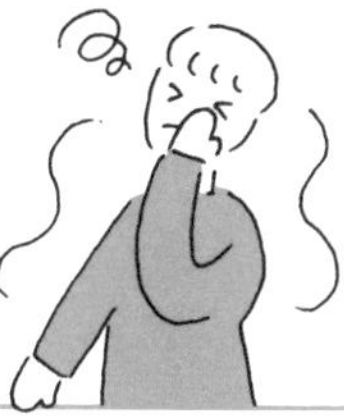

第2週

4/8→4/14

◆適合本週的食材◆

芝麻菜

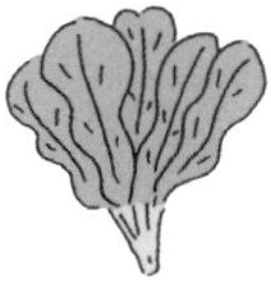

含有異硫氰酸烯丙酯、維生素C、β胡蘿蔔素、維生素E等具高度抗氧化作用的營養素，能夠抑制活性氧造成的身體發炎。承受沉重壓力時的身體，在中醫視為肝氣鬱結，據說芝麻菜也能夠改善這個問題。**壓力造成活性氧增加而引發頭痛時**，含有異硫氰酸烯丙酯的芝麻菜，就可以透過高抗氧化作用改善這個問題。

杏仁

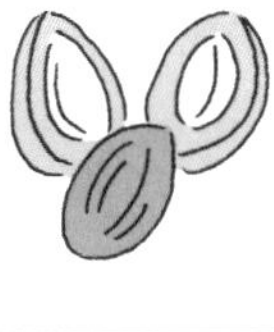

頭痛通常是因為粒線體運作所需要的維生素B_2、鎂不足所致，杏仁就富含這些營養素。

此外也含有促進血液循環的維生素E，可以說是**非常適合預防頭痛的食材**。要攝取一天必需的維生素E，**建議食用25顆左右**。但是杏仁的含脂量較高，必須特別留意。請控制在不會消化不良的程度吧。

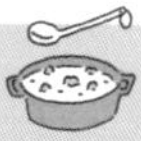

本週湯品

芝麻菜杏仁濃湯

將芝麻菜、洋蔥、洋菇等喜歡的食材切成適當尺寸後，放進水裡燉煮至軟爛，再放進調理機打碎，最後加入與水同量的杏仁牛奶煮滾，再以鹽巴調味後就完成了。

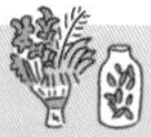

本週香草＆香料

茴芹

放入紅茶中製成茴芹茶，或是泡水製成茴芹水，具有預防口臭、調整腸胃功能的效果。茴芹中的茴香腦具有類似女性荷爾蒙的功能，有助於改善更年期障礙與生理期的症狀。

◆**茴芹的用法**

由於茴芹帶有甜味，除了搭配紅茶或水之外，還可以用在甜點上。炒菜或是燉煮的時候，連同莖一起捏一撮添加也沒問題。

藉由強肝解決腦容量不足
避免疲勞積蓄在腦中

當季蔬菜最棒！
藉春季香氣讓腦袋更有餘裕

雖然逐漸習慣了春季氣候，但是對於這個月展開新生活的人來說，無論是工作還是學習都必須步上軌道了吧。

相信很多人在這段期間要查的東西變更多，或是為了宣洩壓力而沉迷網路，睡前還一直看影片，每天都在處理大量的資訊。但是**腦袋能夠輸入的資訊量與處理量有限**，強烈的壓力也會佔據腦部。中醫認為思考需要「血」，因此「血」所在的「肝」在這個時期會呈現在「血」不足的**肝血虛狀態**，**導致理解能力、記憶力與判斷能力都變差**。

因此四月第三週的食療方針，就要補足腦袋需要的營養肝血、緩解脹大的「氣」，因此會選擇含有鐵質、維生素B群與蛋白質等的食材，以及植物化學成分很香的食材。此外處於幾乎都在使用前額葉特定部位的狀態時，很容易受到壓力造成的負面情緒支配。因此在執行食療方針之餘，也請聽音樂、唱歌、眺望天空、到充滿自然資源的場所散步吧。這些行為能夠活絡佔腦部大部分的大腦邊緣系統，重整負面情緒。

本週中藥
［釣藤散］

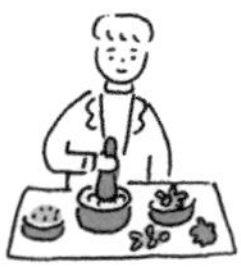

專治頭痛症狀的代表性中藥，出現慢性症狀或是覺得頭很重時也可以服用。

除了頭痛外，還能緩和眩暈、煩躁或低落的情緒、肩膀僵硬、耳鳴、失眠等。

第3週

4/15→4/21

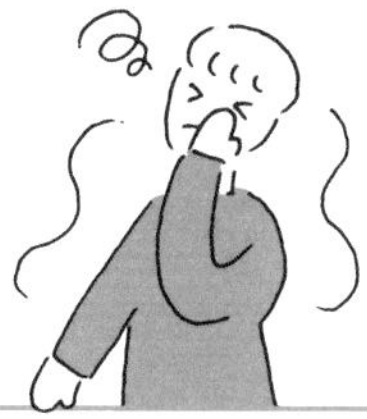

◆適合本週的食材◆

鵪鶉蛋

有助於修復腦神經細胞，**輔助腦功能運作的維生素B_{12}含量**在蛋類中**高居榜首**。也含有製造紅血球時不可或缺的鐵、維生素B_{12}、葉酸與蛋白質，很適合用來補充肝血。

此外**維生素A含量比雞蛋豐富**，有助於強化鼻腔、喉嚨與腸道等的黏膜，預防細菌或病毒的入侵，並提高免疫力、守護眼睛健康。

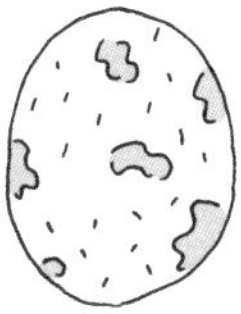

油菜

春季的代表性蔬菜之一。富含維生素C、維生素E，兩者都是抗氧化作用很高，有助於清除活性氧的維生素。**維生素C能夠促進幫助思考的肝血生成，而油菜的維生素C含量在蔬菜中首屈一指**。此外辛辣成分異硫氰酸酯，則具有提升免疫力與肝臟解毒功能的效果。

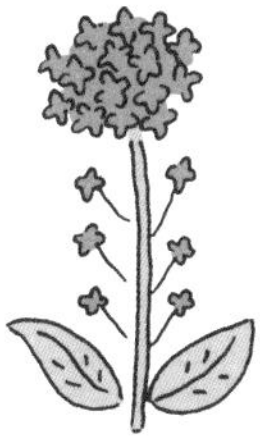

本週湯品

油菜鵪鶉蛋湯

試著用油菜、鵪鶉蛋與香菇製作湯品吧。

最後再添上一點柚子，就能夠進一步強化「氣」的循環。

本週香草&香料

薰衣草

薰衣草中的乙酸芳樟酯，可以促進血清素的分泌，帶來穩定情緒的效果。此外也能夠舒緩肌肉緊繃，所以不妨用薰衣草與迷迭香泡成花茶，在放鬆身心的同時促進血液循環。

推出堆積在體內的不良物質
穩住搖晃的頭部與耳朵

藉由輔助肝×腎×循環的食材 對抗春季的眩暈

儘管有時風很強，但是整體來說陽光很暖和，氣候相當宜人。儘管不太有氣候造成的壓力，卻有人在迎來大型連假的這個時期，壓力大到很難出遠門。即使是已經適應新生活的人，或許也仍背負著新環境造成的壓力。

這種**在不知不覺間累積的壓力、疲勞感與運動量不足等，都會使耳朵的三半規管變得敏感，有時會發生眩暈的症狀**。尤其是耳朵周邊的血液循環變差時，位在內耳的三半規管會格外敏感，過度傳達氣壓的變化資訊。而自律神經為了適應氣壓變化也會亂掉，進而造成眩暈等症狀。這在中醫稱為肝腎陰虛，意指容易受到自律神經影響的肝，以及受到耳朵損傷影響的腎都衰弱的狀態。

因此四月第四週的食療方針，將促進血液循環以應對肝腎陰虛的狀態，打造出不會因為氣壓變化而動搖的身體。這裡建議透過蔥類刺鼻香氣來源——二烯丙基二硫改善血液循環。

本週香氛精油
［薰衣草］

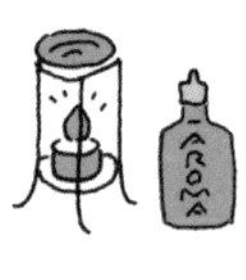

上週已經試過薰衣草花茶了，本週就來挑戰按摩精油吧！薰衣草可說是飲用、塗抹兩相宜的超棒香草。

薰衣草有鎮靜、止痛、殺菌的功效，一百多年前人們就用它來治療燒燙傷了。以薰衣草精油按摩頸部、耳朵一帶，不僅有放鬆效果，還能緩和肩膀僵硬與頭痛。也能改善血液循環，很適合用來保養半規管。

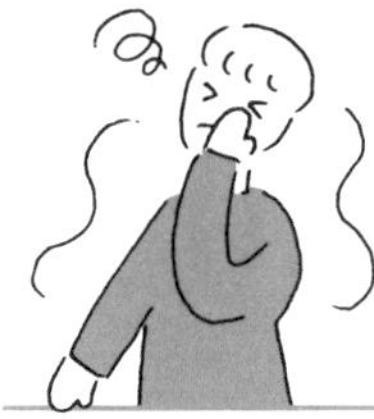

第 4 週
4/22→4/28

適合本週的食材

洋蔥

二烯丙基二硫正是帶來洋蔥、大蒜、蔥等刺鼻香氣的成分，具有讓血液更清澈的效果，有助於**改善血液循環**。此外還能夠促進維生素B_1的吸收，並且幫助維生素B_1維持作用。因此可望輔助維生素B_1的作用──代謝，達到**消除疲勞的效果**。

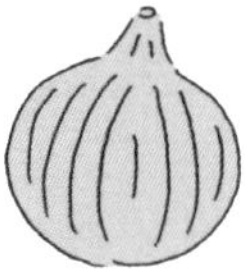

筍子

富含鋅、泛酸、酪胺酸。鋅能夠幫助容易承受壓力損傷的腎上腺，**中醫認為其可幫助「腎」的運作**。泛酸是神經傳導物質乙醯膽鹼的材料，能夠幫助腦部功能流暢運作，酪胺酸則是甲狀腺荷爾蒙的材料，有助於調整自律神經。因此在壓力沉重的時期能夠派上用場，**輔助「肝」的運作**。

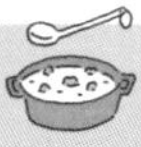

本週湯品
薑味洋蔥筍子湯

將筍子與洋蔥切成易於食用的尺寸，在準備大量切碎的薑後，倒入水中燉煮，最後以胡椒鹽等調味即宣告完成。此外也可以按照喜好添加蛋花。

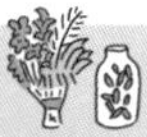

本週香草＆香料
蒲公英根

不含咖啡因的蒲公英咖啡很有名對吧？蒲公英根具有利尿作用，並可減輕內耳淋巴的發腫等，很適合容易受到氣壓變化影響的人。中醫會將蒲公英根用在清熱解毒，消除痤瘡或喉嚨發腫等。

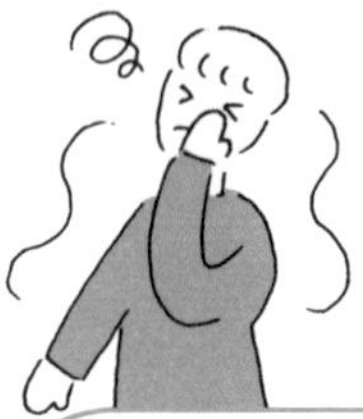

最終週

4/29→4/30

4月的回顧

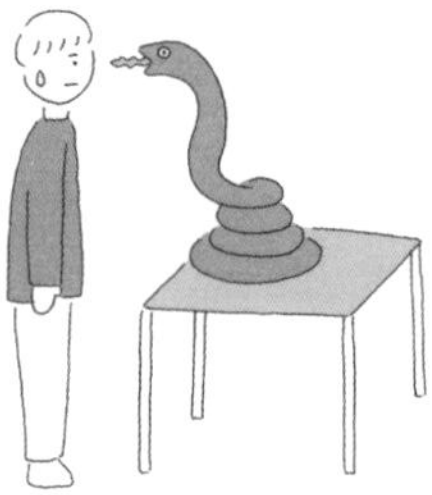

春季，頭部沈重帶來的倦怠感，要靠食療而非藥物

各位每個月是否總會有幾天要服用止痛藥呢？若是三天就要吃一次的人請特別留意，這很可能會陷入藥物過量型頭痛，也就是藥物愈來愈沒效，所以就進一步服藥，結果頭痛更加惡化的狀態。藥物並非因為可以輕易購得就代表很安全，運用不當的話仍然有害。**為了預防頭痛或是預防萬一，即使頭痛很輕微仍服藥的行為，或許就是頭痛的原因。**所以請諮詢醫師或藥劑師，確認適當的藥物與服用方法吧。

自律神經容易失衡的春季，是經常因粒線體活性低下而產生頭痛的時期。所以會建議各位不要依賴藥物，改透過食療改善頭痛。總是苦於頭痛的人，或是因為個性認真而過於努力，才會導致肝較虛弱，這類人特別應實踐這個月的食療方針。

◆**對疲弱的肝有幫助** 蝦子、胡蘿蔔、鵪鶉蛋、油菜、洋蔥、筍子

◆**有助於對抗頭痛** 杏仁、芝麻菜

5月　春季

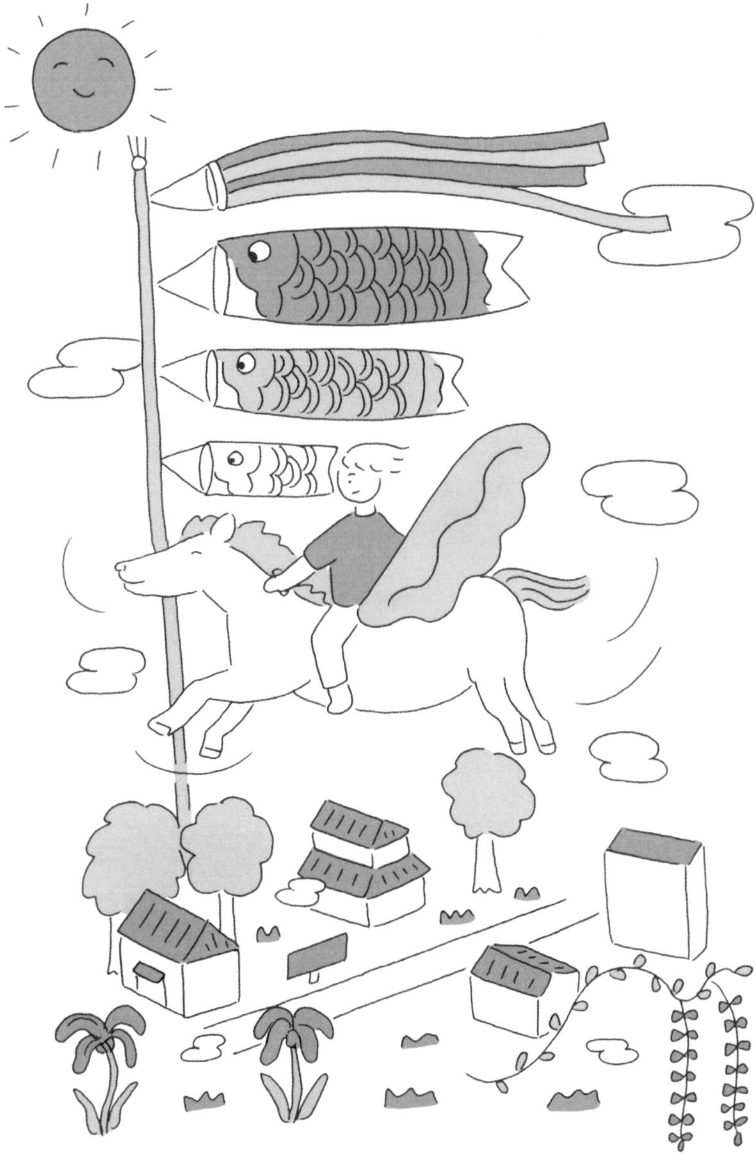

5月 從根本改善筋骨僵硬與氣味問題

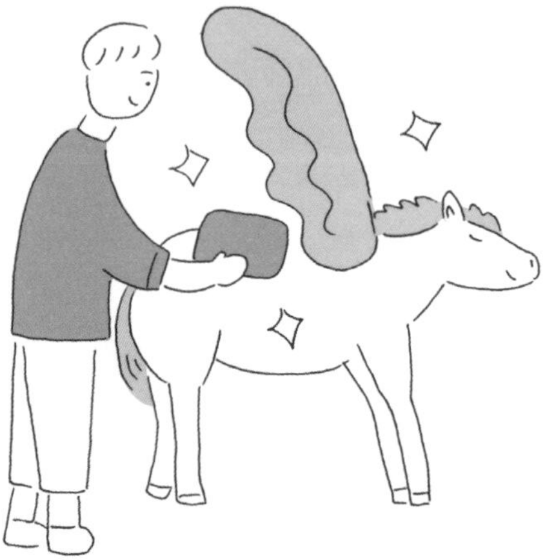

雖然是想大展身手的季節，卻苦於疼痛、腹脹或氣味問題……藉植物化學成分改善肝臟與腸道。

冷除了肩膀、頸部、背部、腹痛與腹脹等問題外，這個時期的體味與口臭也會變嚴重，所以要採取下列食療方針。

第一週　對抗肩膀、頸部僵硬
第二週　預防體味與口臭
第三週　改善腹脹、排氣與打嗝
第四週　預防磨牙、咬牙問題

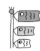

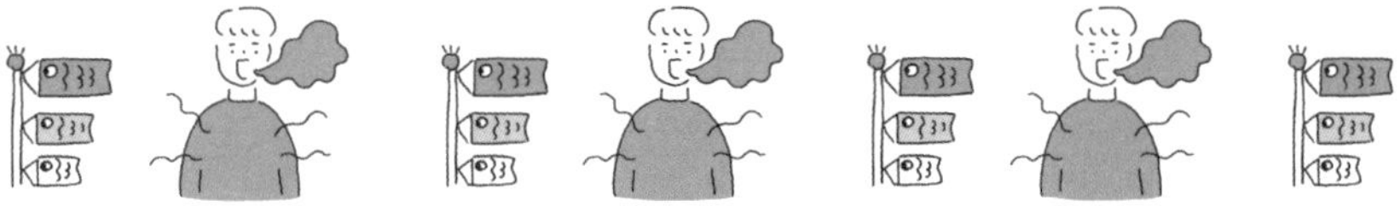

體內隨著五月的強風 吹起狂暴的肝風

到了新綠耀眼的季節，在冬季縮起的花草轉眼間就展現華麗的色彩，陸續搖身一變為我們增添生活樂趣。這是一年當中各種歡樂活動大增的季節，然而身心無法如預期般活躍的日子是否也增加了呢？

由於五月會吹起強勁的風，中醫認為身體會有疼痛與僵硬等各種不適，也是因為體內吹起了肝風所致。**上半身格外容易展現出如此傾向，如同吹起狂風般地搖搖晃晃與眩暈，頸部、側腹、肩膀與背部等都會出現移動的疼痛等**。尤其是從四月開始就因為新生活忙碌，疲勞與睡眠不足等腦部疲勞尚未改善的人，負責滋潤身體的陰就會不足，呈現在肝陰虛的狀態，症狀包括眼睛或口腔乾燥、尿液變濃、臉部肌肉痙攣、體內悶熱、夜間盜汗。而身體逐漸無法控制肝風，導致頭痛或眩暈等症狀惡化時，就稱為肝腸化風。這時建議選用的食材，應含有可幫助「肝」的鋅、鎂、硒等礦物質與牛磺酸。牛磺酸可促進肝細胞再生與膽汁分泌。

◆腦部疲勞

大腦所消耗的能量約佔整體消耗量的2成，氧氣則佔3～5成。所以，大腦會產生大量的活性氧。整個大腦幾乎都是由脂肪組成，特別不耐氧化。堆積在腦中的老舊廢物會在睡眠期間清除；因此，用腦過度又睡眠不足的話，就會讓活性氧與老舊廢物堆積在腦中。

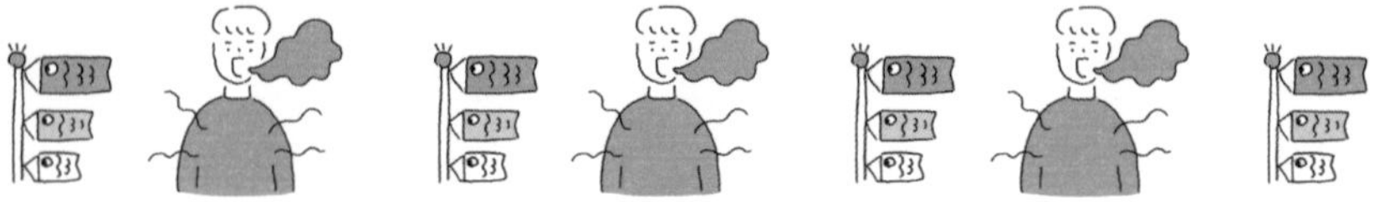

肝臟疲勞就是肩膀、頭部、頸部等上半身疼痛的原因

肝臟位在右邊側腹至背部之間，在中醫屬於春季較易衰弱的內臟，同時也是尺寸最大的內臟，以成人來說重達一至1.2公斤。肝臟本身不具有神經，因此不適時不會產生疼痛，取而代之的是相接肌肉會產生問題。舉例來說，**肝臟疲勞時胸口與靠近背部的側腹會覺得不太對勁，或是與右側胸大肌連接的神經與橫膈膜受到刺激，導致僅有右肩感到僵硬**。由於神經也與頭部、耳朵與眼睛相連，因此不適的範圍也會逐漸擴大。

此外我們承受壓力時，身體會優先運作交感神經，導致身體不自覺用力，接著血液循環就會變差，使腸道運作跟著低下。這在中醫稱為肝氣鬱結，意指「氣」的循環不佳。長期維持這個狀態時，身體各處會出現僵硬與緊繃，容易產生肩膀僵硬、頸部僵硬、背部與腹部緊繃的問題。要改善「氣」的循環時，建議選擇羅勒、香菜、山茼蒿、西洋芹、野馬鬱蘭、丁香等香氣明顯的食材，以及橘子或檸檬等柑橘類。「氣」的循環不佳時活性氧就會增加，所以搭配具高度抗氧化作用的維生素ACE也很有效果，例如：酪梨、南瓜、山痲等。

◆肝臟與活性氧

肝臟是人體中最大的內臟，聚集了約三千億顆細胞，製造兩百多種酵素，進行五百多種工作。

主要功能有：

①代謝糖、胺基酸、脂質、藥物

②對異物、藥物、酒精等有害物質進行解毒

③合成膽汁

膽汁能消化、吸收脂肪、排泄老舊廢物。細胞中的粒線體在努力工作的過程中會製造出大量的活性氧，食用具高抗氧化作用的食材對肝臟來說是非常重要的。

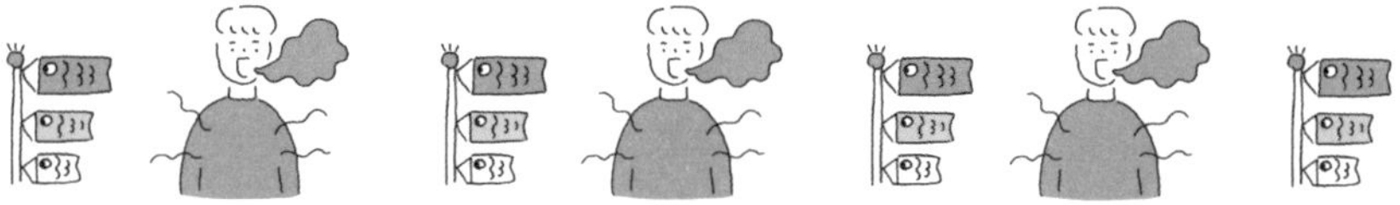

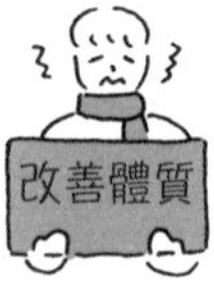

5月會發布體質改善警報！

容易感受到僵硬、緊繃、體味與口臭的月份，這都是至今壞習慣造成的結果！

各位是否在五月的連假暴飲暴食呢？甜點、甜麵包等精製碳水化合物、小麥製品、炸物等高脂肪食品、酒精、過度的肉食，都會導致腸道環境惡化。壞菌增加會造成氨等氣味強烈的有害物質生成，有害物質會被運輸至肝臟解毒，而這一連串的流程稱為腸肝循環。

但是春季是肝臟特別脆弱的時期，過多的氨與酒精等有害物質會造成過度的負擔，**這時肝臟附近的背部等，或許會感受到痠痛或緊繃**。不僅如此，**無法在肝臟無毒化的物質會進入血液，造成體味與口臭**。

因此五月要幫助「氣」的推動（P40）以促進毒素排泄。ω-3脂肪酸、辛香料與維生素E能夠抑制有害物質造成的發炎，減輕主掌「氣」循環的「肝」負擔。

◆腸肝循環

肝臟製造的膽汁會進入小腸幫助油脂的消化、吸收，還會清潔腸道。膽汁的主要成分膽酸會從腸道再回到肝臟，約有99％會再回收利用；這過程稱為腸肝循環，一天約進行10次。

當腸道環境混亂時，就會分泌出具毒性的膽酸，使肝臟變得疲勞。無法被肝臟處理完的有害物質和異味，就會進入血液造成口臭、體味、皮膚粗糙、糖尿病與高血脂症。

藉放屁狀況檢視腸道環境

放屁時會將與食物一起吃進肚子的空氣、腸道細菌分解食物後所形成的氫、甲烷等氣體排出體外。如果還同時排出氨、硫化氫、糞臭素等氣味濃烈的物質時，就代表腸道環境惡化、肝臟正承受著重擔。但動物性蛋白質或脂肪含量較多的食物會活化壞菌產生有味道的物質，因此，吃完烤肉後放的屁特別臭也是沒辦法的事。但如果每天放的屁都很臭的話，那就代表腸道環境出問題了。

請在生活生活中進行以下的檢查（※大量食用蒜頭、洋蔥、烤肉或炸物等充滿油脂的食物時，此檢查不適用）。

- □ **經常一天放屁超過6次**
- □ **會明快排出無聲屁**
- □ **屁帶有強烈惡臭**
- □ **經常有便祕或腹瀉傾向**
- □ **感到腹脹**

符合三項以上時，就表示腸肝循環方面有問題，造成毒素堆積，有時可能會引發體味變重的「肝氣鬱結」。

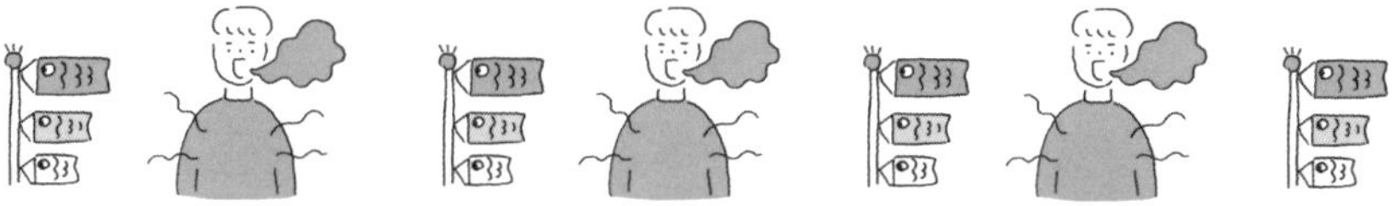

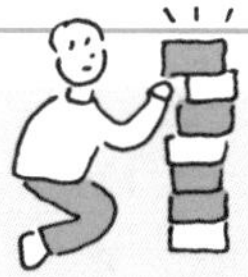

持續食療的關鍵

「肝」脆弱時會發生的症狀，以肩膀僵硬與背部緊繃、頭痛等慢性症狀居多，因此或許很多人不會特別去處理。但是放著不管的話，可能會造成體味、口臭、屁味或糞便氣味特別臭等問題。

因此覺得不太舒服但不知道該怎麼做時，首先請將飲品改成溫熱的薔薇果或朱槿等花茶吧。這些**花茶富含具抗氧化作用的維生素C、可輔助肝臟的檸檬酸，而這種酸味則有助於幫助「肝」運作。**沖泡這些茶的時候，也試著添加少許市售或自行製作的薑泥。薑泥具有強大的解毒作用，能夠強化「肝」。

肩膀僵硬與頭痛等不適，與身體產生擾人氣味的原因相同，都是肝臟功能衰弱導致毒素堆積所致。一直以來都靠止痛藥、漱口水、香味明顯的柔軟精或噴霧等應對者，或許能夠藉由食療同時改善兩種困擾。

◆口臭的確認

大部分的口臭都是當事人難以察覺的，這裡要介紹個簡單的檢視方法。

①**杯子檢視法** 對著杯子吹口氣，用手蓋住杯子，深呼吸後再確認杯中的氣味。

②**鏡子檢視法** 有舌苔的人容易產生口臭，可能是口腔內的雜菌繁殖所造成的難聞氣味。

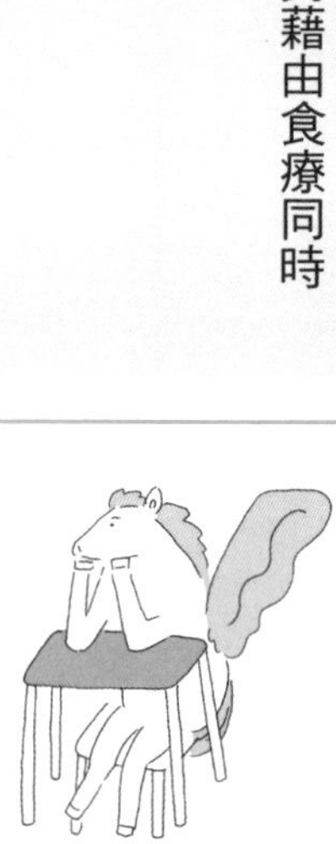

頸部、肩膀僵硬
藉食療與腸道伸展來紓解

藉由金氏世界紀錄認證最強食材
同時為腸道與肝臟排毒以擊退僵硬

林木逐漸從淡雅粉紅色轉至深綠色，往下一看也會發現杜鵑花逐漸盛開，街道染上了白色與桃紅色。再加上本週會有大型連假，讓四月很努力的人們也想讓身體好好休息一下。

春季容易對「肝」造成負擔，具有氣血循環不佳的特徵，頸部與肩膀會因為不自覺施力的關係，感受到強烈的僵硬感。因此五月第一週的食療方針，要透過促進血液循環的食材，改善肩膀與頸部僵硬。**身體肌肉的僵硬，分成維持相同姿勢的「血」循環不佳所致，以及緊張或壓力使身體用力的「氣」循環不佳所致**。因此建議攝取富含維生素E的食材，以促進血液循環，並藉由可以放鬆的柑橘類食材改善「氣」的循環。

此外「肝」的「氣」循環不佳時，腸道與肝臟的解毒循環也會停滯，這時建議食用含有膳食纖維與麩胱甘肽的食材，以強化腸道與肝臟的解毒功能。而在執行食療的同時，也請搭配運動與按摩來調整身體吧。

本週健康保養
［熱敷肝臟］

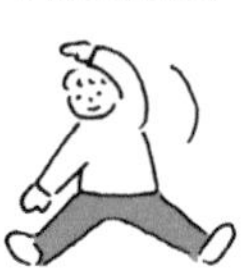

肝臟是攸關代謝與解毒的大型內臟，必須提升血流才能促進其功能，所以，從體外熱敷肝臟也是很重要的。這也有助於解決肩膀僵硬、水腫、皮膚暗沉、頭痛、黑眼圈、脆指甲、宿醉等肝臟功能低下所導致的問題。肝臟位在右腹上側，所以請將暖暖包放在這裡吧。右腹朝下側躺可以讓肝臟位在下

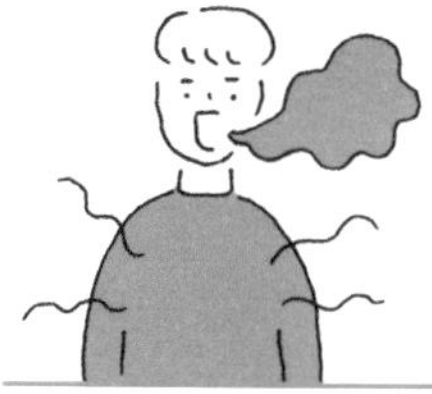

第1週

5/1→5/7

◆適合本週的食材◆

酪梨

這個月的主題是調整腸肝循環，而酪梨中的膳食纖維可促進腸道活動，麩胱甘肽有助於肝臟解毒，可以說是最適合這個月的食材了。再加上**金氏紀錄認證的高度營養價值，無論什麼情況都有益身體健康**。

酪梨還含有高抗氧化作用的植物化學成分、維生素ACE、維生素B群、鉀、不飽和脂肪酸等。但較大的酪梨一顆約250公克，熱量高達300kcal，所以一天建議吃半顆左右較為恰當。

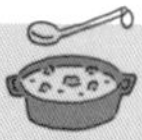

本週湯品

酪梨濃湯

將半顆酪梨倒入水與豆漿後煮滾，再用胡椒鹽與檸檬汁調味即完成。酪梨可以先用調理機打碎，也可以用湯匙壓碎或是切成一口大小，請各位依喜好決定享用方法吧。

檸檬

柑橘類食材**中含有大量香氣成分檸烯，有助於「氣」的調整，並減輕壓力**。檸烯還可以促進膽汁和唾液的分泌、提升消化系統的運作與血液循環，還有望可以預防掉髮。檸檬中的檸檬酸或維生素C則可幫助肝臟運作、預防膽結石。

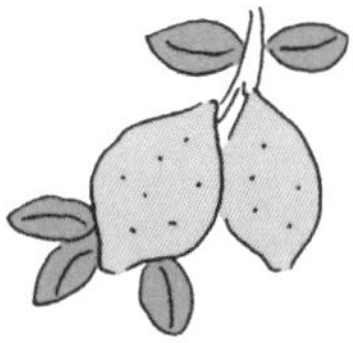

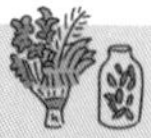

本週香草＆香料

桑椹子

果乾區很常見，是桑樹的果實，在中醫會用來改善眼睛疲勞與睡眠狀態、凍齡保養、調整腸道運作。營養素方面則富含可抗氧化的維生素C與花色素苷。

方，如此一來就可以藉由重力讓血液集中在這裡，非常適合宿醉時使用。若足部與頭部位置略高於腹部，那效果就會更好。

◆腸道伸展

站直後雙腿與肩同寬，伸直雙臂舉至頭頂上方，雙手交握。輕輕吸氣後，以兩倍的時間吐氣，並將身體往正側邊倒下。接著邊吸氣邊回到原本的位置，並向另一側做出相同的動作。這不僅能刺激腸道，還能改善頸部與肩膀的血液循環。

造成皮膚粗糙與不良氣味的元凶

循環整個身體的惡臭有害物質
就藉著帶有清香的植物化學成分來消除

這個季節吹來的強風是春季的特徵之一，受到強風的影響，眩暈、頭痛與背部緊繃等問題，特別容易如強風一般蔓延至全身。這個狀態在中醫稱為「肝腸化風」。

此外，在上週大型連假中偏食、過著不規律生活的人，或許正面臨腸道環境惡化的情況。腸道中的壞菌增加時，就會產生氨等有害物質。儘管身體**能透過肝臟將有害物質無毒化，但處理不來時有害物質就會隨著血液循環流遍全身**，再以體味、口臭等方式來呈現。中醫認為這是溼熱堆積在體內所致。溼熱指的是應排出的老舊廢物與毒素在身體各處引起發炎，使熱能悶在體內，導致身體放出氣味或是水腫、發癢，甚至是出現帶有黏性的分泌物。因此，當身體出現痤瘡時，也應該留意是否也有體味、口臭的問題。

五月第二週的食療方針，要多攝取有助於肝臟與腸胃運作的植物化學成分。腸道與肝臟的關係陷入惡性循環時，溼熱就會累積在體內，請好好清理身體內的老舊廢棄物，改善體味與調理皮膚吧。

本週美容保養
［淋巴按摩保養］

鎖骨周圍有老舊廢物堵塞時，不僅會造成頸部皺紋，還容易產生肩膀僵硬、頭痛與水腫。這裡要介紹的是藉由按摩來清除鎖骨下淋巴結、頸部淋巴結、耳下腺淋巴結堵塞的方法。

①用乳液或精油塗抹頸部、鎖骨、肩膀與耳下凹陷處，再用拳頭摩擦（用第二關節）鬆開堵塞。

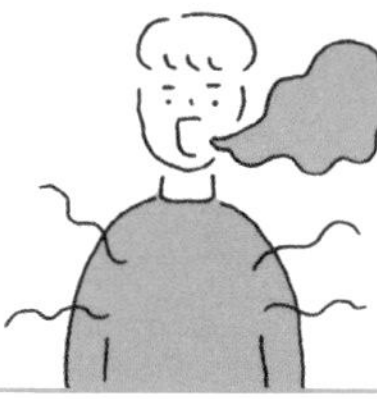

第2週

5/8→5/14

◆適合本週的食材◆

葡萄柚

葡萄柚含有可提升肝功能的肌醇，其香氣成分中則含有**屬於植物化學成分的諾卡酮、柚皮苷與檸烯等**。諾卡酮可以抑制內臟的脂肪積蓄、柚皮苷可抑制食欲，檸烯則可望帶來放鬆的效果。暴食導致皮脂分泌增加的人，請務必將葡萄柚當成點心食用。先水煮三分鐘再泡冷水五分鐘，皮就會非常好剝。

蘋果

蘋果中的果膠、多酚具有調整腸道環境，抑制口臭與體味的效果。屬於植物化學成分之一的果膠，會成為腸道益菌的食物，能夠讓腸道變得乾淨。**蘋果皮裡含有許多果膠，加熱後又會進一步增加，可提高整腸作用**。多酚具有強烈的抗氧化作用，可以預防腸道壞菌增殖。

其他還具有降低低密度脂蛋白膽固醇、排泄膽結石、避免血糖值急遽上升等效果，有助於改善文明病。

本週飲品

葡萄柚與蘋果泥熱飲

連皮一起打成泥的蘋果，與拆成小塊的葡萄柚放入熱水中，再用寡糖增添甜味即完成。這邊將寡糖改成蜂蜜也沒問題。但是請選購未經加熱或精製的蜂蜜。

本週花茶

博士茶

內含的礦物質成分與身體組成相似，包括鎂、鋅、鈣、磷、鉀、鈉等，並含有可抗氧化、使血管更強壯的成分。其中名為天冬氨酸的多酚，更有助於對抗糖尿病與痛風。

②從耳朵下凹陷處朝頸部根部按摩5次，促進淋巴流動。

③從鎖骨上方凹陷處內側，往外側按5次。

④從鎖骨下方內側往外側按5次。

⑤從肩膀往鎖骨凹陷處按摩5次，左右都按。

◆蜂蜜選購方法

想藉蜂蜜養生時，必須避免標有精製蜂蜜、加糖蜂蜜與高果糖漿等商品，而便宜的蜂蜜通常都加有麥芽糖。

緊張時就大吞唾液
要強化循環以排出腹中的氣體

可改善壓力與腸道環境的食材
是支撐「肝」的香草之王

現在每天都暖洋洋的，有時還會出現如盛夏般炎熱的日子。五月是相對穩定的季節，照理說應該能夠過得很舒服，但是連假中太靡爛導致身體承受更大壓力時，或許會出現明明沒有吃很多卻腹脹、氣體容易在腹內堆積等狀況，甚至還會排出極臭的黏質糞便。尤其是在壓力影響下暴飲暴食的人，腸道壞菌會增加導致毒素累積，這段期間肝臟可以說是背負著重擔，進而導致肝臟所在的身體右側側腹與背部會不太舒服。

此外長期承受壓力而未經消解時，會養成大口吞下唾液的習慣。日文會用「吞下呼吸般」形容緊張感，大口吞下唾液就如這句話，會在無意識間吞進大量空氣，所以會導致腹脹、體內氣體與打嗝增加，有時喉嚨也會有異物感。這在中醫稱為肝鬱氣滯，「氣」的循環因為「肝」功能低下而停滯所引起的。因此五月第三週的食療分針，要選擇**含有植物化學成分**（P172）的食材，**藉此緩解令人想大吃大喝的壓力**、**會造成大吞唾液的緊張感**。請各位留心飲食，延續上週繼續採用減輕肝臟負擔的內容物吧。

本週中藥
［桂枝茯苓丸］

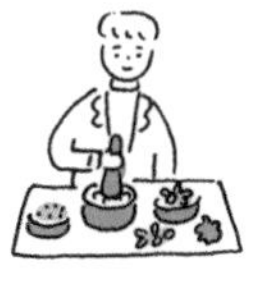

主要是用來改善血液循環而非緩解壓力。桂枝茯苓丸有助於解決肩膀僵硬、頭痛、眩暈、異常發熱、下半身冰冷、黑斑、溼疹、生理痛與更年期障礙等問題，是非常好用的中藥。

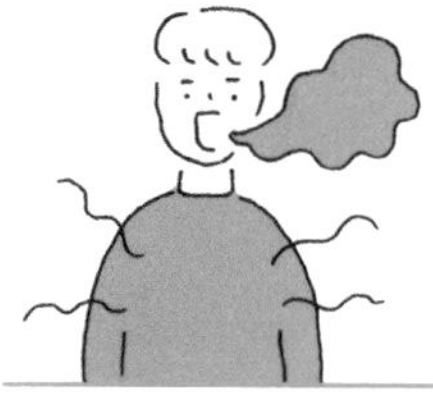

第3週

5/15→5/21

◆適合本週的食材◆

羅勒

羅勒的香氣中含有屬於植物化學成分的芳樟醇、樟腦、丁香油酚等，具有強大的抗菌、止痛、防蟲與放鬆效果等。因此可以改善「肝」的「氣」循環，有助於緩和腹脹感。此外也可有效去除造成腸漏症的念珠菌。

另外還含有可以抗氧化的β胡蘿蔔素與維生素E，在古希臘因為藥效很強的關係，被稱為香草之王。

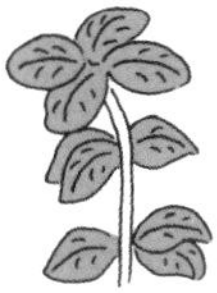

扇貝

含有大量改善肝功能的代表性營養素牛磺酸，且為高蛋白質，富含鋅、鐵等礦物質，是營養均衡的食材。此外也含有鐵、維生素B_{12}與葉酸等，可以補足肝血以強化「肝」。

市面上有冷凍、生鮮、貝柱、綜合海鮮包等多種形式，不管是哪種形狀都無所謂，所以家中建議常備。

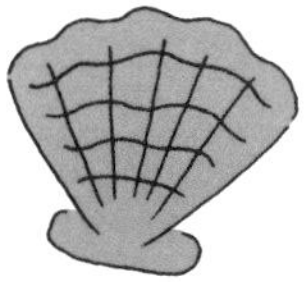

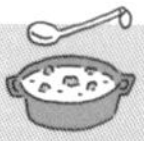

本週湯品

義式扇貝番茄湯

將大量扇貝與羅勒加入番茄汁煮滾，接著倒入與番茄汁相同量的豆漿，最後以胡椒鹽調味即大功告成。

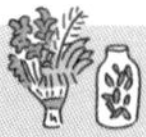

本週香草&香料

茴香籽

中醫會用來調製胃藥，能夠對幫助消化，對抗腹脹、便祕與腹瀉等所有腹部不適感。此外也具有很好的抗菌作用，可用來預防口臭。印度餐廳等有時會在餐後端出。

◆茴香籽的用法

與番茄很搭，適合撒在番茄湯上。

帶有甜味且具有放鬆與排毒效果，可以與其他香草混搭成花茶，或是直接泡水製成茴香籽水，各位意下如何呢？

藉由療癒身心
改善煩躁造成的磨牙

這個季節讓人更有精神的
是充滿維生素色彩的香濃茶飲

溼答答的梅雨即將於下個月來臨，但是這之前的氣候相當穩定。沒有冷熱溫差，不會太熱也不會太冷，不需要吹冷氣的清爽天氣，讓人隨時都想出門走走。但是日本卻有所謂的五月病（譯註：日本的新學期、新會計年度均於四月開始，因此五月有許多人意志消沉），顯示出這個時期也並非只有優點。心情鬱悶時格外容易感受到壓力，自然會增加磨牙或咬緊牙根的機率，這在中醫稱為肝氣鬱結。這時期會從臼齒往頸部與肩膀的方向施力，**據說磨牙嚴重時甚至會施加達100公斤的力量**。下巴至頸部、肩膀的肌肉都僵硬時，不僅容易肩膀痠痛，血液與淋巴的循環等也會變差。**情況嚴重的人會造成顳顎關節症候群，產生頭痛、牙齒磨損或斷裂等症狀**。下巴整天都在用力時，身體就沒辦法休息。中醫認為這類型的人容易感到煩躁，性子較急且易怒。

因此五月第四週的食療方針中，將要藉由植物化學成分香氣的食材鎮靜情緒，並搭配能夠同時放鬆身心並改善血液循環的食材。這週要補充能夠支持「肝」功能的營養，改善「氣」循環以增加身心平穩的時間。

本週香氛精油
［檸檬香茅］

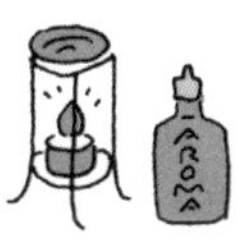

檸檬香茅具有放鬆與提高專注力的功能，可抑制發炎與疼痛，還能抗菌和驅蟲。

這個月很適合按摩肝臟與脹氣的腹部。

在手上擠出約十元硬幣大小的荷荷芭油、椰子油或橄欖油，再滴一滴檸檬香茅精油，用雙掌搓開。邊深呼吸邊用雙掌輕輕摩擦腹部，以達到溫暖的效果。肚臍的左側是胃、右側是肝臟，所以請左右同時進行。

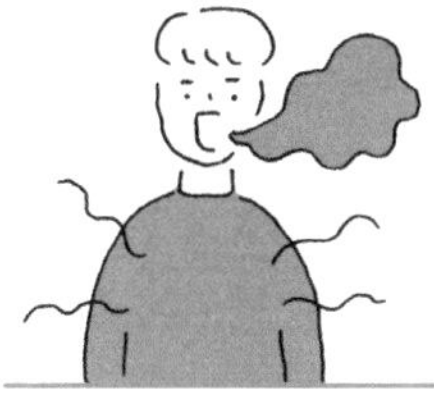

第4週 5/22→5/28

◆適合本週的食材◆

薄荷

薄荷中含有屬於植物化學成分的薄荷醇，能夠改善「氣」的循環，讓內心煥然一新。此外還可以緩和肌肉緊繃、擴張血管，**有效對抗頭痛與肩膀僵硬**。由於薄荷具有抗菌作用，所以也可以活用在**苦於體味或口臭問題時**。

薄荷可以整腸並抑制腸道發炎，腹瀉時能夠派上用場。即使不敢吃薄荷，只要嗅聞味道也可望有效。

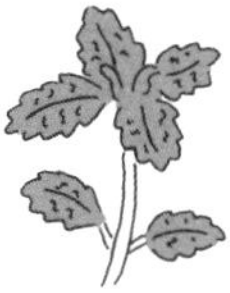

柳橙

膳食纖維比橘子還要多，因此若要調整腸道環境的話，吃柳橙會比較有效。香味成分──屬於植物化學成分的檸烯有放鬆的效果，可以改善「氣」的循環，此外也**有助於增加唾液分泌，達到幫助消化的效果**。

此外白色纖維中的橙皮苷能夠強化微血管，**促進血液循環**。切開後用保鮮膜包起來冷凍的話，可以保存約兩個月。

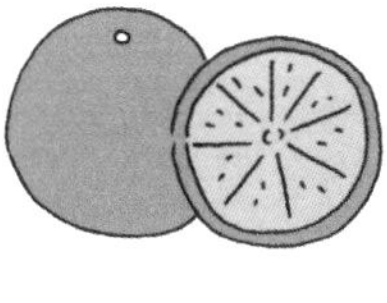

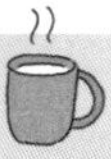

本週飲品

在熱騰騰的柳橙薑茶中添加薄荷

將削皮的柳橙放進調理機，或是用塑膠袋裝起後打碎。接著與薑泥、寡糖一起倒入熱水中拌勻，最後添加薄荷即宣告完成。

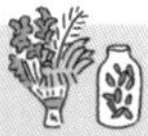

本週香草&香料

丁香

擁有強大的抗菌、抗氧化、止痛與抗發炎作用等，還可以改善腸胃運作，可望預防脹氣、打嗝、反胃、傳染病，改善牙齒疼痛與牙齦炎等。甜味與獨特的滋味很強，可以搭配火鍋或茶品食用。

◆丁香用法

泡茶時每500㎖的水搭配一～三顆，就能獲得充足的香氣。也可以用寡糖來醃漬柳橙或丁香，再加入茶品中飲用。

歐洲自古就會將丁香插在柳橙上做成芳香劑，還會用它來驅魔。

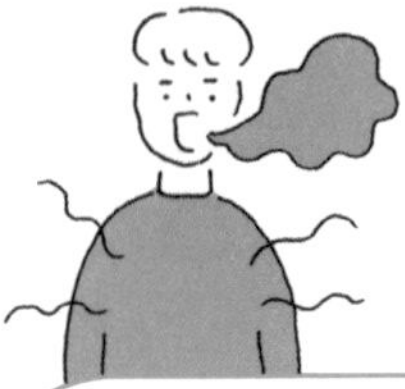

最終週

5/29→5/31

5月的回顧

要感謝小小的不適，才能在釀成大病前改掉壞習慣

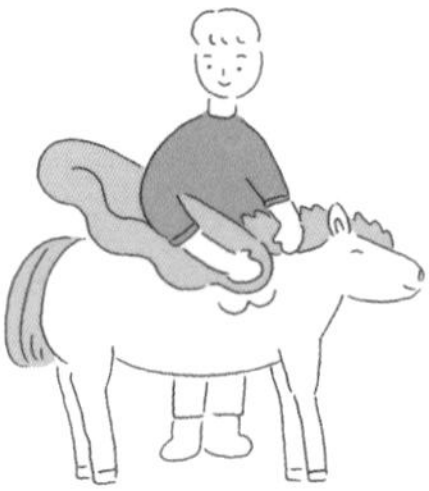

肩膀僵硬以及放屁、體味、口臭等氣味問題這些小小煩惱放著不管可不好，因為這都是由自己的習慣造成的。放著壞習慣不管就會持續發生，而這些煩惱可不僅是有點丟臉而已，還可能演變成其他疾病。

負責免疫工作的腸道與身體，都必須靠肝臟將有害物質無毒化，若是持續過著對肝臟造成重擔的生活，每逢季節轉換的時期就會感冒或是遭流行性病毒侵襲，有時候只是稍微放縱就會變得很不舒服。**克制攝取會傷害腸道與肝臟的酒精、甜食與小麥製品等是很重要的**。所以這個月除了要減少食用這些會對腸道與肝臟造成負擔的食品，也要養成維持食療的習慣喔。

◆**益肝**　檸檬、葡萄柚、扇貝

◆**有益腸胃**　酪梨、蘋果、薄荷、柳橙、羅勒、葡萄柚

6月 春季邁向夏季（長夏）

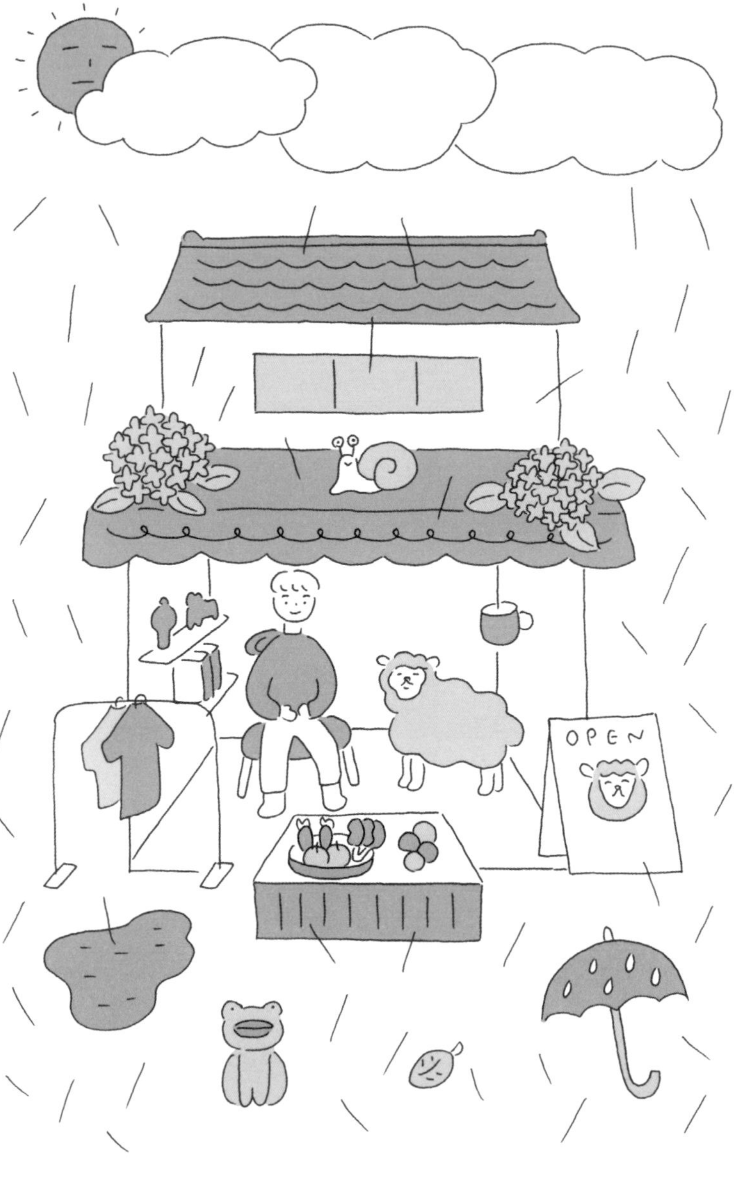

6月 捨棄三成
讓身體有餘力排毒

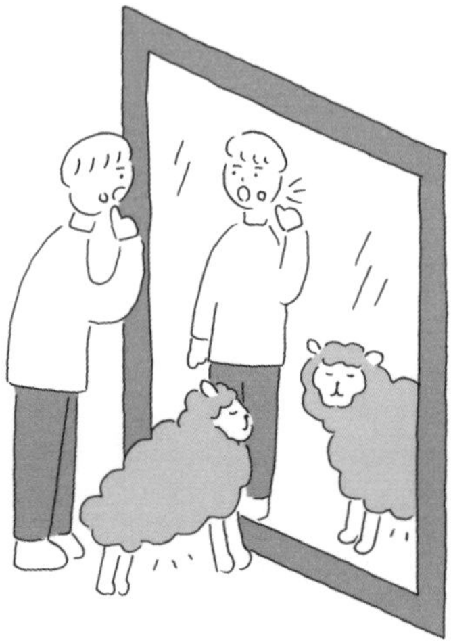

溼答答又沉重的雨季，適度的空腹才是上策。增加有精神的粒線體數量，讓回春基因動起來！

這個月容易有粉刺、水腫與腹部肥胖等困擾，所以要介紹的食療方針如下。

第一週　預防痤瘡、粉刺
第二週　對抗內臟下垂造成的血液循環不良
第三週　改善水腫與代謝
第四週　強化血管

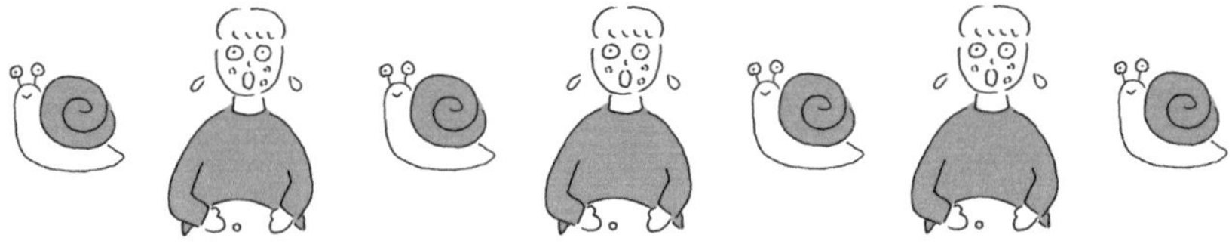

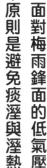

面對梅雨鋒面的低氣壓 基本原則是避免痰溼與溼熱積蓄

穩定的氣候轉眼間就離去，六月時才想著下小雨的日子增加，就迎來了梅雨季節。

梅雨鋒面的低氣壓時期，對身體施加的壓力較低，所以細胞等所含水分會向外側釋出，造成身體浮腫。此外空氣中的壓力較低也會使濃度變淡，身體為了適應這樣的環境會優先運作副交感神經，所以容易感到倦怠與想睡。由於自律神經會幫助我們不受這些變化影響，**因此自律神經失衡的人，容易因為環境變化而水腫或倦怠**。

中醫認為溼度較高的時期，名為痰溼的多餘水分容易積蓄於體內，而負責消化的「脾」則會變得衰弱。

去除身體中痰溼與溼熱的功能稱為自噬，在空腹時運作效率較佳。因此總是在進食而不會有空腹感的時候，自噬就無法順利運作，使體內充滿了品質低落的不良粒線體。**不良粒線體會促進活性氧生成，傷害基因與蛋白質，引發各式各樣的疾病**。

◆「脾弱」的特徵

喜歡甜食、麵包與米飯，且餐後會想睡覺。這是過度飲食與血糖控制不佳所致，有些人也有低血糖問題。自噬作用能促進胰島素分泌，具有控制血糖的功能。總是吃飽飽的話，自噬作用會比較遲鈍，所以脾虛的人要避免過度進食。

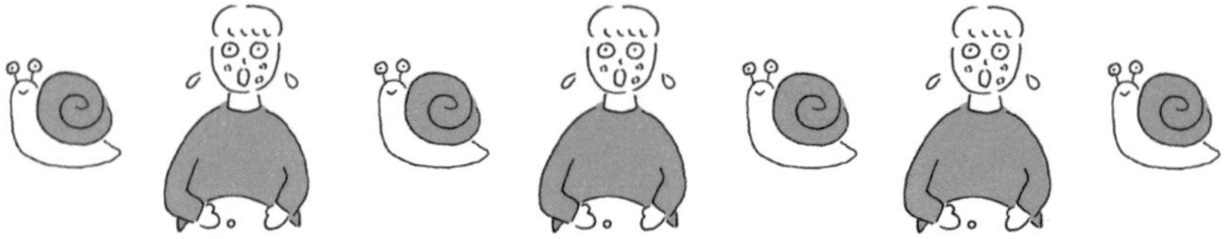

這個月的主軸不是該吃什麼，而是不該吃什麼，此外也要盡量控制在七分飽。這會讓身心都變得輕盈，也會浮現持之以恆好像也不錯的念頭，很適合在身體沉重時試著養成習慣。

姿勢不佳與高溼度
都會導致代謝低下，形成易胖體質

在連日綿綿細雨的六月，很容易整天窩在家裡打電動、看影片或看電視等，這時要特別留意姿勢問題。沉迷某件事情時是否會不由自主往前傾呢？一直保持錯誤的姿勢再加上運動量不足，就會引發肌力低下與身體變形等問題，內臟也無法維持在正確的位置，進而造成內臟下垂、駝背與小腹肥胖。負責消化的脾在六月會比較脆弱，**內臟下垂會進一步造成營養的消化吸收變差、代謝低下，變成易胖體質**。這在中醫稱為脾氣下陷。

溼度造成腸胃功能低下的同時，錯誤的生活習慣又會使肌力低下、骨骼變形，甚至演變成內臟下垂。容易發生這種狀況的六月，必須刻意調整「脾」才可以。除了要食用幫助消化的食材、鍛鍊肌肉與體力外，也要攝取支撐內臟所必需的維生素B群與蛋白質等。

◆容易累的人要特別留意！

容易疲憊的人可能是粒線體減少了，或是無法有效清除產生活性氧的瑕疵粒線體。這可能是進食速度太快、過度進食、熱量過剩，或是攝取過多的碳水化合物所致。為了讓自噬反應發生作用，應避免非必要的飲食或是邊做事情邊用吃飯。

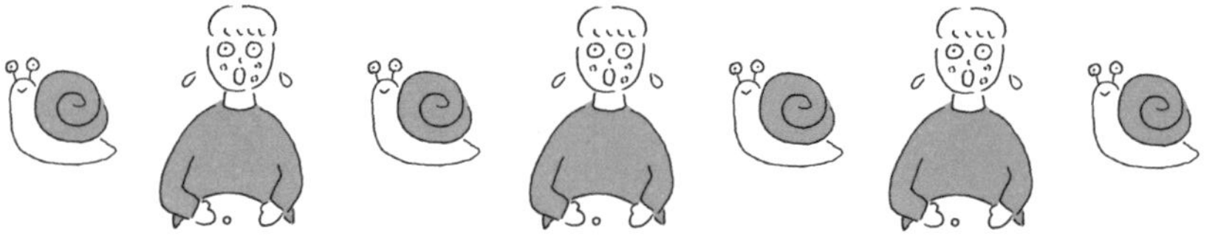

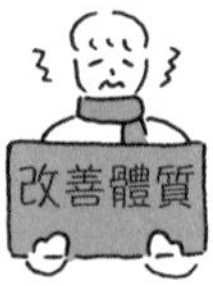

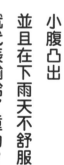

6月會發布體質改善警報！

小腹凸出並且在下雨天不舒服，就代表輸給了重力!?

脾除了消化以外，還具有支撐內臟避免下垂的功能，此外還可以控制出血。脾功能低下會增加腸胃負擔、小腹凸出、易胖或是容易長粉刺。此外脾氣虛體質難以讓身體器官維持在正確位置，所以容易產生與出血有關的不適，例如：莫名瘀青、鼻子或牙齦出血，女性則會有異常出血、月經過長等問題。有助於止血的維生素K除了透過飲食攝取外，也可以由腸道菌群製造，所以請避免腸道環境紊亂。

想要預防內臟下垂與易胖，就要強化支撐內臟的腹部一帶肌肉，強化「氣」的固攝。「氣」幾乎都是由「脾」所製造，剩下則是透過呼吸在「肺」中製造。要補充脾氣的話，建議攝取白蘿蔔或高麗菜等幫助消化的食材，以及魚肉、肉類與豆類等富含蛋白質的食材。

◆回春基因

回春（去乙醯酶）基因確實運作的話可以減緩老化速度，讓人看起來更年輕。回春基因的作用有兩種：

①預防活性氧生成 保護堪稱身體設計圖的基因，以及能量工廠──粒線體的老化。

②活化自噬 清除異常的蛋白質與瑕疵粒線體。

讓回春基因動起來的三大關鍵：

①飯吃七分飽

②透過高麗菜、青花菜、蠶豆、酪梨等攝取NMN（維生素B_3的前期物）。

③攝取花生薄皮、葡萄、藍莓所含的白藜蘆醇（多酚的一種）。

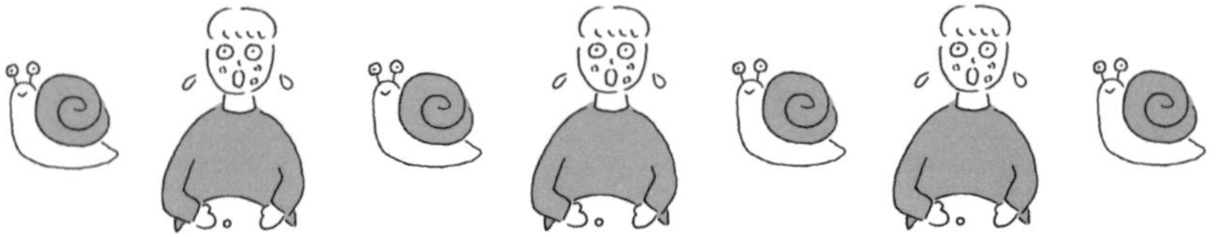

檢視「脾氣」是否變虛了

- □ 日常體溫不會超過36度
- □ 無法在後腳跟貼地的情況下蹲下
- □ 容易瘀青
- □ 用餐後小腹會凸出
- □ 手的膚色偏黃
- □ 疲勞不易消除
- □ 容易便祕
- □ 仰躺時小腹仍然凸出
- □ 平常都駝背且姿勢不佳
- □ 無法靠腹肌起身

符合四項以上的人，就有「脾氣」不足的問題，必須改善體質。這種情況可能是支撐內臟的肌肉其力量低下導致內臟下垂，使內臟功能、基礎代謝變差，營養吸收、排泄有害物質的功能衰退。**元氣的「氣」源自於脾，脾衰弱時全身會容易感到不適**；所以，覺得不太舒服時，請自我檢視一下吧。

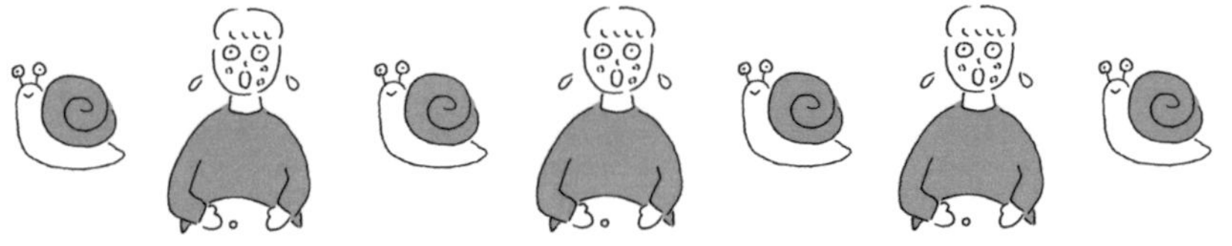

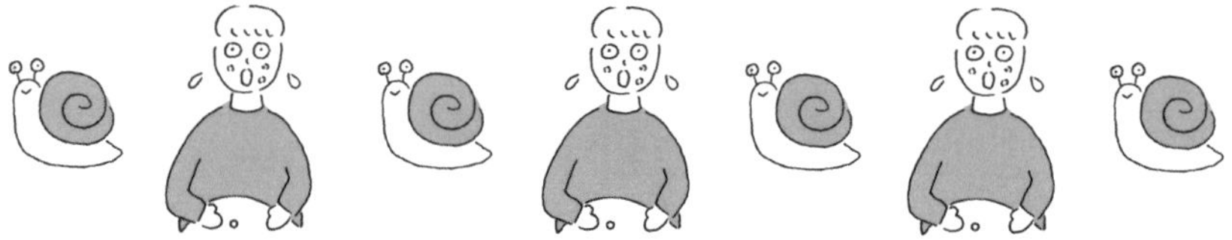

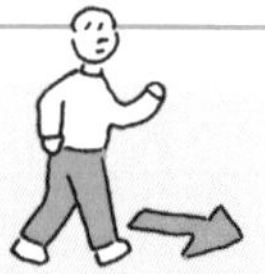

持續食療的關鍵

梅雨季節最重要的不是攝取而是捨棄。凡事只要涉及到捨棄都很困難，但這卻是本月最重要的事情。

各位是否有明知對身體不好卻又戒不掉的食物呢？這時就試著調高最低購買金額吧。舉例來說，常吃甜麵包的人可以把每塊甜麵包的價錢設定在30元以上，低於這個價格的就不吃。如此一來，吃到的甜麵包就是品質較好的類型，也不會因為便宜而大買特買，吃下後的幸福感也會增加。**既然是對身體不好的食物，就只吃昂貴、好吃的；只要訂下這樣的規則就能同時提升滿足感與健康度。**

適合這個月食用的是幫助消化的食材，尤其是容易在梅雨季節感到不適的人，更要留心這方面的食物攝取。

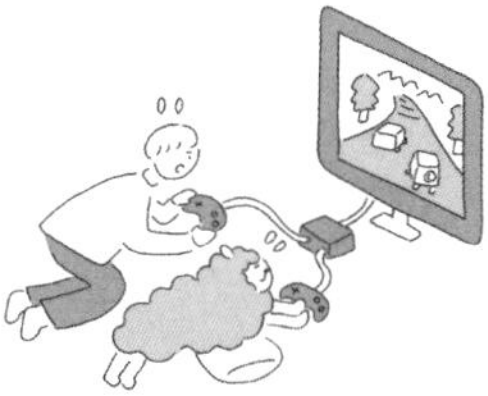

溼疹、太油、泛紅等皮膚困擾
可以向腹部商量一下

用「空腹藥」慰勞脾
用幫助消化的食材慰勞皮膚

下雨的日子逐漸增加，梅雨季節的來臨開始倒數計時。氣候將邁入高溫潮溼，也就是中醫的長夏，而負責腸胃運作的脾也會變得容易衰弱。因此現在腸胃狀況不佳的人，就要想辦法先調整好，才能夠避免進一步惡化。

本週為了幫助腸胃運作，建議食用的食材以幫助消化為主。此外習慣吃甜食與高油脂食物的人也要特別留意，**高溫潮溼的天氣會使皮脂分泌增加，這段時期過度食用前述食品的話，會對腸胃造成負擔，進而引發粉刺或痤瘡**。再不運動的情況下總是只吃喜歡的食物時，就會變成痰熱內擾這種容易發炎的體質，導致負責清潔體內的系統自噬無法正常運作，如此一來，體內就會積蓄不良粒線體，進而產生大量活性氧，使前述症狀進一步惡化。

因此六月第一週的食療方針，就是**問一下腹部商量是否一直都很飽**。此外也要選擇幫助消化的食材，想攝取蛋白質的時候也選擇脂質較少的類型，藉此讓腸胃休息一下。

本週健康保養
［強化腹肌］

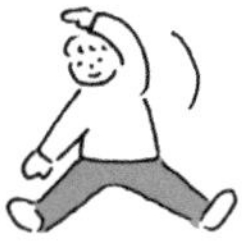

各位是否有聽過收腹運動呢？這會鍛鍊到支撐內臟的肌肉。方法很簡單，端正姿勢後縮小腹，用條不具伸展性的緞帶或繩子綁在肚臍一帶，接下來要做的就是度過一整天。注意！別讓緞帶或繩子勒住腹部。這效果可是出乎預料地好喔。

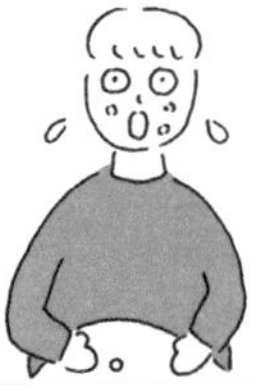

第1週

6/1→6/7

◆適合本週的食材◆

高麗菜

高麗菜含有能夠幫助腸胃運作的維生素U，以及能夠抑制粉刺等發炎問題的磺胺甲硫醚、抗氧化作用相當高的維生素C。此外**還含有NMN，能活化粒線體**（P16）**與回春基因**（P141），有助於清除活性氧、提升代謝等。

「脾弱」的人在這個潮溼的季節中，不妨試著用高麗菜製成沙拉吧。

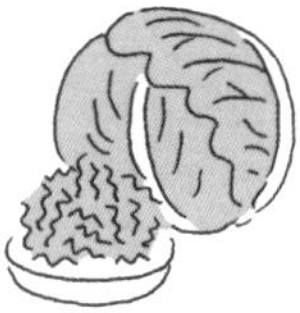

章魚

不僅高蛋白質、低脂質且低熱量，還富**含牛磺酸，有助於改善肝臟機能以利溼熱的解毒**。

此外還含有許多調整皮膚新陳代謝的維生素B群、維生素A與鋅等。

章魚是相當百搭的食材，做成沙拉、湯品或燉煮都可以，很適合以配角的方式搭配各種料理。

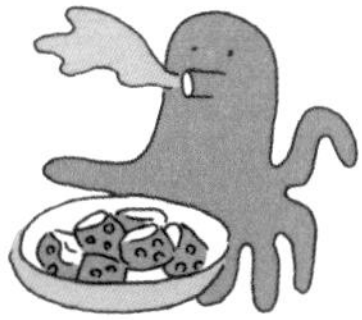

本週湯品

章魚排毒湯

將帶殼的蝦子、章魚、高麗菜、西洋芹與番茄一起丟入水中燉煮後，再用鹽巴調味即可。另外也可以依口味添加羅勒、野馬鬱蘭、迷迭香等香草。

本週超級食物

營養酵母

這次要介紹的不是香料，而是用甘蔗、甜菜發酵製成的超級食物。滋味猶如起司粉，不僅高蛋白質還富含維生素B群與礦物質。能夠在腸胃不佳又想攝取營養時派上用場。

◆高麗菜食譜

想要大量食用高麗菜的話，用乳酸發酵過會方便許多。將高麗菜切成絲，一顆一公斤的高麗菜搭配約4小匙的鹽巴、1小匙的寡糖，加入月桂葉、朝天椒後放入保鮮袋仔細搓揉。再用裝水的寶特瓶壓在上方，在常溫下擺放3天左右，等高麗菜散發出帶有酸味的香氣後就完成了。

放入消毒過的保鮮盒，置於冰箱冷藏可保存約一個月。

頭痛、肩膀僵硬、生理痛使人煎熬
靠強化精力與伸展背肌來跨越

身體疼痛時要打造不下垂的身體
並選擇有益脾氣、循環與「脾」的食材

這是梅雨鋒面開始覆蓋日本列島的時期，衣服、鞋子與皮膚都充滿溼氣，相信很多人都因此感到不舒服。進入梅雨季節後外出就很麻煩，因此待在家裡的機會大增，這時要特別留意的就是姿勢。

因為專注於電腦或手機導致姿勢不佳的話，會使骨盆變形、內臟下垂，進而壓迫到內臟周遭的肌肉、血管與淋巴等。這在中醫稱為不通即痛，血流與淋巴循環停滯處容易發生疼痛。因此**可能會出現骨盆周遭的腰部發疼、生理痛惡化等症狀**，發展到全身血液循環不良的程度時身體就會發冷、肩膀僵硬等各式各樣的不適。而姿勢變差導致駝背時，呼吸也會跟著變淺，容易招致「氣」的不足。

因此六月第二週的食療方針，要選擇**補充精力的食材，以預防代謝低下與身體發冷，同時強化身體的「氣」**。但是為了避免對腸胃造成負擔，搭配可幫助消化的蛋白質、維生素B群、鐵等營養素也很重要。

本週美容保養
［斷食十六小時］

超過16小時沒有進食的話，負責清潔身體的自噬反應會更加活絡，更容易清除老化物質或是致病物質。

舉例來說，中午十二點至下午一點間進食後，下一餐就等到隔天早上七點左右再吃。想吃晚餐的人可以在八點後禁食，第二天的早餐不吃，過十二點再吃午餐。這種模式似

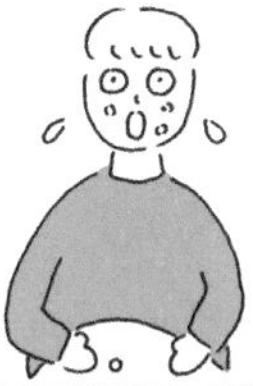

第2週

6/8→6/14

◆適合本週的食材◆

白蘿蔔泥

白蘿蔔含有幫助消化的酵素——澱粉酶，適合**與肉類等會對消化造成負擔的餐點一起享用**。白蘿蔔的皮與皮附近富含營養，所以**建議連皮一起削成泥**。

由於白蘿蔔屬於十字花科蔬菜，所以也含有十字花科蔬菜共通的辛味成分異硫氰酸酯，能夠抗氧化與抗糖化，有助於改善「氣」的循環。

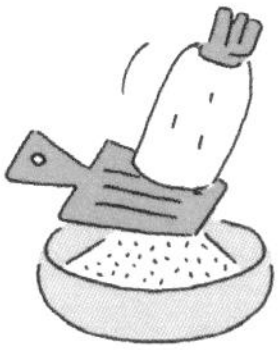

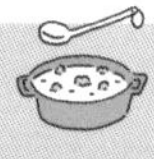

本週湯品

白蘿蔔泥豬肉湯

煮好豬肉湯之後，再添加白蘿蔔泥即可。

將白蘿蔔磨成泥之後，可以提高抑制發炎的異硫氰酸酯攝取效率，所以請在食用前添加吧。

豬肉

含有大量可以補氣的營養素，包括蛋白質、鐵與鋅等礦物質、維生素B群，這些肌肉必需的營養素可以預防內臟下垂，改善「氣」的循環。**其中以維生素B_1的含量特別多，能促進醣質的代謝、製造能量。**

此外富含麩胺酸、肌苷酸、鳥苷酸、可抗氧化的肌肽等鮮味成分，大幅提升製成湯品後的美味程度。

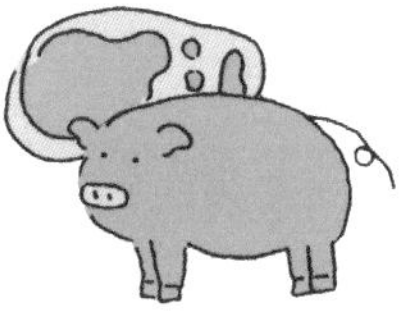

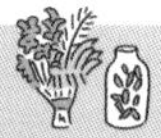

本週香草&香料

藥用鼠尾草

擁有強大的殺菌、制汗與消化器官系統改善效果。有皮膚困擾的人，就請靈活運用具有抗菌功能的香草吧。與羊肉、肝臟等滋味強烈的肉非常搭，此外也可以泡成花茶或用在漱口水。

乎輕鬆許多？

但為了避免肌肉流失，建議在刷牙時深蹲，或是用腳尖走路，藉此鍛鍊肌肉。

有貧血問題或是身體狀況不佳時，請勿太勉強自己。

◆十字花科蔬菜調理法

白蘿蔔等十字花科的蔬菜在吃之前如果先切細或磨泥的話，便能有效地攝取異硫氰酸酯。黃芥末、山葵、青花菜芽等，都是十字花科蔬菜。

該捨棄什麼
容易浮腫的梅雨鐵則

氣候變化×垃圾食物
就靠優秀的冷泡茶＆富飽足感食材對抗

六月二十一日左右，太陽會移動到夏季的位置，正式迎來夏至。這週不僅屬於長夏，還是春季轉往夏季的時期。雖然氣溫會逐漸上升，但是夏季天空卻被大面積的雲擋住，還要再經歷一段時間的梅雨。

梅雨期間的氣壓變化大，容易導致腸胃功能變差，體內的水分也較難順暢地流至各處。低氣壓造訪時，身體承受的大氣壓力降低，水分會開始往體外釋出，造成**血液和淋巴循環不佳，液體容易積蓄在四肢、頭部等處，產生各種不適症狀如：水腫、頭痛、眩暈、四肢沉重等。**

此外，這也是食材容易腐壞的季節，所以，你是否會更常食用不容易壞掉的食物呢？甜麵包、速食與真空包食品等滋味紮實的食物，就會讓人一口接著一口很難戒掉。這個時期特有的偏食傾向，以及氣壓造成的身體膨脹傾向，就會造成痰溼累積的易胖身體。

因此，六月第三週的食療方針著重的不是要吃什麼而是**不吃什麼**。善用具高抗氧化作用的食材，將堆積在全身各處的水分、老舊廢物排出體外吧。

本週中藥
［半夏白朮天麻湯］

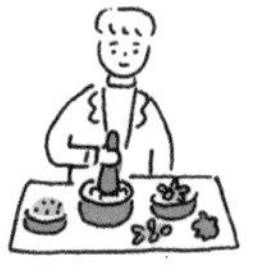

氣壓變化較大時，很多人都會覺得不舒服吧。能透過耳鳴、腸胃功能或水分代謝低下等不適症狀來預測隔天天氣，簡直就像人體天氣預報，這類人可以服用這帖半夏白朮天麻湯。能改善因疲憊、身體發冷所造成的頭痛、眩暈、蓄膿症、反胃、耳鳴等。

第3週

6/15→6/21

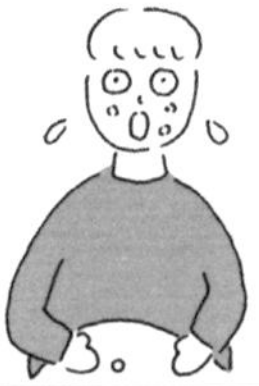

◆適合本週的食材◆

紅葉萵苣

營養價值比萵苣還要高，尤以可抗氧化的胡蘿蔔素含量特別多。此外還有豐富的鉀，所以有助於**改善水腫問題**。富含膳食纖維的紅葉萵苣，能夠在腸道緩慢移動，藉此減緩醣質吸收並帶來飽足感，**非常適合預防過度進食**。

便祕時非水溶性膳食纖維與水溶性膳食纖維的攝取比例以二比一最為理想，而紅葉萵苣所含膳食纖維比例就非常接近，很適合幫助身體排泄老舊廢物。

豆芽菜

便宜、低熱量且可帶來飽足感，相信很多人減重時都會活用。除此之外，豆芽菜含有可以幫助消化的澱粉酶，以及能夠調整腸道環境促進排便的膳食纖維。

此外肝血不足時自律神經會混亂，身體變得更容易受到氣候影響。豆芽菜**含有非常多的鉬，能夠促進身體運用鐵分製造血液，另外也含有葉酸，能夠預防肝血不足**。

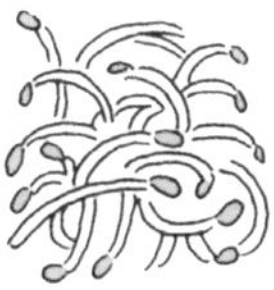

本週郭品

萵苣豆芽菜秋葵鹽麴湯

將柴魚片、切細的昆布、豆芽菜、切成易食用尺寸的秋葵一起丟進水中燉煮，接著倒入打散的蛋、倒入萵苣並調味後，再用鹽麴調整滋味後即宣告完成。

本週香草&香料

洋車前子

洋車前植物的種子皮，有助於改善水腫。富含膳食纖維並可吸附水分，所以能夠促進排便。此外也有降低膽固醇與利尿作用，很適合覺得身體到處充滿多餘水分的人。

◆洋車前子活用法

可代替太白粉，為料理打造黏稠感。溶在熱水中可以製作出類似蕨餅的食品，用途相當廣泛，從料理到甜點都適用。

這麼早就夏季倦怠!?
補好「氣」以應付真正的夏天

「脾氣虛」讓身體總是莫名瘀青！強化微血管，促進血液循環

梅

雨雲消失無蹤的日子增加，讓人感受到梅雨季即將結束。但是悶熱的暑意持續，讓人很快就覺得倦怠與疲憊，甚至有點食欲不振。中醫稱這種狀態為「脾氣虛」，特徵有：腸胃、肌力、代謝都變差，且容易疲憊、身體發冷。夏季容易因為冰涼的食物與關在冷氣房裡而導致肚子不舒服，或因為食欲不振導致營養攝取不足而缺乏體力。「脾氣虛」的人容易陷入極差的身體狀況。

「脾氣」的「固攝」（P40）具有控制出血的功能，因此「脾氣虛」的人容易瘀青、生理期時持續出血、傷口恢復較慢，這都是微血管衰弱所致。**所以必須強化布滿全身的微血管，使充足的營養與氧氣能傳遞到全身各處，以提升代謝功能**。此外，當出現傷口恢復緩慢、黑斑增加、身體容易發冷、感冒痊癒速度慢等狀況時，可能與不良粒線體（P16）持續增加，活性氧增加有關；這會導致端粒（P23）縮短，阻礙細胞再生。因此，六月第四週的食療方針要選擇低脂質、具抗氧化作用的食材，即使腸胃虛弱也可以食用，還能補充「脾氣」。

本週香氛精油
［葡萄柚］

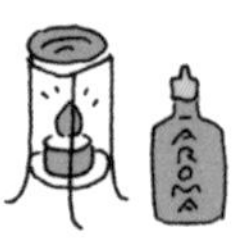

葡萄柚精油具有緩和壓力，改善「氣」循環的功能，還可以控制食欲，很適合為了迎接夏日而減重的人。這裡要介紹葡萄柚制汗噴霧的製法，非常適合這種容易汗水淋漓的氣候。在噴霧罐中倒入95㎖的水、5㎖的無水酒精、10滴葡萄柚精油、5滴薰衣草精油、5滴澳洲茶樹精油，確實搖勻後就可以

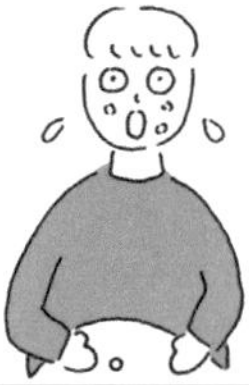

第 4 週

6/22→6/28

◆適合本週的食材◆

雞里肌肉

補「氣」的代表性食材，是想增加肌肉量時會吃的食物。**脾氣虛的人必須增加肌力以提升代謝，所以這種鍛鍊肌肉者在吃的食材，就能夠派上用場。**

雞里肌肉高蛋白質卻低脂質、低熱量，同時富含維生素A、維生素K、維生素C、維生素B群與礦物質，可望消除疲勞並達到美容、減重的效果。

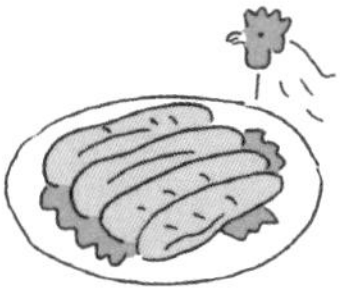

蠶豆

蠶豆含有豐富的維生素B群，能夠擴張微血管促進血液循環，有助於改善身體發冷的問題。此外還含有NMN，能活化回春基因（P141），**適合想提升代謝、溫暖身體的人**。

其他還有鐵、鈣等礦物質、蛋白質、膳食纖維等豐富的營養素，薄皮則有抗氧化作用，並含有許多使血管更強壯的多酚，所以皮還很新鮮的話建議一起吃掉。

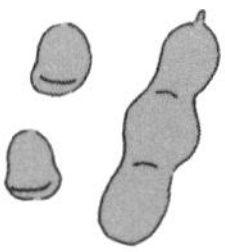

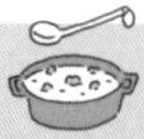

本週湯品

雞里肌肉蠶豆湯

水煮雞里肌肉後拆成肉絲，與乾香菇與泡過香菇的水、蠶豆、薑絲、柴魚片、薯蕷昆布一起倒入水中燉煮。最後用醬油與味醂調味後就完成。

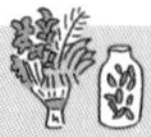

本週香草＆香料

純可可

含有抗氧化作用很高的多酚──白藜蘆醇，可望帶來自噬的效果，去除異常蛋白質與不良粒線體。其他像是花生薄皮、蔓越莓與葡萄等也都含有白藜蘆醇。

使用。搭配能抑制發炎的薰衣草與可抗菌的澳洲茶樹，能改善皮膚粗糙並達到除臭的效果。

◆也很推薦藍莓！

藍莓中的白藜蘆醇具有增加粒線體的功能，有助於製造更多的能量；還可以活化回春基因，平常不妨多加食用。

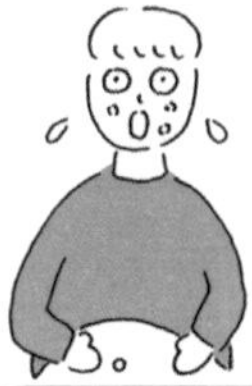

最終週 6/29→6/30

6月的回顧

肥胖小腹、溼疹與疼痛，是內臟疲勞的警訊

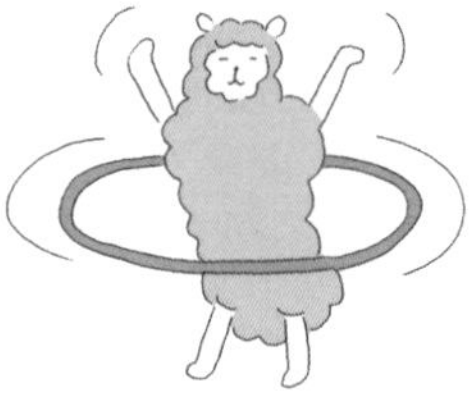

下垂的內臟會被骨盆卡住，進而遭到壓迫。如此一來，即使身體脂肪不算太多，仍會有小腹突出的問題，血液循環變差後還會造成消化不良與便祕。而代謝變差則會引發形形色色的身體不適，包括易胖、易累、容易發冷、腸道環境惡化導致皮膚困擾等。女性甚至可能遇到生理痛惡化、不孕。

骨盆與肋骨之間塞滿了必須確實運作，才能夠繼續存活的重要器官，因此必須嚴謹看待身體給出的警訊。**無論是小腹肥胖還是容易長痘痘，都是身體傳出的重要訊息。**發現這些問題應該要覺得幸運，並**坦率接受內臟承受過重負擔的事實**，執行適當的食療方針。

◆**益脾**　高麗菜、白蘿蔔

◆**有益腸道**　紅葉萵苣、豆芽菜

◆**益肝**　章魚、蠶豆

◆**補氣**　豬肉、雞里肌肉

7月 夏季（長夏）

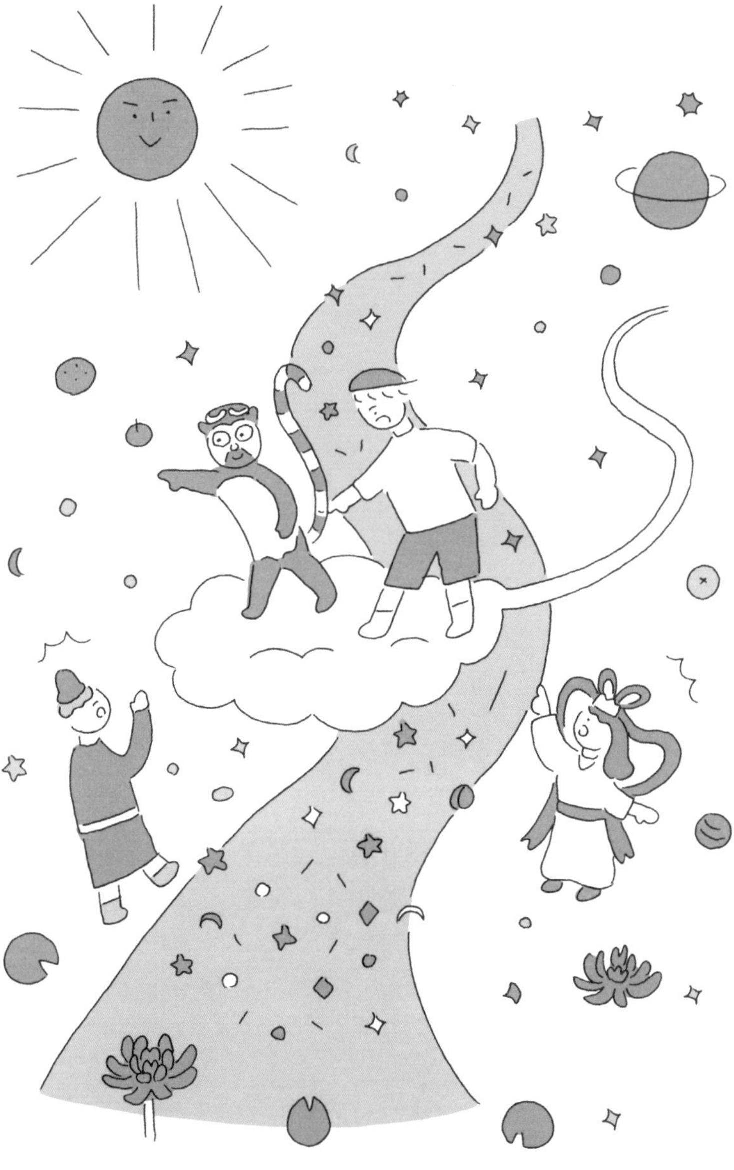

七月 藉由補充礦物質來恢復因汗水而流失的體力

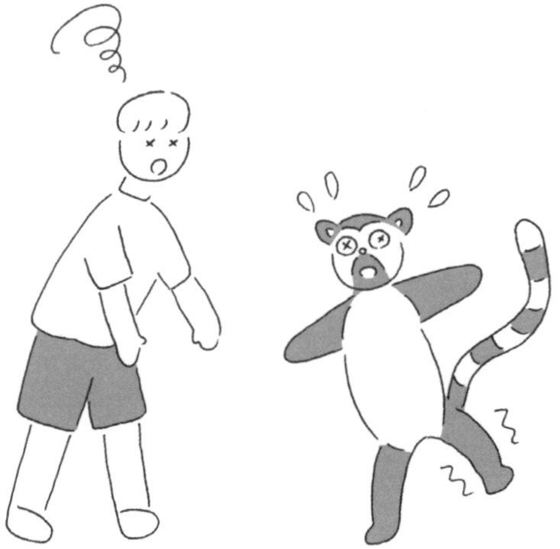

即將因為夏季倦怠而故障。藉由夏季蔬菜×堅果完全補充肌肉與神經必需的電解質！

不知不覺間冒出的汗水，讓身體很容易失衡。
在這樣的七月，將執行下列食療方針。

第一週　預防中暑與夏季倦怠
第二週　因應氣壓的變化
第三週　提升消化功能
第四週　預防夏季感冒

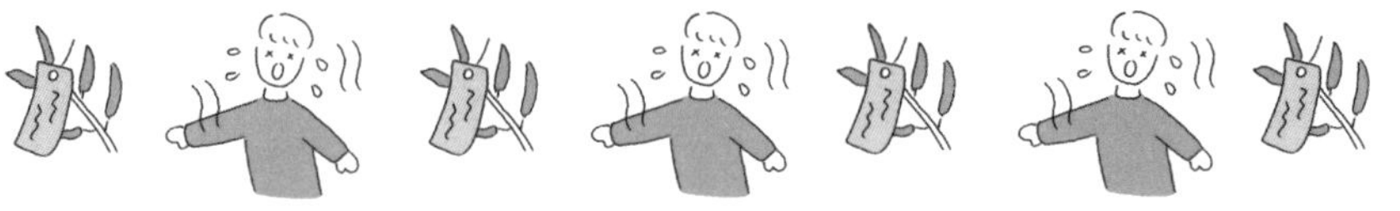

流汗造成水分與礦物質流失 進而引發肌肉與關節痛！

這個時期正式從梅雨季節進入真正的夏季，有些日子充滿盛夏暑意，開始會睡到滿身大汗，但是白天會刻意增加水分補充的人理應不多。盛夏即將到來的這個月，必須重視水分與礦物質的攝取。

流汗會同時消耗水分與礦物質，導致電解質的正負離子失衡。舉例來說，身體會透過細胞內外的鈉離子、鉀離子等的濃度差異製造出電能。這些電以相鄰細胞相互串連的方式來傳遞，使我們的身體得以運動。這些離子就稱為電解質。電解質溶於水時會解離成正離子與負離子，具有導電性，與肌肉、神經的運作，以及細胞的滲透壓息息相關。

電解質異常會造成肌肉收縮、神經傳達與全身水分調整等功能失衡，在中醫稱為「脾陰虛」。各位在夏季的夜晚睡覺時，是否有過突然抽筋、肌肉痛或是關節痛的經驗呢？這就是電解質失衡的警訊，使身體陷入無法控制肌肉收縮的狀態。

◆從糞便看出水分補充量

據說事後會清爽感覺的排便量約是150g，糞便中有八成（120g）是水分，兩成是食物殘渣（30g）其中包含腸道細菌（10g）與腸道黏膜（10g）。由於喝進身體的水中約有1/10會成為糞便的一部分，因此可以推論出必需的引水量為1.2L。但這麼大量的水一口氣喝完是無法被身體吸收的，建議分成5～6次來飲用。1.2L這個數字只是個參考值，有流汗時要喝多一點，腹部有水聲時要喝少一點，過程中也請多感受一下身體狀況。但是請別將含有咖啡因、酒精的水分算進去喔！

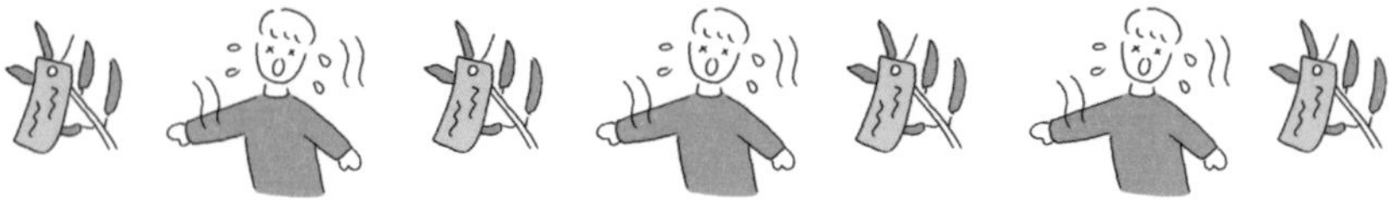

調整電解質平衡的常溫水×夏季蔬菜×堅果

並不是夏季炎熱時多喝水就沒問題了，必須攝取鈉、鉀、鈣、鎂、磷等礦物質，以調整好電解質的平衡才行。此外，體內無法合成礦物質，所以必須透過飲食來攝取，並從腸道吸收。因為天氣熱而腹瀉或是有在服用瀉藥時，身體會比較難吸收礦物質，這時電解質就很容易失衡。此外，腹瀉容易導致輕微的脫水，使體內呈現無法充分吸收水分的狀態，導致腸道的水分不足，進而演變成硬便或便祕。因此，天氣變熱的七月**要攝取礦物質豐富的夏季蔬菜、堅果與動物性蛋白質，刻意調整電解質平衡**。

也請留意水分的攝取方式，不要一口氣喝下大量的冰開水。冰開水會造成血管收縮，降低腸胃的活動。所以**建議飲用溫度高於常溫的水**，當只有清涼飲品可以飲用時，就請稍微含在口中後再慢慢吞下。此外，人一口氣能夠吸收的水量大約是150～200mℓ，所以就算一次飲用了大量的水，吸收不了的部分也只會排出體外；所以，最適當的方式是以30分鐘為間隔，一次攝取少許的水分。

◆脾陰虛

「陰」指的是體內的離子狀態。脾不擅於應付高溫、潮溼的夏季氣候，特別容易受損。所以當飲食不當或腸胃不適造成脾衰弱時，身體就會陷入陰（離子）的狀態。

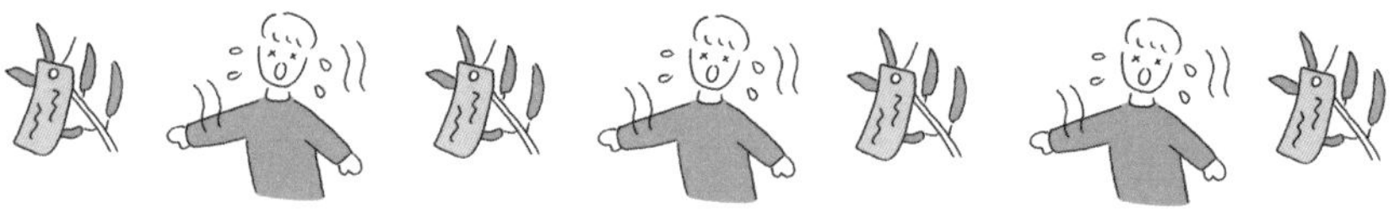

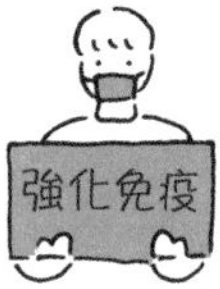

7月會發布 免疫強化警報！

提高免疫以對抗 關節與肌肉疼痛、夏季感冒

冰涼的飲食導致內臟發冷、炎熱的氣候導致睡眠不足與食欲不振、錯誤的減肥方法造成營養不足、室內外溫差擾亂了自律神經、流汗造成電解質失衡……七~八月間隨便都可以舉出這麼多的不適原因，因此身體的免疫力容易隨著體力的下降而降低。「脾氣虛」就如同夏季倦怠一樣，因為營養狀態不佳導致體力與免疫力低下。

感冒基本上是病毒造成的，體力與免疫力低下時特別容易被感染。這時期最具代表性的就是造成腹部症狀的腸病毒，以及造成喉嚨症狀的腺病毒。有時可能會拖很久，所以請盡量在體力與免疫力剛開始下降時就制定好因應策略。為此選擇維生素D含量高的**魚類與菇類**，以提高免疫力、強化「氣」的防禦力。也要選擇富含維生素C與A的**夏季蔬菜**，以保有高抗氧化功能，而**發酵食品**、**海藻**、**葉菜類**與**豆類**則可以帶來整腸效果。

◆夏季病毒

夏季感冒通常是咳嗽或打噴嚏的飛沫傳染的經口傳染，或是摸到病毒的手接觸到臉部的接觸傳染。最具代表性的夏季病毒有兩種：

・**腸病毒** 又稱腸道病毒，由於會在腸道中繁殖，因此感染源通常是糞便。會造成疱疹性咽峽炎、手足口病。

・**腺病毒** 會引發上呼吸道炎、肺炎、咽喉炎、咽結膜熱病、流行性結膜炎等症狀。

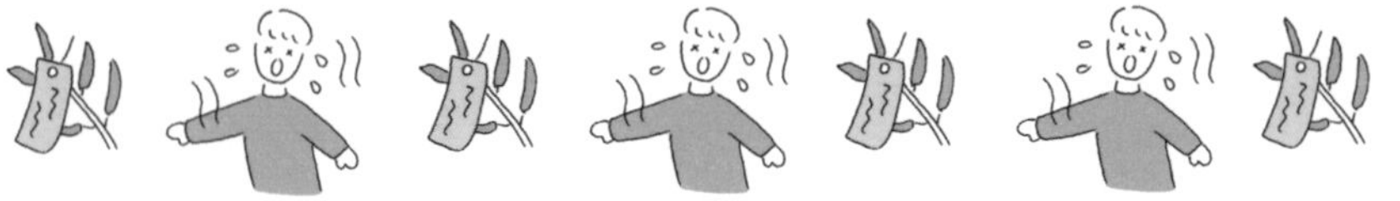

檢視自律神經是否失衡

電解質可以透過飲食刻意調整，但是自律神經卻很難自行調整。**自律神經失衡會造成腸胃運作與睡眠品質低下，進而導致免疫力低下**。想要打造出強壯的身體，自律神經的調整就相當重要。為了避免不適症狀上身，首先請檢視當前的自律神經狀態吧。

- □ **容易脹氣**
- □ **抖腳、咬指甲、摸頭髮的次數增加**
- □ **會咬緊牙關**
- □ **喉嚨沒有東西卡住，卻覺得有堵塞感**
- □ **呼吸容易變淺**
- □ **體溫偏高或是偏低**

符合兩項以上的人，自律神經很有可能已經失衡了，所以請重新檢視當前的飲食吧。因為食欲不振就光吃涼麵或是麵線等簡單的食物，會造成攝取的營養偏重醣質，導致免疫力跟著衰弱。為了避免夏季感冒或夏季倦怠變嚴重，請參考食療方針攝取當前必需的營養。

◆涼麵與麵線

這兩項食物吃起來都比較清爽，所以夏季的食用機會大增，但卻容易造成必要礦物質、維生素與蛋白質的攝取不足。有時甚至會以涼麵當正餐，導致攝取的營養偏向於醣類。醣類食品會使血糖急遽上升，更容易感到倦怠。有時麵線也會以冰塊冷卻後再食用，這時可能會直接降低腹部的溫度。

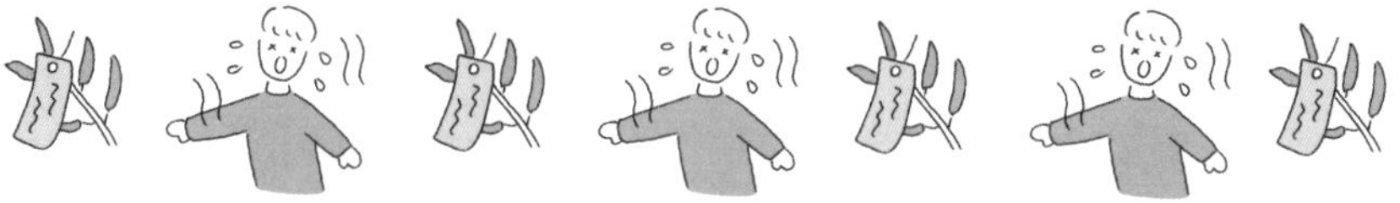

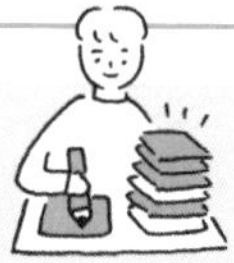

持續食療的關鍵

要對抗關節與肌肉疼痛、夏季感冒時，就必須調節電解質與自律神經。乍聽之下很困難，但**要做的事情只有三件，非常簡單**。

第一件事情就是有熱能悶在體內時，藉**夏季蔬菜**排除多餘熱能。夏季蔬菜富含調整電解質的礦物質、提升免疫力的植物化學成分與維生素C等。

第二件事情是**減少冷飲的飲用**。冷飲會直接降低內臟溫度，導致消化能力變差，營養的吸收率也會跟著降低。此外消化器官系統會在優先運作副交感神經時動起來，突如其來的冷飲可能擾亂自律神經。

第三件事情是起床時與就寢前，**喝一杯溫度高於常溫的開水**。睡眠期間會透過流汗排出500mℓ～1公升的水分，在這個容易流汗的季節，必須格外留意水分的攝取。

七月至九月的掃墓時期之間，只要持續這三件事情就能夠減緩失眠與睡眠中抽筋等症狀。

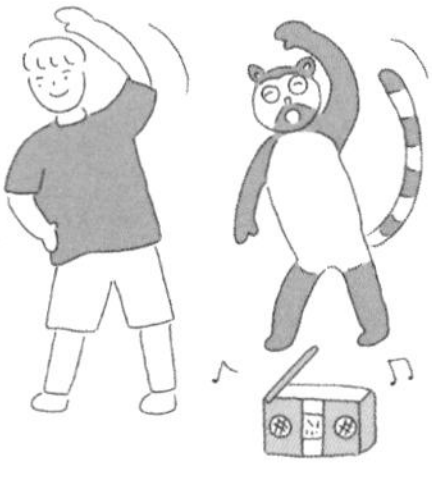

臉部肌肉顫動、腳抽筋……
肌肉異狀宣告了夏季的來臨

藉蔬菜×堅果類的礦物質
預防肌肉僵直

這個季節的空氣因為梅雨而充滿溼氣，讓人不禁煩惱到底該開除溼還是冷氣？或者是什麼都不開比較好？正朝著夏季邁進的現在，每天流汗的量與上個月比起來，可以說是一天比一天多。

這裡最應留心的就是身體的含水量。儘管尚未迎來酷暑，但是這段時期相對於流汗量，補充的水分卻特別容易不足。此外流汗會同時消耗水分與礦物質，所以必須刻意同時補給才行。

中醫認為「脾」是將食物消化成利於身體運用的內臟，但體內營養不均衡時，這種轉換功能就無法順利運作。要讓身體確實運用水分，就必須補回因汗水流失的礦物質。**礦物質不足時身體無法充分運用水分，使攝取的水分化為尿液排掉**，此狀態稱為脾陰虛。陰虛代表體內水分不足且電解質失衡，容易造成肌肉方面的症狀，像肌肉僵直、睡眠期間抽筋、臉部肌肉顫動等。所以七月第一週的食療方針，會採用富含礦物質的堅果，搭配含有大量鉀的蔬菜，有助於調整水分代謝。水分與礦物質不足會造成中暑或夏季倦怠，請及早改善吧。

本週健康保養

［手部按摩］

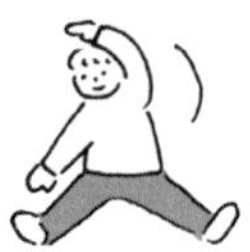

手部有許多穴道，所以不要想得太複雜，只要刺激到整個手部即可。不必刻意按壓哪個穴道，也能按到全身各處的反射區，能改善血液循環、鬆開肌肉、改善水腫、調整自律神經，好處多多。

雙手搓熱護手霜或精油後，以小幅度畫圓的方式按摩。一根根捏住手指後，邊轉動邊往指尖按壓，或是捏住手

指根部揉捏。這麼做能緩解不適症狀，讓手變得更漂亮，相當推薦。

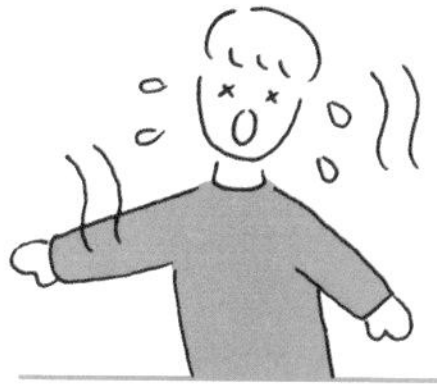

第1週

7/1→7/7

◆適合本週的食材◆

腰果

鉀、鈉與鈣等礦物質都會隨著汗水流失，而堅果類則含有豐富的礦物質。其中腰果更是含有非常多維生素B_1，有助於將醣質轉化成能量，改善疲勞與肌肉痠痛。

超市與超商都買得到的腰果，是相當方便的食材。不僅熱炒時可以添加，製作素食料理時還可以代替乳製品等，可以說是相當易於食用的堅果。**但是請選購未加鹽且未經油炸的類型。**

花椰菜

富含能夠維持體內水分的鉀，**這可是脫水時絕對要攝取的礦物質**。花椰菜是改良自高麗菜的蔬菜，同樣能夠強化負責調整胃部運作的「脾」。很適合在食欲不振、容易疲憊的時候食用。

此外還含有可抗氧化的維生素C，具有抑制活性氧生成的效果，**非常適合紫外線逐漸變強的這個時期**。為了迎接夏天而準備減重時，也可以用花椰菜米代替米飯。

本週湯品

腰果與花椰菜的綿密濃湯

腰果泡水一兩個小時，並將花椰菜與洋蔥切成適當尺寸後炒熟。接著將全部食材倒進水中燉煮，最後放進調理機打成濃湯。完成後添加鹽麴、味噌、胡椒鹽等喜歡的調味料後即宣告完成。

本週香草&香料

薑黃

令人印象深刻的黃色香料，能夠緩和肌肉疼痛、調整肝與胃的功能。可以拌入湯品或是與飯一起煮成薑黃，是非常好用的香料，請務必挑戰看看。

◆花椰菜米的作法

將花椰菜切碎後，用調理機打成米粒大小，就能代替咖哩飯、炒飯或燉飯中的米飯，在減醣之餘還能攝取膳食纖維，非常適合減肥。也可以放進密封袋後冷凍保存。

別輸給氣壓變化
克服梅雨帶來的影響！

低氣壓造成的頭痛與神經痛
就靠幫助消化的食材×補足「脾氣」的食材來應對

梅雨季節即將結束的這個時期，讓人不禁在意起天氣預報。而這段期間是否能夠藉由身體疼痛與不適，推測出隔天的天氣呢？自古以來就認為下雨天容易使舊傷疼痛，事實上也有很多人在下雨天感到關節疼痛或頭痛，而這是下雨時氣壓降低所致。**低氣壓會使體內水分有膨脹傾向，結果血管擴張、自律神經失衡、神經遭到壓迫，就造成了關節或頭部等處的疼痛。**中醫認為氣壓變化大的時候，負責消化吸收與水分代謝的脾功能會變差。水分代謝不順暢的時候，會發生鼻塞、水腫與腹瀉這類的問題。對氣壓較敏感的人，是否也有相同的困擾呢？此外，脾功能低下的話，就會陷入脾氣虛的狀態，疲勞感如影隨形，免疫力也降低導致容易倦怠或感冒。

七月第二週的食療方針中，幫助消化促進脾運作的食品很重要，例如：紫蘇、白蘿蔔與高麗菜等。此外攝取礦物質、蛋白質、維生素B群均衡的動物性蛋白質，調整水分代謝，培養體力與免疫力。豬肉與牛肉令人覺得對腸胃過於負擔，但此時更應與幫助消化的食材一起食用，避免營養攝取不足。

本週美容保養

[放棄底妝]

天氣變熱後皮脂的分泌量會增加，導致毛孔堵塞。氧化的皮脂變成角栓後會造成毛孔粗黑。此外，強烈的紫外線會打亂新陳代謝的週期，因此這段時期很容易出現皮膚問題。

這週就放棄底妝吧！但想要擁有美麗的膚況就必須做好防曬。不化底妝的話，就能在皮膚乾燥時立刻保溼，讓皮膚更加美麗。

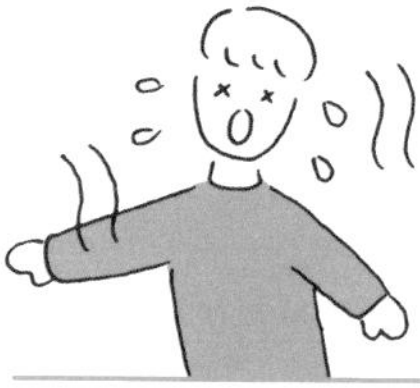

第2週 7/8→7/14

◆適合本週的食材◆

紫蘇

紫蘇的香氣成分中，含有紫蘇醛，能夠幫助夏季容易衰弱的脾運作，促進胃液分泌，有助於促進食欲。這個成分還具有抗菌、抗病毒與抗發炎等作用，**非常適合預防夏季感冒**。

另外還有放鬆的功能，在天氣變化與暑意**擾亂自律神經的時候**也能夠派上用場。

β胡蘿蔔素的含量在蔬菜中名列前茅，可望抗氧化並強化黏膜，進而提升免疫力。

雞絞肉

負責消化功能的脾要能完善運作，需要維生素B群、蛋白質、鐵、鎂、鈣、鉀等礦物質，雞絞肉就含有這些營養素且相當均衡，所以營養價值非常高。

此外在肉類中**脂肪含量算少，即使腸胃虛弱也可食用**。此外也富含維生素A，能夠強化食道與腸道等全身黏膜，很適合想提高免疫力的人。

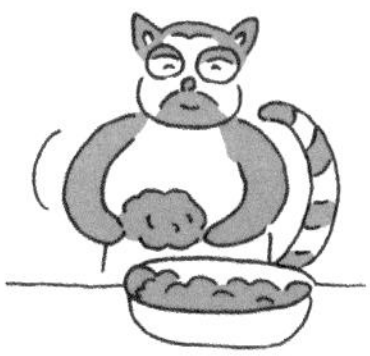

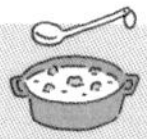

本週湯品

薑味雞湯加紫蘇

雞絞肉是能夠輕易熬出雞湯的食材。準備大量雞絞肉與薑絲，放在鍋中燉煮約十分鐘，接著放入喜歡的蔬菜，最後撒上切碎的紫蘇即可。

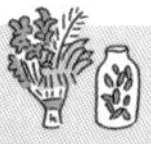

本週香草&香料

檸檬馬鞭草

香氣如檸檬般清爽的香草。

有助於調整腸胃運作，抑制發炎與反胃感。由於很適合園藝新手，因此五金行與園藝店等都可輕易買到。各位不妨也在家裡種一些，還有助於轉換心情喔？

◆檸檬馬鞭草用法

葉片會散發出檸檬香氣，可以泡成花茶或是搭配碳酸水，用法相當簡單。也適合搭配料理，將肉與檸檬馬鞭草用橄欖油醃漬後再煎，也很好吃。

如果容易在夏天感冒的話
就靠裹住腹部克服

對抗即將到來的炎熱與病毒
就靠肚圍×夏季蔬菜×肉

梅雨季節即將結束，人們也逐漸習慣悶熱，但是卻有許多沒辦法習慣的辛苦狀況，像是開冷氣睡覺卻冷醒、定時的話又會熱醒，或是吃進冰涼的食物導致腸胃不適……梅雨季結束後除了這些狀況外，還得再加上酷暑與紫外線，這讓健康管理變得愈來愈困難。**放著這些不適症狀不管就會削弱基礎代謝與免疫力，為了避免敗給流行於夏季的病毒，必須儘早準備應對方案才行。**

每年夏天都會感冒的人屬於「脾氣虛」體質，也就是負責消化功能的脾較虛弱。中醫認為要改善腎方面的體質問題較花時間，但脾方面的則比較快就能出現效果。

因此，七月第三週的食療方針選擇能鎮靜體內悶熱的夏季蔬菜，藉此幫助脾臟能正常運作。但脂肪較多的腹部與臀部都比較怕冷，在冷氣房或睡覺時較容易著涼。除了留意餐飲的溫度外，也可以用肚圍做好腹部保暖，以避免消化功能變差。透過動物性蛋白質來補充隨汗水流失的礦物質，則有助於強化「氣」。

本週中藥
［芍藥甘草湯］

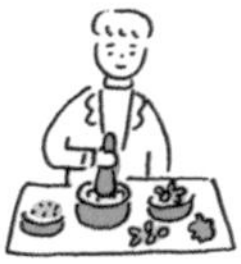

最具速效性的中藥，肌肉疼痛或腳抽筋時不妨試試，應該很快就會感受到效果了。打高爾夫球或登山時容易腳抽筋的人，似乎都會隨身攜帶。

能有效應對抽筋、肌肉痙攣、腹痛與腰痛。

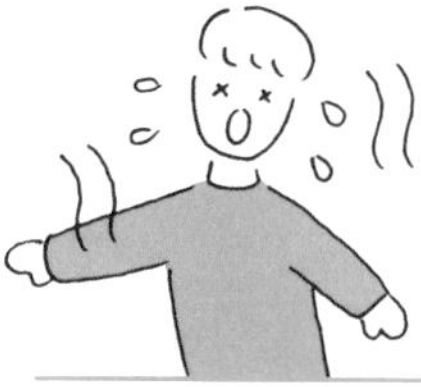

第3週 7/15→7/21

適合本週的食材

毛豆

夏季的黃綠色蔬菜，有助於鎮靜體內悶熱。毛豆其實是未成熟的黃豆，含有豐富的蛋白質。此外還含有大量可調節水分的鉀，可以說是夏季必備。並富含代謝糖、脂質、蛋白質所需要的維生素B_1與B_2，有助於改善高溫潮溼造成的倦怠。

毛豆還含有可幫助肝功能的胺基酸——甲硫胺酸，**很適合天氣變熱後就更常喝酒的人**。此外毛豆含有的維生素C與β胡蘿蔔素等比黃豆還多，抗氧化效果較佳。

牛肉

遇到梅雨就會嚴重倦怠的人，可以藉牛肉補足「脾」的力量，請務必嘗試。牛肉富含礦物質與均衡的胺基酸，**能夠幫助因暑意與溼氣而虛弱的身體恢復活力**。

此外還含有輔酶Q10，可促進血液循環進而改善低血壓。最近每到傍晚就覺得非常疲勞的人，請多吃牛肉找回平常的自己吧。

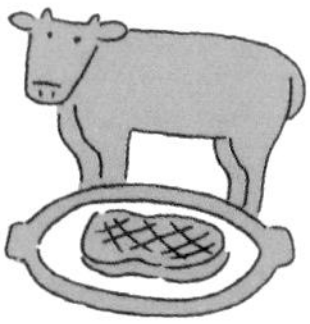

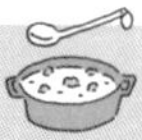

本週鍋品

牛肉毛豆湯

將牛肉切成方便食用的尺寸後，用醬油、味醂、蒜泥（依口味）醃製後輕揉。接著炒熟入味的牛肉後，添加毛豆與喜歡的食材、水後燉煮，最後用胡椒鹽調味即可。

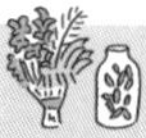

本週香草&香料

豆豉

豆豉是黃豆或黑豆用鹽巴發酵而成的調味料，常見於超市的中華料理專區。滋味非常酸，所以建議切小後使用。豆豉富含屬於鮮味成分的胺基酸，不僅可用在中華料理，還可以在炒菜時提味。

◆豆豉活用法

炒菜、用鋁箔紙包住後煎的料理、湯品等，都可以藉豆豉讓滋味更濃醇。用法與泰式魚露、秋田魚露、沙丁魚魚露差不多。

打造強健的身體基礎
正面迎擊酷暑

一口氣喝下冷飲可不好
藉由能幫助消化的食材來溫暖身體

一年比一年熱的炎夏終於來臨，從外面踏進室內時就會想喝杯冷飲對吧？

雖然大口喝下冰涼的飲料真的很舒服，但這行為卻會**使身體從內側發冷，還會降低免疫力、代謝與消化功能，進而消耗「脾氣」**。再加上內臟發冷時會使交感神經處於優先地位，降低對抗病毒、保護身體的淋巴球數量。因此長期飲用冰涼飲品會讓身體變得容易在夏天感冒。

此外，**夏季倦怠導致食欲不振，或是因為減重而營養不良的人，就有礦物質不足的風險**。在補充水分的同時若沒適度補充礦物質，就會造成嚴重水腫或是喉嚨過度乾燥，甚至引發讓腦袋昏昏沉沉的脫水症狀。尤其是沒開冷氣睡覺時或是早上起床時，這種不知不覺間流汗的情況更容易發生這些症狀。

因此，在七月第四週的食療方針中，要透過梅乾與海藻來調整身體中的礦物質含量。要是這個時期感冒的話，遇到更嚴酷的八月，身體就會變得更加倦怠。趁還沒感冒的今天，制定好相關策略。

本週香氛精油
香檸檬與檸檬香茅

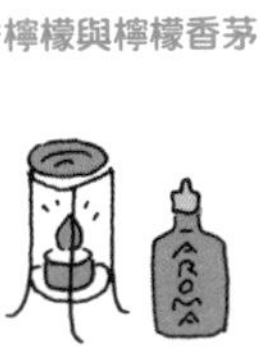

香檸檬有助於緩解緊張，讓睡眠更加香甜。檸檬香茅則有抑制體味的功效。在睡眠品質不佳時，若還是連日失眠的話，免疫力就會跟著變差。

請試著製作按摩精油吧。先在藥妝店購買甘油，準備約10㎖的量，滴入香檸檬與檸檬香茅各一滴，搖勻後就完成了。泡完澡後就可以用這瓶按摩精油按摩身體囉。

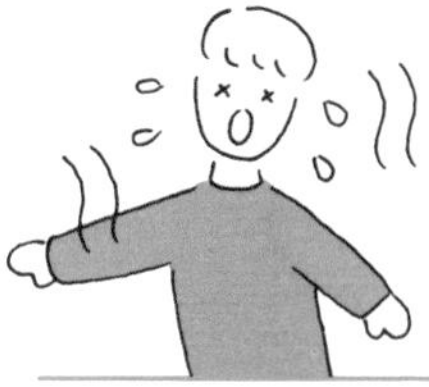

第4週 7/22→7/28

◆適合本週的食材◆

梅乾

梅乾中的檸檬酸能夠幫助腸胃與肝臟運作、消除疲勞，治癒因為高溫潮溼而倦怠的身體。

除了檸檬酸以外，還含有蘋果酸、苦味酸、兒茶素、琥珀酸、酒石酸、丙酮酸等有機酸與木脂素，可望帶來抗菌與抗病毒作用等。此外梅乾可在口腔內實現抗菌效果，也有助於預防口臭。雖然過度食用會造成鹽分攝取過多，必須特別留意，但整體來說**富含夏季必需的礦物質**。

裙帶菜根

富含鈣、鎂、鉀等礦物質。此外**黏性成分褐藻醣膠、海藻酸等水溶性膳食纖維，可以調整腸道環境，有助於提升免疫力**。

裙帶菜根還具有穩定血壓、血糖值與膽固醇值等的效果。纖維素等非水溶性膳食纖維的量，則是裙帶菜的1.5倍左右。

裙帶菜根可以幫助身體排泄堆積的老舊廢物，因為體味代表體內有毒素累積，所以容易流汗而擔心體味的人可以多加食用。

本週湯品

梅乾裙帶菜根味噌湯

只要像平常一樣製作味噌湯，最後加入梅乾與裙帶菜根即可。身體不適的時候，不妨當成藥物喝喝看。

本週香草&香料

紅椒粉

雖然是頗具特色的紅色，但是卻不含辣味。營養素方面則有大量新陳代謝必需的維生素B群、鐵、鎂，以及可抗氧化的維生素A等。因此夏季倦怠時、紫外線造成皮膚困擾時，非常適合使用紅椒粉。

◆紅椒粉用法

料理顏色較樸素時，可用來增加視覺效果。西班牙的加利西亞地區有道知名的料理，以橄欖油與鹽巴為章魚調味後，撒上紅椒粉製成的。

◆茶品

夏季適合飲用富含礦物質的麥茶與博士茶，不知道該喝什麼時，就從中選一項吧。

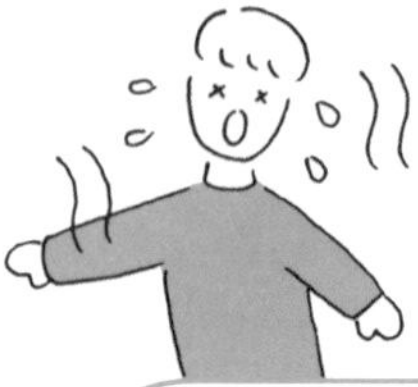

最終週

7/29→7/31

7月的回顧

夏季陷入倦怠就太可惜！
用健康身體
度過有意義的夏天

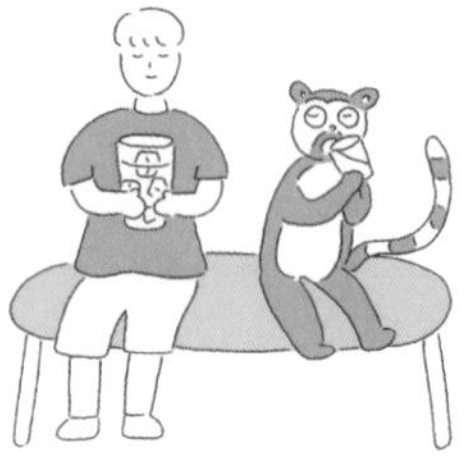

補充水分與礦物質、調整消化、提升睡眠品質，即是預防體力與免疫力下降，神采奕奕度過夏天的祕訣。儘管如此，要執行或許相當困難，這時希望各位**優先注重的就是自律神經的調整**。舉例來說，用餐時多嚼幾下、藉由溫熱的湯品來慰勞腸胃、熱敷布滿神經的頸部周邊、泡半身浴、深呼吸、按摩腹部等，都是保養自律神經的好方法。

身體不適必然是有原因的，每年夏天都會感冒或是感到倦怠的人，今年**請重新審視生活習慣**，**看看是否有造成不適的地方**。

◆**益脾**　花椰菜、紫蘇、雞絞肉、牛肉

◆**鎮靜悶熱**　毛豆、夏季蔬菜、紫蘇、麥茶、博士茶

◆**補充礦物質**　腰果、梅乾、裙帶菜根、麥茶、博士茶、牛肉、雞肉

8月　夏季（長夏）

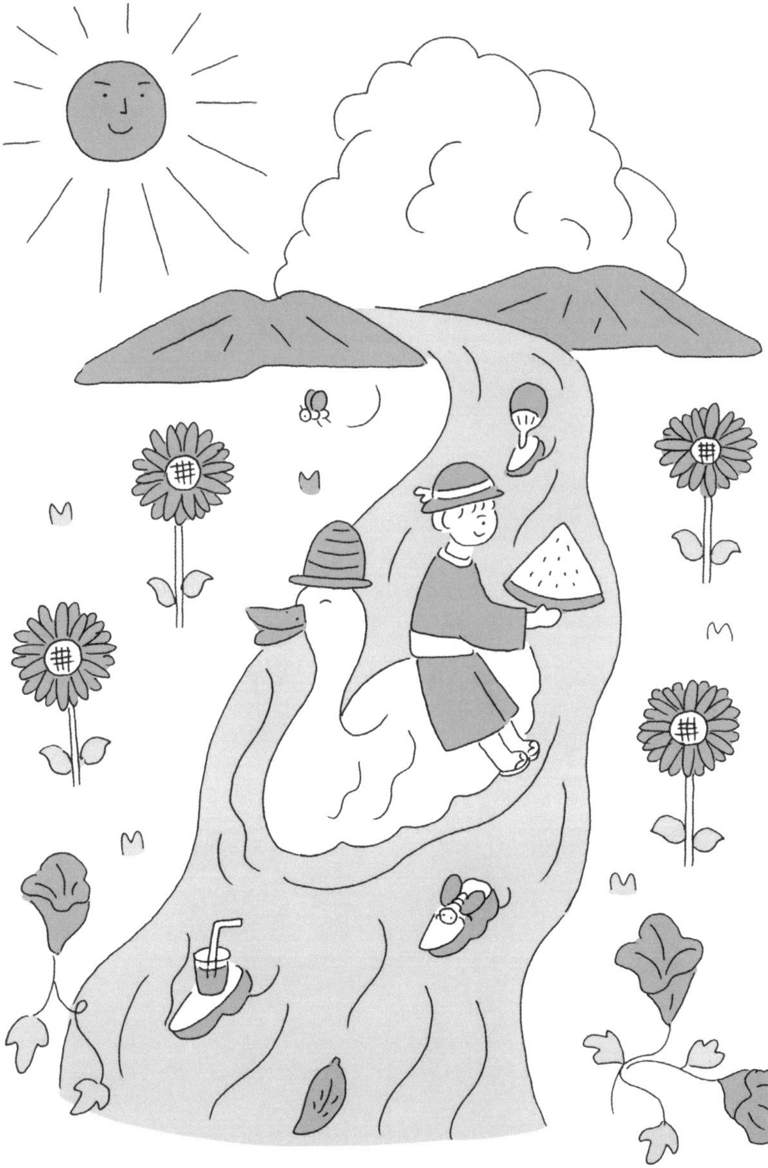

八月 對抗豔陽造成的細胞等級身體倦怠

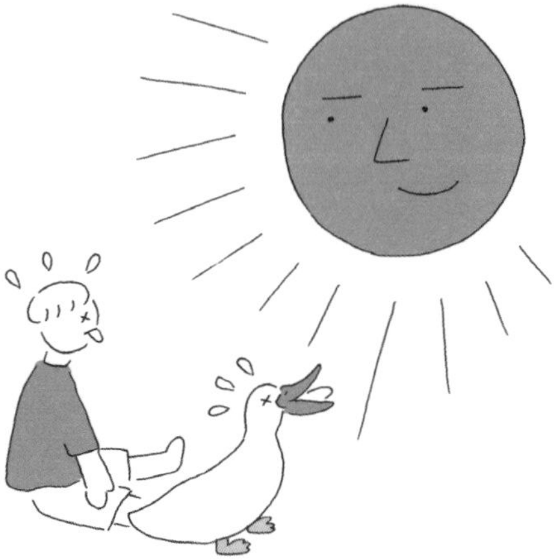

藉色彩鮮艷的夏季蔬菜，與ω-3脂肪酸，打敗紫外線造成的嚴重活性氧問題！

因強烈的陽光、冷氣與冰涼飲食造成不適症狀的這個月，要採用下列食療方針。

第一週　內臟冰涼
第二週　紫外線造成的不適
第三週　對抗黑斑與細紋
第四週　夏季疲勞

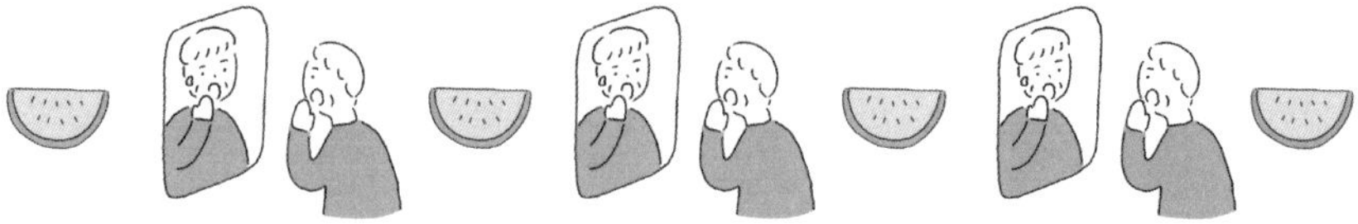

紫外線造成的活性氧增加 會讓腦袋空白、思考能力變差

八月外出頻率增加，沐浴在陽光中的機會也會大增，在盛夏的陽光下是否會覺得非常疲勞呢？這是紫外線造成活性氧激增所帶來的影響。**粒線體（P16）會如引擎般驅動身體，而活性氧則會對其造成傷害；因此，紫外線不僅會增加黑斑與細紋，甚至還會變得疲勞、思考能力低下**。紫外線帶來的活性氧會傷害細胞造成發炎，中醫稱為「熱」；思考能力變差的狀態則稱為「心熱」。紫外線還會傷害神經細胞，造成自律神經失衡，若是讓交感神經因此而過度緊張的話，就會削弱消化與水分的代謝功能，進而產生痰。陷入心情緊張或失眠狀態時，還會加速「熱」的發展，中醫將其稱為「痰熱內擾」。

請一起來看看粒線體與活性氧的關係吧。各位是否曾因為太過努力而導致每天睡眠不足，使得腦袋無法正常運作、視線變得模糊，有時還會頭痛？這就是勉強自己造成體內活性氧大增所致。在使用腦袋與肌肉時，驅動身體的引擎——粒線體就會動起來，但過程中卻會產生傷害細胞的副產物——活性氧。活性氧可以擊退入侵身體的病毒與細菌，但是過多就會傷害身體。粒線體存在

◆紫外線的種類

猶如要烤焦皮膚，帶來刺痛感的紫外線稱為UVB，會造成黑斑與雀斑。而UVA則連陰天都會對皮膚產生影響，甚至還能穿透玻璃窗。UVA能進入皮膚深處，傷及製造彈性的膠原蛋白與彈性蛋白，造成細紋與皮膚鬆弛。因此，待在窗邊或是坐在車上時，也別忘了做好防曬措施。

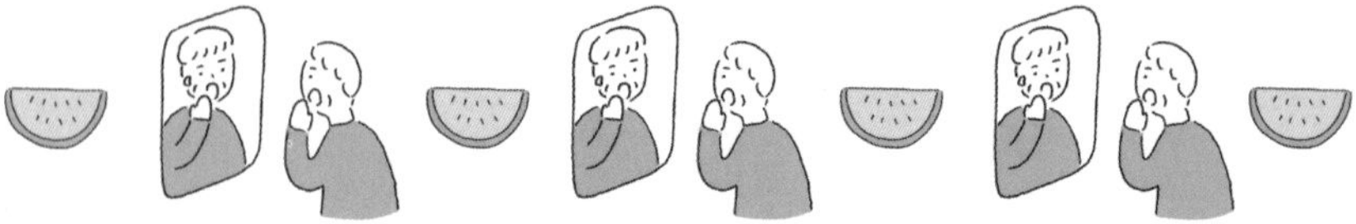

於全身的細胞中，其中腦部、血管、腸胃、膀胱、氣管、眼睛等含量特別高。當大量的活性氧生成時，就會出現疲勞、思考能力變差、眼睛疲勞與頭痛等症狀。

藉ω-3脂肪酸×維生素ACE 保護身心不受紫外線傷害

相較於睡眠不足，會造成活性氧激增的正是紫外線。想要對抗活性氧造成的傷害就要透過青魚類、堅果類中的ω-3脂肪酸來修復腦細胞，藉維生素ACE來清除活性氧，也要攝取富含植物化學成分，也就是色彩鮮豔的食材。

人體本身可以透過抗氧化酵素SOD來清除活性氧，但是過了20歲後，運作效率就會隨著年齡的增長而變差，因此需要攝取鋅、錳、銅等來幫助抗氧化酵素SOD的運作。這個月與上個月一樣都容易流汗，所以可攝取富含礦物質的肉類、魚類與貝類。紫外線也會進入眼睛，所以除了防曬產品與陽傘外，也必須戴上墨鏡來保護眼睛。

◆植物化學成分

為了抵禦陽光與昆蟲，植物製造出特殊的化學物質，像是：紅色的茄紅素、橙色的β胡蘿蔔素、褐色的槲皮素，以及香氣成分大蒜素、異硫氰酸酯等。鮮豔的色彩可以抵抗紫外線，獨特的香氣則能防止害蟲靠近。這都是為了應付紮根處的土地與環境，所以就請植物將這些恩惠分享給我們吧。

◆抗氧化酵素SOD

除了SOD外，能去除活性氧的酵素還有過氧化氫酶、穀胱甘肽過氧化物酶等。這些酵素存在於會產生大量活性氧的粒線體裡。

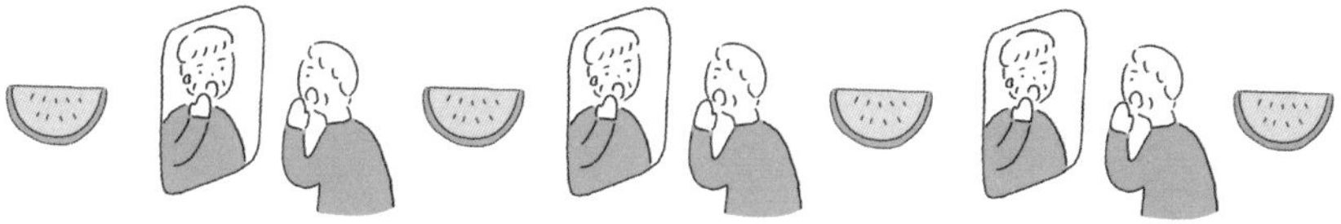

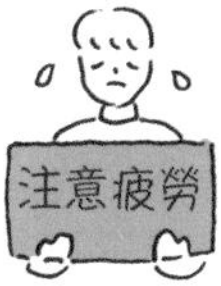

8月會發布注意疲勞警報！

豔陽造成的疲勞，要注意黑斑、細紋與自律神經失衡

強烈的陽光會奪走我們的體力、精力與美肌，可以說是疲勞不斷累積的季節。不做好防範的話，就會敗給自然的力量。一年比一年強的紫外線已經無法控制，只能自己想辦法應對。尤其是在疲勞感持續不斷的夏季，對萬事都缺乏幹勁，讓我們對三餐、紫外線與生活規律隨便應付，身體更加倦怠了。

因為夏季倦怠就喝更多的冰涼果汁、啤酒、方便食用的麵食、麵包、冰品與水果，會讓我們的營養素攝取偏重糖質，造成營養失調、自律神經失衡、腹部發冷。這時必須選擇**含有大量植物化學成分的夏季蔬菜，以對抗紫外線**。此外也要刻意攝取**能促進代謝的維生素以幫助身體製造能量**。有助於代謝糖值的是維生素B_1、脂質是維生素B_2、蛋白質是維生素B_6，如此一來，就能夠順利製造能量、改善疲勞，強化「氣」的氣化（P40）功能。

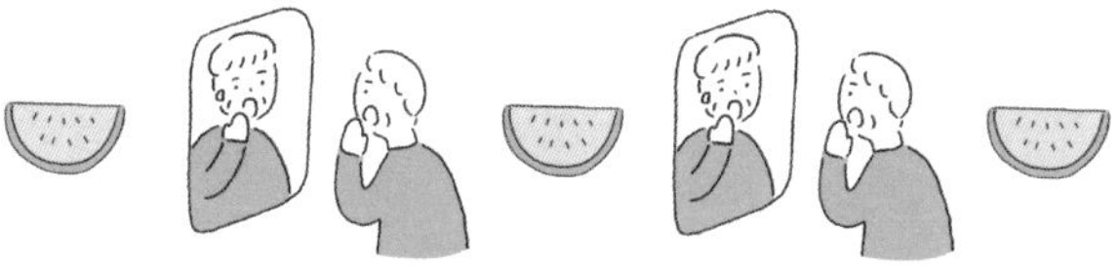

檢視內臟是否發冷

有時即使很熱卻還是感覺不到身體發冷，但內臟已陷入發冷狀態。喝太多冷飲、沖澡不泡澡、整天待在冷氣房的人，或許體內溫度已經降到會影響代謝作用，讓人失去對抗盛夏的體力與精力了。所以，請確認內臟是否已經發冷了。

- □ **比其他人更容易流汗**
- □ **腹部摸起來冰冰的**
- □ **手腳的末端冰涼**
- □ **容易倦怠或疲勞**
- □ **易胖**
- □ **容易感冒**
- □ **運動量不足**
- □ **容易腹瀉或便祕**

符合三項以上的人，或許已經陷入氣虛，導致代謝、腸胃運作與免疫力都低下的狀態。所以這個月請確實執行食療方針，從內臟開始溫暖身體，打造耐得住夏季不適的身體吧。

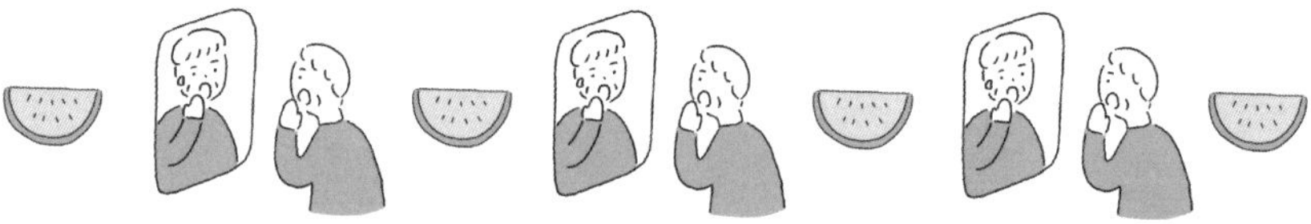

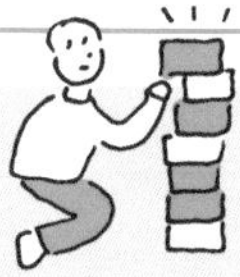

持續食療的關鍵

為了對抗夏季紫外線而選擇高抗氧化作用的食材時，有兩大重點：第一，選擇色彩鮮艷的蔬菜，具體來說有紅色的番茄、綠色的青椒、黃色的洋蔥、橙色的玉蜀黍、紫色的茄子等。第二，極富特徵的香氣，像是蘘荷、山葵、顆粒黃芥末、芝麻菜、大蒜、蔥、紫蘇等。**具高抗氧化作用的植物化學成分，大量存在於色素或香氣成分**。

選擇當季蔬菜還有助於清除多餘熱能。處於中醫所說的「心熱」或「痰熱內擾」的狀態時，容易有熱能悶在體內。處於這種情況或是自律神經失衡、總是翻來覆去睡不好的人，食用當季蔬菜理應能調整好身體狀況。此外，**所有海鮮都富含礦物質與ω-3脂肪酸，具有抗氧化作用並有助於修復受傷的細胞**。

八月不知道要吃什麼的時候，不妨以每週食療方針為基礎，再搭配鮮豔且香氣極富特色的當季蔬菜與海鮮。

◆何謂多餘熱能

天氣太熱導致熱能悶在體內時，自律神經就會調節體溫。透過冒汗、擴張皮膚附近的血管來冷卻身體。但是無法順利冒汗或是冷氣等擾亂到自律神經時，就會讓熱悶在體內。

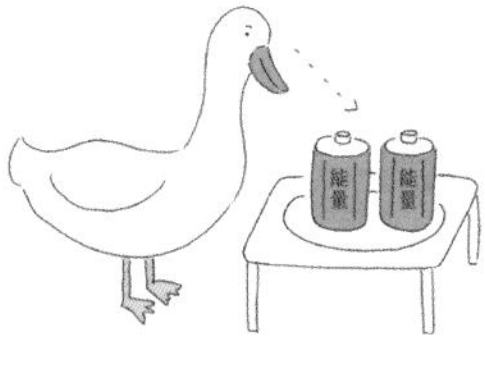

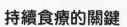

一年當中最應注意發冷的時期
適可而止的環境最合適

用溫熱的夏季蔬菜料理
清除多餘熱能之餘還能溫暖內臟

炎熱的八月開始了。有時會聽到再熱也堅決不開冷氣、滿身大汗忍耐著的事情。但是其實夏天中的舒適條件是溫度28度左右、濕度60%左右。有很多人是在家裡中暑的，所以當居家環境離前述條件太遠時，請藉由冷氣來調節。中醫將中暑的狀態稱為「痰火擾心」。

也有相反的狀況。各位是否會長時間待在過冷的冷氣房呢？過冷加上衣著單薄、吃冷食，**使得夏季成為一年中身體最冷的時候**。沒錯，夏季其實是身體發冷的季節。連內臟都發冷的時候，消化不良、便祕、水腫、生理痛、膀胱炎、食欲不振等症狀就會頻繁出現。中醫認為在，夏季因冷氣影響而導致內臟發冷的狀態屬於「脾腎陽虛」。

由於這時體內會悶住多餘的熱能，因此，八月第一週的食療方針將攝取可鎮靜熱能的當季蔬菜。但是**請製成溫熱的湯品或燉煮料理，以避免內臟發冷**。也要攝取肉類與魚類，補充流汗時流失的礦物質並提升代謝功能。一起打造不怕炎熱，能夠與季節共存的身體吧。

本週健康保養

[發冷時的針灸貼片]

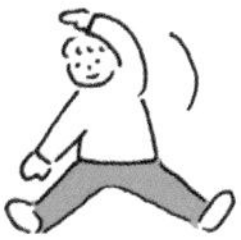

在冷氣房理感到冷時，可以蓋條毯子、穿上護腿襪或肚圍等，而這裡要介紹的是藉由刺激腳底穴道來促進足部的血液循環。單純的刺激穴道當然沒問題，但針灸貼片會更簡單。藥妝店有各式種類，請找到適合自己的類型。這裡特別推薦三陰交、血海與足三里這三個穴道。

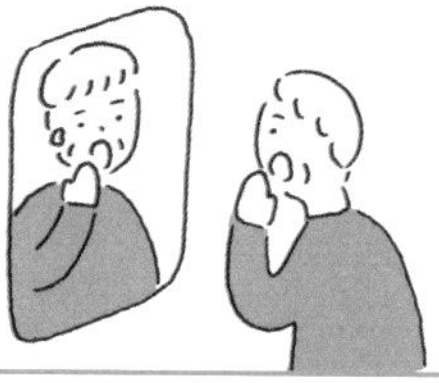

第1週
8/1→8/7

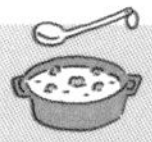

本週鍋品
魷魚番茄湯

夏季內臟發冷時，來碗魷魚番茄湯如何呢？兩種食材都帶有鮮味，能夠成為料理的滋味主軸，相當方便。

魷魚還可以搭配西洋芹、茼苣、夏季蔬菜等，與泡菜其實也很搭，請務必嘗試。

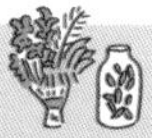

本週香草&香料
月桂葉

被譽為世界上最普遍的香草，內含桉葉油醇有助於調整腸胃功能，促進消化、整腸等，還可以改善血液循環與身體發冷。蒎烯、香檜烯具有抑制發炎的作用，有助於緩和關節、神經痛。

◆適合本週的食材◆

魷魚

富含高蛋白質、維生素B群、維生素E、DHA、EPA等營養素，**可提升代謝、改善血液循環**。尤其是大量牛磺酸，所以也有**消除疲勞的效果**。

還有天門冬胺酸、甜菜鹼等鮮味成分，拿來煮湯的話會相當美味。超市也有販售冷凍魷魚，請務必當作家中的常備食材。

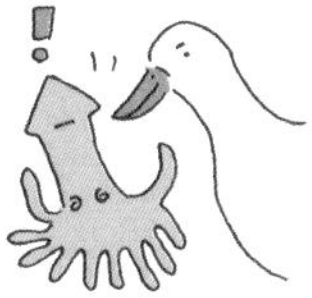

番茄

擁有夏季蔬菜的特徵，也就是可抑制體內悶熱與發炎的成分——檸檬酸、蘋果酸等。此外也有豐富的鉀、鈣、鎂等礦物質。此外還有**許多維生素ACE、茄紅素，都是適合對抗紫外線的抗氧化成分，非常適合夏季食用**。

只要購買番茄罐頭或真空包裝的番茄，就成了好放又好用的食材，也可以整顆冷凍保存。

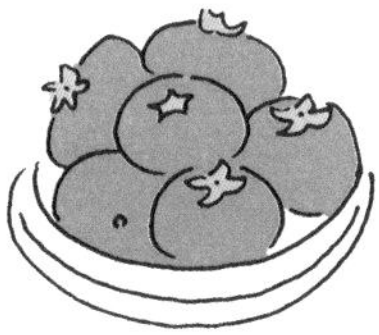

◆月桂葉的用法

可以消除肉類或魚類的腥味。製作燉菜鍋或普羅旺斯雜燴時，只要放入一片就能增添優雅香氣，使質感更上一層樓。

用魚油修復受傷的身體與細胞

當紫外線造成身體倦怠時
就用夏季抗氧化食材×魚油

盂蘭盆節要到了，相信應該有人已經開始規劃外出了吧。就連不想出遠門的人，也打算在連假期間放鬆一下吧？但是明明是開心的假日卻一早就懶洋洋的，和家人聊天時也不小心放空了……各位是否有過這樣的經驗呢？這或許是紫外線害的。

聽到紫外線時多半會想到皮膚與頭皮的老化對吧！暴露在充滿紫外線的環境時，為了防禦人體會產生大量的活性氧。這個防禦反應會導致膠原蛋白減少、彈性蛋白遭破壞，使得皮膚的彈性變差、產生皺紋，還會活化黑色素細胞造成黑斑或雀斑。除了這類看得見的變化外，**大腦內也會產生活性氧，導致自律神經失衡、睡眠品質下降、強烈的疲勞感、焦慮或緊張感**。

因此，八月第二週的食療方針，就要想辦法去除活性氧，以擊退紫外線造成的夏季不適。能夠為料理增添滋味焦點的香料植物，有助於鎮靜悶在體內的熱能。有些魚油則可修復受傷的細胞並活化腦部。

本週美容保養
［美白、黑斑、細紋］

美白最重要的就是利用防曬乳抵抗紫外線，而非購買昂貴的保養品。

防曬乳會被汗水洗掉，所以最好每2小時重新塗抹一次。請訂好規則，如：在戶外時每次去洗手間都重塗一次。

此外，防曬乳會使皮膚乾燥，在意的人，可先塗抹凡士林，做好保護後再抹上防曬乳。

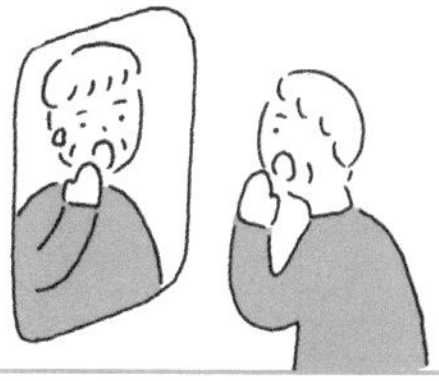

第2週

8/8→8/14

◆適合本週的食材◆

鰹魚

夏季好滋味——鰹魚是優質蛋白質，富含維生素D、維生素B群與礦物質，並含有許多紅血球生成所必需的維生素B12。**鰹魚油含有許多可活化腦細胞的DHA，能夠奪回低下的思考能力**。免疫力因為倦怠或夏季疲勞而變差時，也很適合食用。

柴魚片中含有柴魚片寡肽，具有調整血壓的功能，可以預防各式各樣的基礎疾病。

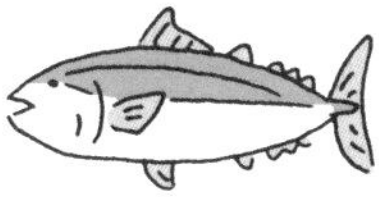

蘘荷

蘘荷是夏季蔬菜，能夠**冷卻體內多餘熱能**。屬於香味與辛辣成分的α蒎烯、荷二醛，具有改善水腫的效果，很適合因為長時間吹冷氣而血液循環變差的身體。

此外α蒎烯與莰烯可以提升免疫力，並具有抗菌與抗病毒功能，有助於預防夏季感冒。蘘荷還擁有許多可以活化抗氧化酵素SOD（P172）的錳，可用來對抗紫外線所造成的影響。**這些夏日的當季蔬菜含有許多保護身體不受夏季傷害的成分**。

本週鍋品
蘘荷湯

用柴魚片熬好湯頭後，放入斜切成薄片的蘘荷。接著放入更多的柴魚片，再依口味添加打散的蛋、蘘荷、洋蔥等食材，最後用醬油調味即可。

本週香草&香料
葛拉姆馬薩拉

以肉桂、丁香、肉豆蔻為基礎，由3～10種香料組成的混合香料。

可調整腸胃功能、改善身體發冷，並具備抗菌作用，能輔助虛弱的身體。

◆**葛拉姆馬薩拉的用法**

最容易聯想到的是咖哩。但也可以用在和風湯品上，只要在柴魚高湯、味噌湯中添加少許，就變成略帶刺激感的湯品。還可以煮出簡易的印度奶茶。

顯眼的黑斑與細紋
就靠吃的防曬品來對付

藉兩種回春水果
從紫外線中保護皮膚

夏季連假是否有好好休息到呢？盂蘭盆節結束後，暑意也稍微沉澱。但是接下來將迎來颱風與突如其來的局部性大雨等，潮溼難熬的氣候還沒進入尾聲。相信這段期間不少人照鏡子時，也發現眼部的黑斑與皺紋變深了對吧？

這段時期容易長黑斑的原因，在於紫外線UVB（P171）使黑斑的根源——黑色素更容易生成，且新陳代謝失衡也會導致黑色素積蓄。且**在室內或是陰天時也會對皮膚產生影響的紫外線UVA，則會傷害膠原蛋白與彈性蛋白，削弱皮膚的彈性，導致細紋與皮膚鬆弛問題**。

中醫將包括皮膚問題在內的身心受損狀態，稱為痰火擾心，而紫外線更是火上加油。因此除了防曬乳、墨鏡與陽傘等，**還必須攝取可清除活性氧與調整新陳代謝的營養素**。因此八月第三週的食療方針，要從體內做好紫外線防禦。此外也攝取含有大量抗氧化物質的水果，清除活性氧、調整混亂的新陳代謝。

本週中藥

[加味歸脾湯]

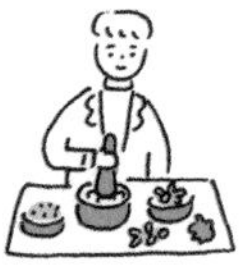

這個時期睡不好、腸胃容易受損，也會變得神經過敏。有這些問題時，就服用加味歸脾湯吧。這帖中藥能增加體力、鎮熱、穩定心情，帶來優質的睡眠。

健康就是吃好睡好。在吃、睡都受到干擾的夏季常備這帖中藥會安心許多。

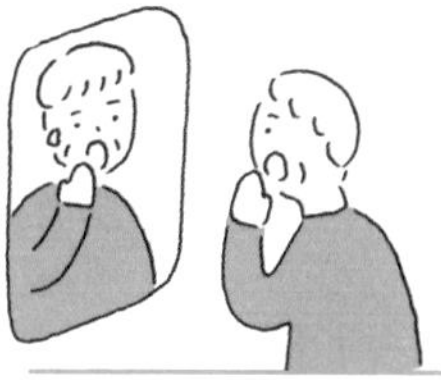

第3週

8/15→8/21

◆適合本週的食材◆

奇異果

含有非常大量的維生素C，高抗氧化作用可抑制黑色素生成，同時促進膠原蛋白生成，對容易疲勞的夏季皮膚來說是強大的夥伴。此外紫外線造成內心倦怠與神經過敏時，奇異果的成分也有助於撫平困擾。

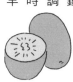

奇異果蛋白酶則可促進鐵質吸收並分解蛋白質。想調整新陳代謝、增加體力的時候都很適合，請務必當作早餐或甜點食用。

藍莓

以對眼睛很好聞名的藍莓，抗氧化作用的程度在食品中名列前茅。富含藍色色素成分──花色素苷、維生素A、維生素C、維生素E、錳、鋅等。

此外還含有白藜蘆醇，可促進抗氧化酵素SOD生成，活化對回春基因產生作用的粒線體機能。

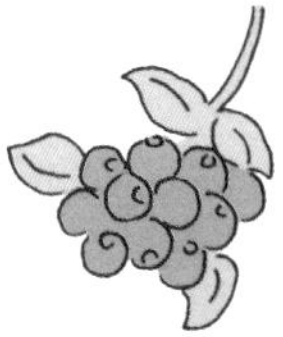

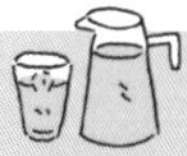

本週飲品

排毒水

這是散發淡雅果香，可以補充礦物質與維生素的飲品。將藍莓、奇異果、薄荷、葡萄柚等喜歡的水果或香草泡在水中約3～4小時即可飲用。擔心身體發冷的人，不妨泡杯熱茶後再添加水果。

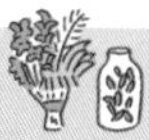

本週香草＆香料

薄荷

可鎮靜體內多餘熱能，並擁殺菌與調整腸胃的作用，很適合在夏季倦怠與夏季感冒時選用。可泡成花茶、搭配沙拉或是泡湯時使用，用途相當廣泛。此外薄荷具有強大的繁殖力，種起來很簡單，各位不妨挑戰看看。

◆**推薦！排毒水**

夏季會攝取運動飲料、碳酸果汁等含糖量高的飲品，導致血糖值提高。因此，想喝甜甜的飲料時就來杯排毒水吧，可以享受到比水更棒的滋味。

將製作排毒水剩下的奇異果與藍莓加到溫熱的博士茶中，再擺幾片薄荷也很棒。

消除夏季疲勞 準備迎接秋季

藉藍色與垃圾的清涼食材 讓夏季疲勞瞬間消失

炎熱的夏季已經過了一半，身體深受颱風等氣壓變化影響對吧。氣壓變化是否導致關節痛、腰痛、頭痛等疼痛增加了呢？在紫外線的影響下增生的活性氧也加重了身體的倦怠、黑斑與細紋也增多了。清涼飲食導致內臟發冷、冷氣則造成手腳浮腫，這段期間應該是夏季疲勞最嚴重的時期。這在中醫稱為「心脾兩虛」與「脾氣虛」。

在這樣的狀態下，若是因免疫力變差而感冒的話，真的會很痛苦。這種高溫潮溼的難熬日子，會持續到九月的秋分前後。**讓夏季疲勞拖到那時候，或許就會因好發於秋季的過敏與傳染病而遭受更大的打擊**。為了避免事態演變成難以控制的情況，建議儘早修復身體。

因此，八月第四週的食療方針要選擇**當季蔬菜**，在夏季疲勞更嚴重之前，好好提升精力與解毒力。也建議攝取含有**ω-3脂肪酸的青魚類**，以便修復因夏季疲勞而變得虛弱的身心。

本週香氛精油

［迷迭香］

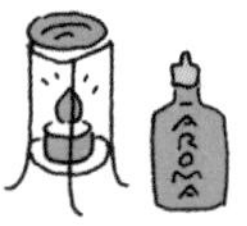

迷迭香的香氣能減輕疲勞，促進血液循環。可望改善內臟發冷與水腫，要做成浴鹽用看看嗎？

葡萄柚精油可以促進淋巴循環。取葡萄柚精油與迷迭香精油各三滴，與三大匙鹽溶在熱水中即可。覺得身體的循環不佳時，就藉此好好修復吧。

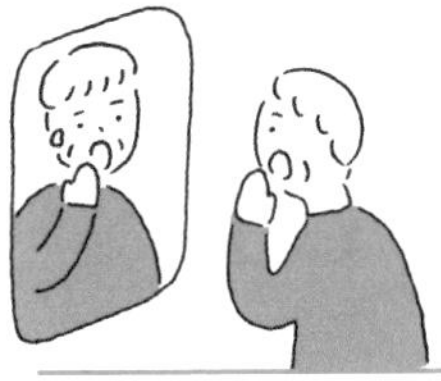

第 4 週

8/22→8/28

◆適合本週的食材◆

蘆筍

蘆筍含有豐富的天門冬胺酸，具有增加耐力的效果，常添加於營養飲料中。蘆筍還能促進能量代謝和新陳代謝，也具有解毒功能，可以幫助排尿，對於消除疲勞、美肌和減輕浮腫等的夏季常見煩惱都有助益。此外，由於蘆筍能幫助身體吸收在這時期特別容易消耗的礦物質，因此也能預防夏季疲勞。

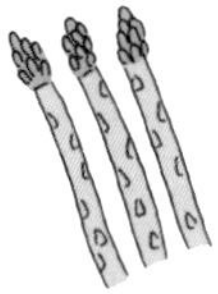

青魚類

青魚類富含ω-3脂肪酸與牛磺酸。ω-3脂肪酸是鰺魚、沙丁魚、鯖魚、秋刀魚等魚類中，含量相當多的必需脂肪酸，**是相當優秀的油，能保護細胞膜不受活性氧的傷害**，請務必攝取。

而肉類與炸物中所含的ω-6脂肪酸，若攝取過量特別容易出現疼痛、過敏的問題，所以這週請改吃魚肉吧。所有的海鮮都含有牛磺酸，可以促進血液循環，改善身體發冷與水腫。

本週湯品

簡單的義式水煮白魚

準備好喜歡的魚肉、蛤蜊，以及蘆筍、番茄、西洋芹等想使用的蔬菜。用橄欖油與大蒜煎熟魚肉與蔬菜後，加入蛤蜊、白酒與水後稍微煮過。蛤蜊開口後，就用胡椒鹽調味，最後撒一些羅勒即可。

本週香草&香料

羅勒

內含的丁香油酚具有高度抗菌作用，可有效抵禦感冒等傳染病、口內炎，並消除念珠菌等細菌。此外還可以調整腸胃功能、帶來放鬆效果，很適合在自律神經容易失衡的高溫潮溼時期使用。

◆義式水煮魚

用剩的生魚片往往不知道該怎麼辦才好，這時就可以派上用場了。煮起來簡單，吃起來也輕鬆，所以請務必嘗試。

◆羅勒的用法

羅勒很適合搭配番茄料理，是夏季很常出現的香草。

種起來與薄荷一樣簡單，推薦各位親自栽種。

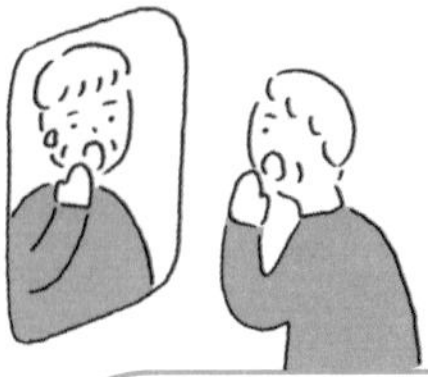

最終週

8/29→8/31

8月的回顧

當務之急
是用當季蔬菜與海鮮
修復細胞

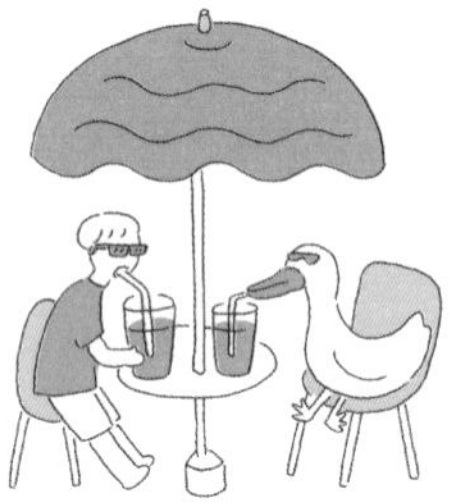

持續地異常高溫讓人感到「已經到達極限！」這時來杯一分鐘就能調配好的飲品如何？將醋拌入甜酒，或是在番茄汁裡添加甜酒，就可以輕鬆地補充營養了。此外，梅乾蛋花湯不僅可以調整失衡的電解質，還能攝取到維生素C以外的必需營養素，讓夏季疲勞瞬間消失。

當季的蔬菜與海鮮正是應對此時身體各種不適的最好選擇，所以請盡情享受美味的食材並實踐食療方針。

為了能仰望英仙座流星雨、聆聽蟲鳴鳥叫，享受這個季節特有的風情，請務必先調整好自己的身心。

◆**修復夏季損傷** 鰹魚、蘘荷、番茄、蘆筍、青魚類

◆**抗氧化作用** 奇異果、藍莓、羅勒、蘘荷、番茄

◆**提升代謝** 魷魚等所有海鮮

9月 夏季邁向秋季（長夏）

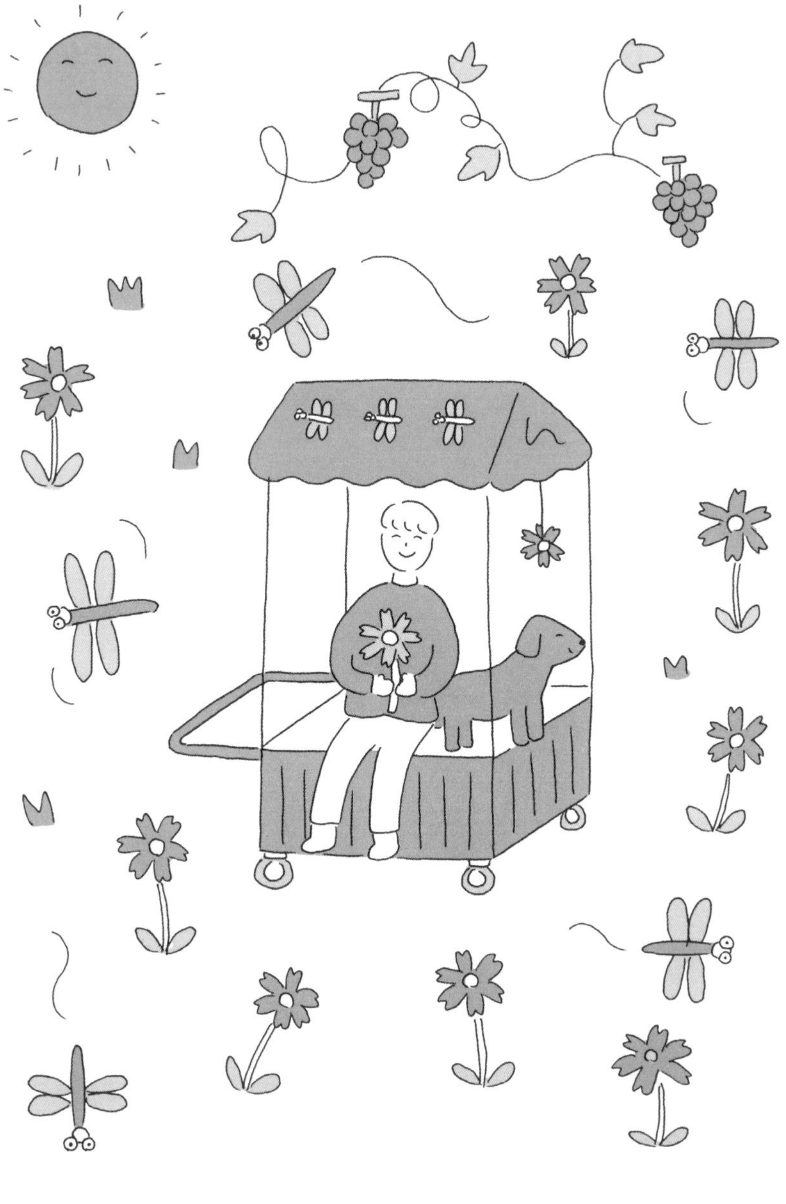

九月 及早透過溫活、腸活與喉嚨保養來提升免疫力

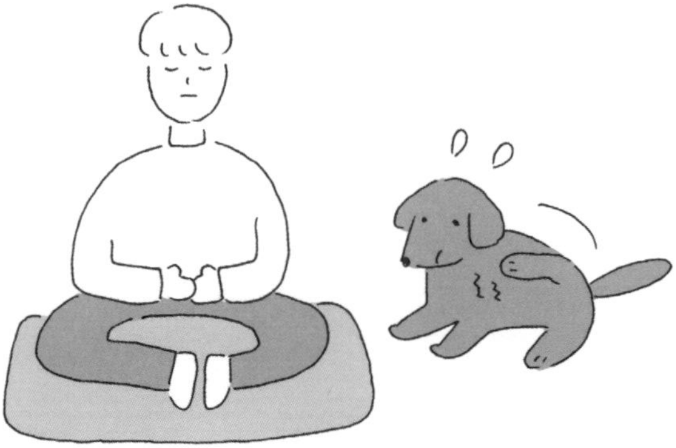

秋季過敏症狀發作。
腸壁的強度
直接決定身體的強度！
在這個變化明顯的月份，
要透過整腸食品
來幫助身體適應！

咳嗽、打噴嚏、發癢讓生活沒了幹勁，這個月請採用下列的食療方針。

第一週　對抗氣壓變化
第二週　提高免疫力
第三週　對抗過敏症狀
第四週　緩和喉嚨損傷

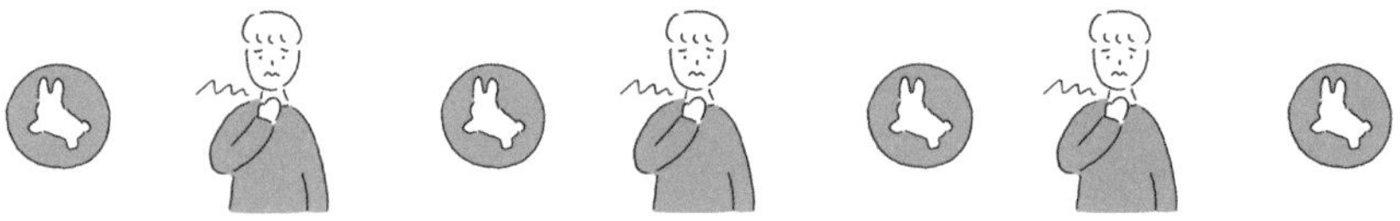

防護蜱蟎、粉塵與花粉的能力取決於腸壁的強度

難熬的暑意已經告一段落，中醫將一年概分為二，這個月即是轉換期。秋分之後就會從溫暖、活潑的「陽」，轉變成清涼、寂靜的「陰」，所以必須特別慰勞一下身體才行。

暑意沉澱下來，總算可以鬆口氣了，但馬上就得面對乾空氣所造成的影響，蜱蟎與花粉所引發的過敏症狀。原本鼻腔與喉嚨黏膜就特別弱的人，會處於「肺氣虛」的狀態，對溫差、氣壓的變化較為敏感，容易出現過敏症狀。蜱蟎喜歡高溫、潮溼的天氣，主要在五、六月繁殖，等天氣變涼變乾燥後就會減少。但**蜱蟎的屍體、脫落的殼等都是過敏原，因此，九～十月很多人會出現對蜱蟎的過敏症狀**。再加上原本就對**豬草、魁蒿、葎草等花粉**過敏的人，這段時間可說是最難熬的。

有七成的免疫細胞都位於腸道，為了預防過敏，就要在這個季節好好調整腸胃狀態。正因為是每年都會經歷的問題，所以更不能放棄，建議一整年都要踏實地攝取發酵食品，以及富含膳食纖維的整腸食品。

◆陰陽與自律神經的關係

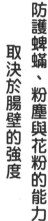

中醫將春分與秋分視為陰陽的界線。春分與秋分的日夜長度幾乎一樣，白天或晚上的時間會從這天開始慢慢拉長。

這也對應著自律神經的變化：在3～9月的陽期副交感神經較易運作，陰期則是交感神經更容易發揮作用。因此，在3月與9月的陰陽轉換期容易出現自律神經失衡，形成各式各樣的不適症狀。

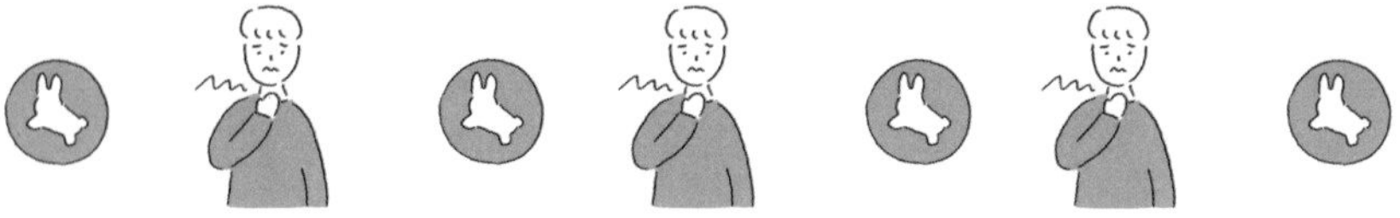

夏季疏於保養的結果顯現
用幫助消化的食材來增強免疫系統

日本諺語「食欲之秋」，是有道理的。其中一個原因就是天氣變涼後，為了維持體溫必須增加進食量，以便製造出更多的能量。第二個原因是日照時間逐漸縮短，控制食欲的血清素分泌量逐漸減少，食欲自然也就變好了。

身體很健康的話倒無所謂，要是夏季大喝冷飲導致內臟發冷或是虛弱時，吸收能力就會下降，這時**若再暴飲暴食就會造成胃食道逆流、胃痛、消化不良、打嗝等症狀，造成胃部損傷**。此外，季節轉換期的溫差、颱風造成的氣壓變化、夏季疲勞、內臟發冷等多重因素疊加在一起，會導致免疫力持續變差，使身體處於「脾陽虛」的狀態，進而引發胃酸過多、胃痛、腹瀉、一咳就停不下來的症狀。

除了消化器官出問題外，由於**天氣沒那麼熱了就少喝了很多水，所以也要開始擔心便祕問題了**。請攝取有助於腸胃狀態的食品，以及溫暖又好消化的食材。身體比我們想的還脆弱，因此，九月就讓身心慢慢復原，輕鬆地迎向寒冷的季節吧。

◆血清素

空腹時可抑制進食中樞控制食欲，並透過刺激飽食中樞以避免飲食過量。此外，多巴胺、正腎上腺素等主掌欲望的荷爾蒙，以及壓力大時會分泌的荷爾蒙，都是由血清素控制。這些荷爾蒙也會影響食欲。血清素分泌低下時，就可能出現過食或是拒食的症狀。

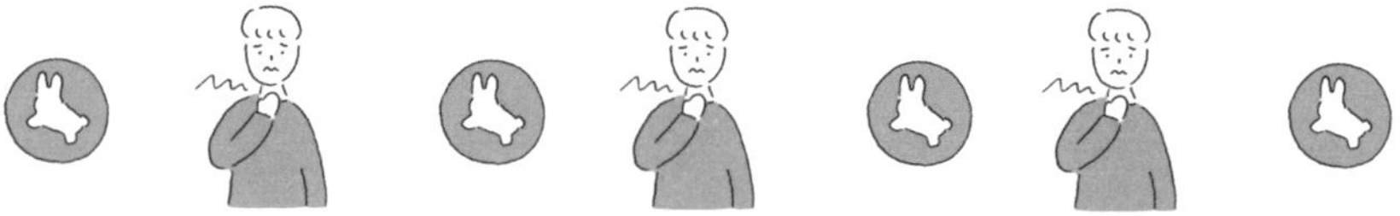

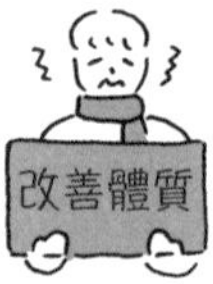

9月會發布體質改善警報！

腹痛、咳嗽、秋季過敏、強化腸道循環

免疫力低下造成的過敏體質，並非改變生活習慣後就能馬上復原的，必須耐住性子持續到下一個過敏季節到來。因為沒看到成果就放棄，就只會堵住通往改善的道路。儘管如此，要每天都維持著完美的飲食習慣是很困難的；**請和身體好好對話，透過糞便來確認腸胃狀況，依照狀況選擇適當的飲食。**

黑便、會黏在馬桶上的糞便、圓滾滾的糞便、細便、腹瀉、便祕等，都代表腸道壞菌打敗好菌，處於優勢地位，需要靠整腸食品來幫忙。腸道中的短鏈脂肪酸可以促進腸道蠕動、強化腸道黏膜，減少排便困擾。發酵食品含有好菌需要的膳食纖維，也可以促進腸道蠕動，調整腸道環境。「氣」的運作——推動（P40）也能為前述功能提供一臂之力。**建議選用具推動功能的香料與香草**。也就是說在打敗壞菌的同時，也要打造出適合好菌生存的腸道環境。

◆短鏈脂肪酸

腸道中的細菌將膳食纖維發酵後，產生乳酸、酪酸、醋酸與丙酸等短鏈脂肪酸。短鏈脂肪酸屬於弱酸性，可以抑制壞菌繁殖，具有預防癌症、促進黏膜生成、蠕動與幫助礦物質吸收的功能。有助於打造出易瘦體質並提升免疫力。

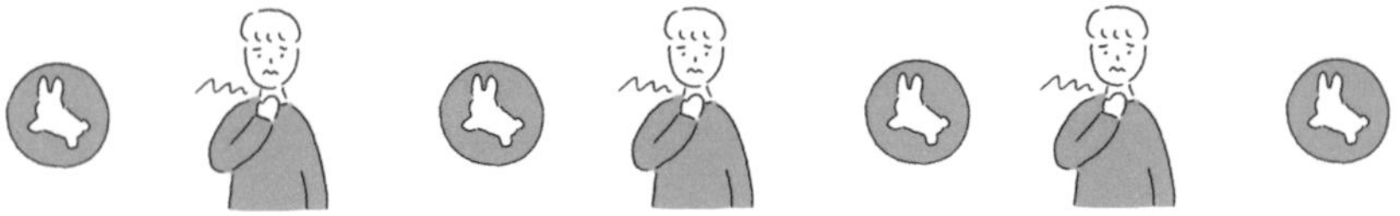

如何分辨感冒與過敏

感冒與過敏都有咳嗽與鼻塞的症狀。那麼該怎麼分辨呢？這時期難免有混淆的時候，所以這邊要介紹以下的檢視方法。

- □ **清水般的鼻水**
- □ **眼睛發癢與充血**
- □ **有時會充滿淚水**
- □ **喉嚨雖然發癢卻不會痛**
- □ **症狀維持一週以上，很難痊癒**
- □ **不會整天都一樣難過，但早上特別嚴重**
- □ **不太有疼痛的問題**

符合三項以上時，就可能是秋季過敏。**過敏時要注意乾燥與過敏原，也不能忽略腸道保養**。若是感冒，請好好休養避免傳染給他人。

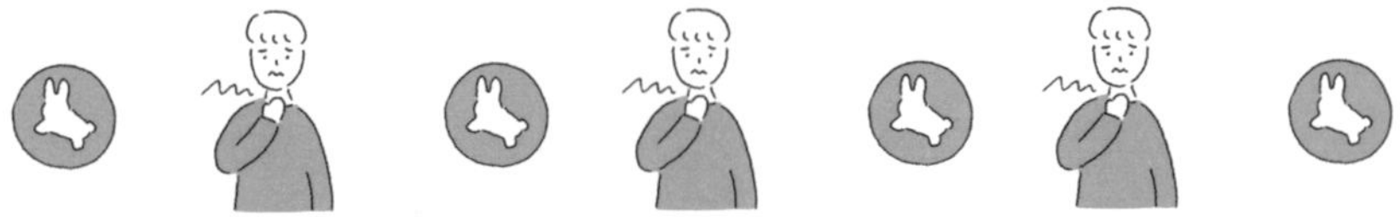

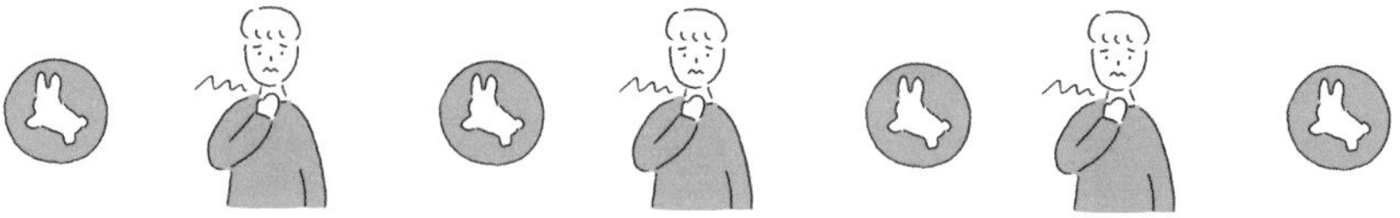

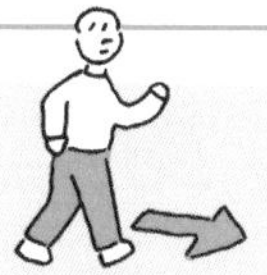

持續食療的關鍵

身體和心靈都會受到腸道狀態的影響，像是：免疫功能、皮膚狀態、心靈狀態等。過度食用麵食、甜麵包等小麥製品、添加大量砂糖的飲品或食物，都會對負責吸收營養的小腸造成傷害。小腸有過濾的功能，只會吸收必要的營養，但是小麥與砂糖會破壞小腸的過濾功能。如此一來，不該進入人體的過敏原、重金屬、細菌與病毒都會一起進入身體，引發不適。這就是腸漏症。

只要攝取適度的整腸食品，就能往好的方向發展。

不知道該怎麼執行食療時，可以先選擇對腸道有益的類型，例如：花茶、黏性食材、香料蔬菜或香料料理。這邊特別建議具高抗菌效果的野馬鬱蘭、薑、大蒜、山葵、胡椒、辣椒、香菜、肉桂、丁香、孜然、薑黃、羅勒、迷迭香、百里香、番紅花等。在選擇食材時，不妨想想腸道細菌會想要什麼樣的飲食吧。

◆具黏性的食材

具黏性的食材像是褐藻醣膠、海藻酸，富含黏多醣類，有助於提高免疫力、避免血糖急遽上升、抑制膽固醇吸收、排出鹽分、調整腸道，對於改善文明病很有幫助。

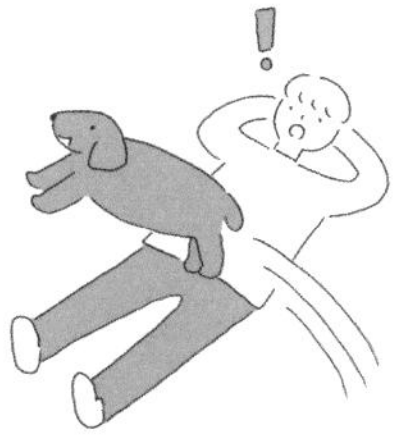

只要排除多餘的水分
秋雨帶來的氣壓變化也沒問題

夏季疲勞與低氣壓造成的不適
就靠發酵調味料×幫助消化的食品

身體中充滿多餘水分的人在中醫稱為「痰溼」，在秋雨鋒面到來時，特別容易不舒服。因此，當最近感覺頭痛特別明顯、容易水腫、鼻炎、關節疼痛時就要特別留意。這種體質在高溼度時期特別容易在體內積蓄水分。這種身體堆積過多水分的狀態稱為「痰溼困脾」。

秋雨鋒面讓空氣變得溼黏，自律神經失衡也讓身體不再清爽。這週要請腸道好菌奮鬥一下，多製造一點短鏈脂肪酸。短鏈脂肪酸不僅能促進腸道蠕動、排出老舊廢物，還會隨著血液循環至全身成為肝臟、腎臟、肌肉的能源，有助於免疫力的強化。**夏季疲勞造成身體沉重，不用勉強自己打起精神，而是餵給腸道細菌優良的食品，讓細菌代替自己振作。**

因此，九月第一週的食療方針就要選擇能幫助好菌的整腸食品，並攝取富含鉀的蔬菜以排出多餘的水分。此外，夏季太過疲勞的腸胃也需要休息一下，所以也建議選擇含有澱粉酶與維生素U的蔬菜來幫助消化。

本週健康保養

[空氣呼拉圈]

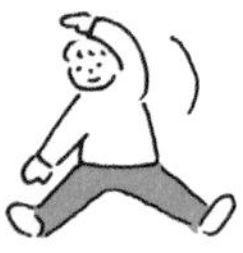

這個運動能強化支撐內臟的肌肉與骨頭。

以搖呼拉圈的感覺轉動腰部，左迴轉與右迴轉的次數相同。可以在刷牙時順便進行，早晚各5分鐘即可。不僅僅是有氧運動，還能鍛煉核心肌群和矯正骨盆歪斜。

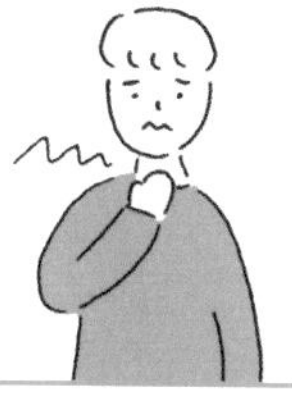

第1週

9/1→9/7

適合本週的食材

蕪菁

蕪菁含有能幫助消化的澱粉酶，含量最多的就是皮，所以請盡量連皮一起吃。

葉片的營養價值也很高，抗氧化的β胡蘿蔔素的含量甚至是根部的二千八百倍。水煮過後，β胡蘿蔔素還會提升1.2倍，因此建議煮成湯品，或是搭配味噌湯。蕪菁還含有可排出多餘水分的鉀、維生素B群、維生素C。

鹽麴

麴是米製成的，鹽麴中的澱粉酶能將米中的澱粉分解成大量的寡糖。進入腸道中的寡糖成了好菌的佳餚，有助於調整腸道環境，改善便祕與腹瀉。

鹽麴還含有α乙基葡萄糖苷、麴酸等有助於美白與保溼的成分，可用來對抗夏季紫外線。還富含可緩和夏季倦怠的維生素B群，是腸胃虛弱者的必需品。

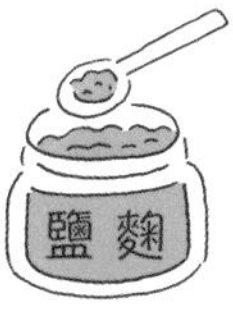

本週湯品

蕪菁鹽麴湯

將蕪菁葉片、蕪菁與高麗菜切成方便食用的大小，與薑絲、雞翅一起用橄欖油簡單炒過。再倒入適量的水燉煮，最後用鹽麴調味即可。

本週香草＆香料

香橙

香橙除了生吃以外，曬乾後就變成香料，市面上也買得到。香橙的香氣成分檸烯可以放鬆心情。中醫也認為柑橘類的香氣可調整氣的循環，具有緩解壓力的功效。

手作鹽麴與醬油麴

鹽麴 乾燥的米麴與水一比一，再取米麴量30%的天然鹽，拌勻後常溫保存一天。接下來一天攪拌1次，10天就完成。要冷藏保存。

醬油麴 乾燥的米麴與醬油一比一，邊鬆開邊攪拌，在常溫下放置一天。隔天再添加醬油直到滲出液體，繼續擺放。接著一天攪拌1次，10天就完成。要冷藏保存。

蕪菁皮活用法

將鹽麴與柚子皮醃漬一晚，或是用醋醃漬後做成醬菜，如此一來就不怕皮太硬了。

藉由湯品、菌活、肚圍強化基礎免疫力

腸道發冷是夏季疲勞遲遲不減的原因，可藉整腸食品來改善

儘管天氣依然炎熱，但在颱風和局部性豪大雨的影響下，有時也會覺得冷。各位是否已經感冒了呢？這個時期特別容易感覺不適，所以請檢視一下現在的身體狀況吧。

請先觸摸腹部，如果摸起來涼涼的話就代表腸道發冷。當內臟發冷時，功能就會變差，容易出現胃部不適、便祕、腹瀉、傳染病、過敏與疲勞等問題。這可能是常吃冰涼食品或穿著太過單薄讓身體著涼了。所以，必須重新檢視自己的習慣。要改掉壞習慣是很辛苦的，所以必須經常摸摸肚皮，多和身體聊聊，同時也要秉持耐性做好健康管理。

此外，秋分時儘管天氣還是很熱，但畢竟已經開始轉涼了，請從現在開始藉由肚圍做好保暖工作。**及早展開「溫活」，是避免身體在季節變換期間垮掉的祕訣**。因此，九月第二週的食療方針是將發酵食品煮成溫熱的湯品，以修復腸壁、調整腸道環境。

本週美容保養

［角質］

角質是皮膚最表面的細胞，具有保護和鎖水的功能。夏天為了防禦紫外線角質會變厚，加上因代謝亂掉的關係，皮膚摸起來會比較粗糙。

這裡要推薦的是用砂糖來去角質。只要以一比一的比例拌勻油與砂糖即可，理想的油品是橄欖油或椰子油。調好後就用來按摩角質較厚的後腳跟、手肘與膝蓋。

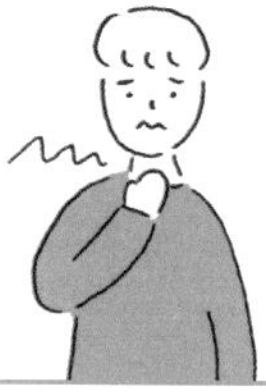

第2週 9/8→9/14

適合本週的食材

納豆

用黃豆發酵成的食品，具有黏性，除了能調整腸道環境，還能攝取到蛋白質。**納豆菌很耐熱，就算煮成湯品也能確實到達腸道，活化小腸內的免疫細胞。**也會對口腔菌群產生影響、對牙周病帶來正面效果。除了納豆菌外還有萊萬、聚穀氨酸，都是能強化免疫的成分。

其中的納豆激酶雖然具有清血功能，但卻不耐熱，如果追求這個效果的話請直接食用。

本週湯品

納豆海蘊醋湯

將海蘊醋與鹽昆布一起水煮後，吃之前再拌入納豆。用的都是有益腸道的食材，是相當養生的湯品。即使是忙碌的早晨也能輕鬆製作。

海蘊

一種水溶性膳食纖維，含有褐藻醣膠、海藻酸與β胡蘿蔔素。膳食纖維能調整腸道環境，避免血糖值急遽上升。**黏性成分褐藻醣膠具有提升腸胃機能的功效，和強化免疫力，減緩病毒感染和過敏症狀。**

海藻酸會附著在胃壁上，減緩酒精的吸收，能預防宿醉或是排出有害物質；還可以吸附膽固醇、幫助排便、預防生活習慣病。

本週香料&香草

山椒

山椒中的羥基-α-山椒素可促進腸胃蠕動與代謝，腸胃不適時，可在料理中添加少許山椒。將山椒撒在納豆上還能抑制臭味，請務必嘗試。

棉被曬了嗎？吃太多了嗎？
用乾淨的腸道與棉被擊退過敏原

秋季過敏與傳染病
就靠清腸食材&營養補給來防護

象

徵夏季結束的秋分掃墓期間（譯註：日本習慣於春分與秋分掃墓）終於來臨。暑氣造成的壓力稍有緩解，讓日子舒服了不少，但卻有愈來愈多的人苦於打噴嚏與眼睛發癢。九月有很多人會出現氣喘、過敏性鼻炎與異位性皮膚炎等症狀，這類症狀導致身體的保護機能低，稱為肺氣虛。

過敏的原因之一就是蜱蟎。蜱蟎主要生長在高溫、潮溼的環境，之前的發癢症狀或許就是被蜱蟎咬到。**但九月後，蜱蟎的屍體、脫落的殼等顆粒細緻的物質增加，一點微風就會飄散在空氣中，隨著呼吸進入體內成為過敏原。**因此，這個時期如果喉嚨或鼻子發癢的話，就先將容易出現蜱蟎的寢具清潔乾淨，如何？蜱蟎無法在高溫中生存，所以建議前往洗衣店用烘乾機來清除蜱蟎。

接下來的日子會有許多過敏症狀、流行性感冒等，因此，九月第三週的食療方針就是要提高身體的隔離、保護功能，打造出厚實的身體。

本週中藥
［麻子仁丸］

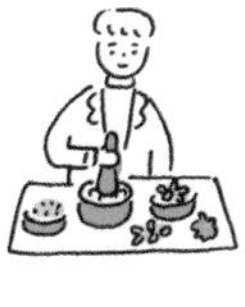

這是滋潤、刺激腸道以促進排便的中藥。

缺乏體力、水分攝取較少、習慣忍耐便意等，都會使糞便圓滾滾的。想要改善便祕，就必須均衡飲食、適度運動，學會平衡休息與工作。就從生活習慣開始。但無論多麼努力都還是不見改善，那不妨試試這帖中藥。

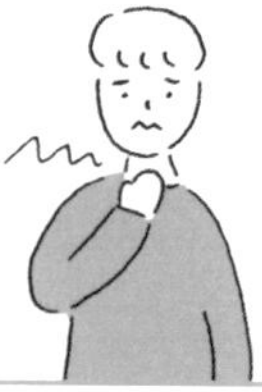

第3週 9/15→9/21

◆適合本週的食材◆

蒟蒻

97%是水，剩下的是可調整腸道環境的葡甘露聚醣。還有可維持皮膚水分，提高隔離保護機能的神經醯胺。

葡甘露聚醣不僅對腸道有益，還可抑制膽固醇與血糖值，苦於文明病的人請務必嘗試看看。神經醯胺能提高皮膚的保護機能，還可減緩異位性皮膚炎與皮膚發癢。

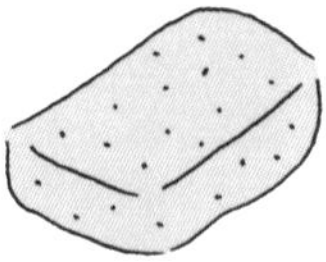

麥麩

去除糙米中的胚芽與表皮就是麥麩。富含維生素B_1、礦物質與膳食纖維，含有糙米中90%的營養。覺得易累或是便祕時都可以食用，一天的建議攝取量為兩大匙。

富含胺基酸，加一點在料理上可以提升鮮味的深度。可用在各種場合上，像是納豆、沙拉、日式白醬涼拌、熱炒、味噌湯、湯品，或是當作漢堡排的黏著成分都可以，不妨當成整腸食材來吃。

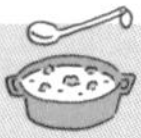

本週湯品
麥麩豬肉湯

將大量蒟蒻放進豬肉湯，再加上與味噌同量的麥麩。這麼做可使鮮味更有深度，連營養價值也跟著提升。麥麩即使是煎過的類型，也要乾煎至七八分乾後再保存。放進用熱水消毒過的密封容器，即可保存兩週左右。

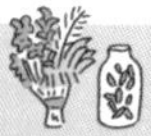

本週香草&香料
七味粉

由多種香料組成的七味粉，有助於調整腸胃功能。

將麥麩與七味粉、柴魚片、　仔魚、芝麻等喜歡的食材拌在一起，就成了能調整腸道環境的香鬆。請直接灑在米飯或沙拉上食用吧。

◆品嘗糠漬！

提到麥麩就絕對不可以忽視糠漬。糠漬中的乳酸菌不會被胃酸所分解，能確實到達腸道，調整腸道內的細菌平衡。季節變換時免疫力容易低下，不妨挑戰一下糠漬的製作吧！

用嘴巴呼吸是身體倦怠的根源
要加強肺與保護機能

乾燥季節的喉嚨不適
就靠黏答答的白色根莖類

為夏天晝下句點的秋分終於來臨，接下來白天會逐漸縮短，正式朝冬天邁進。高溫與溼度都將消失，變成舒適的季節；相信很多人都會出來健走兼散步，改善一下運動量不足的問題。但是戶外有豬草、魁蒿、葎草等的花粉擴散，因此又會擔心過敏症狀惡化。正想著消耗體力的夏天終於結束了，但馬上就迎來因過敏而痛苦的季節，且還會持續到十一月左右。

很多有過敏症狀的人都會用嘴巴呼吸。**專注於某事時就會張開嘴巴，或是張開嘴巴睡覺，結果一早就覺得喉嚨刺刺的**，各位是否有過這樣的經驗呢？這是因為空氣逐漸乾燥所致，所以應提高身體的保護機能，降低喉嚨受損的機率。保護機能低下的狀態稱為肺氣虛，**處於這種狀態時，一旦喉嚨出現不適就會拖很久**。除了用加溼器與口罩來應對外，也要透過補充水分、能調整腸道環境的食材來預防。

九月第四週的食療方針將選擇具黏性的食材與整腸食品，來強化腸道的「肺」，以提高保護機能。

本週香氛精油
［乳香］

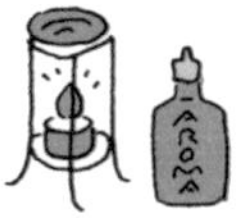

能保護喉嚨還可提升角質層的保溼能力，很適合因為乾燥的秋季或夏季紫外線而讓小細紋變明顯的人。

在洗臉盆內放入熱水後，滴入乳香與澳洲茶樹精油各一滴。浸入毛巾後擰乾，將毛巾放在胸前，吸入蒸氣藉此滋潤鼻腔與喉嚨黏膜。澳洲茶樹具有抗菌作用，可緩和喉嚨不適，提高保護機能。

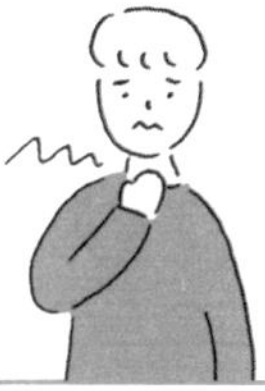

第 4 週

9/22→9/28

◆適合本週的食材◆

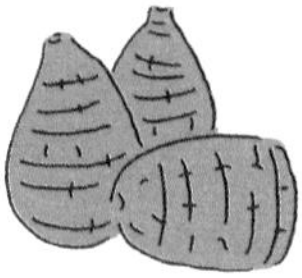

芋頭

芋頭的黏性成分稱為半乳聚醣，可以保護腸道黏膜、活化腦細胞、抑制癌細胞繁殖。因此有助於**強化隔離保護機能，防止專注力與認知功能低下等**。

醣質偏多的薯類中，芋頭的**熱量與含醣量偏低**，約為番薯的一半以下，可以說是相當健康，很適合減肥中食用。

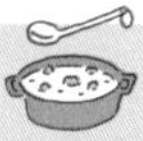

本週湯品

酒粕芋頭濃湯

將芋頭、洋蔥、大蒜等切成適當尺寸，接著用水燉煮成湯品。食材煮軟後再用調理機打至絲滑，接著用味噌與酒粕調味即可。

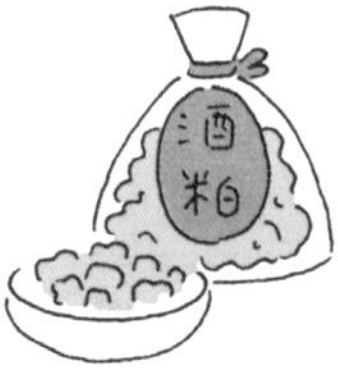

酒粕

酒粕含有抗性蛋白，能夠**進入腸道調整腸道環境，並帶走過度攝取的油分一起排泄掉**。過敏症狀是酵素組織蛋白酶B製造的免疫球蛋白所致，酒粕含有阻礙組織蛋白酶B生成的物質，有助於**緩和過敏症狀**。

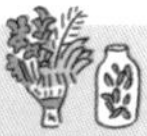

本週香草＆香料

小豆蔻

小豆蔻可促進唾液與胃液分泌，有助於提升消化機能。很適合在感冒初期用來抑制咳嗽、痰等喉嚨方面的症狀。此外也可以用酒粕、小豆蔻、薑、肉桂，製作原創的酒粕印度奶茶。

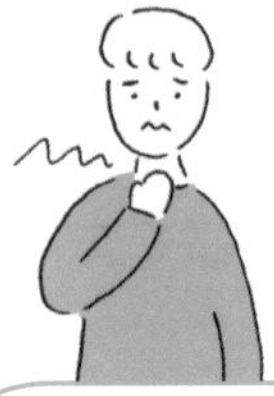

最終週

9/29→9/30

9月的回顧

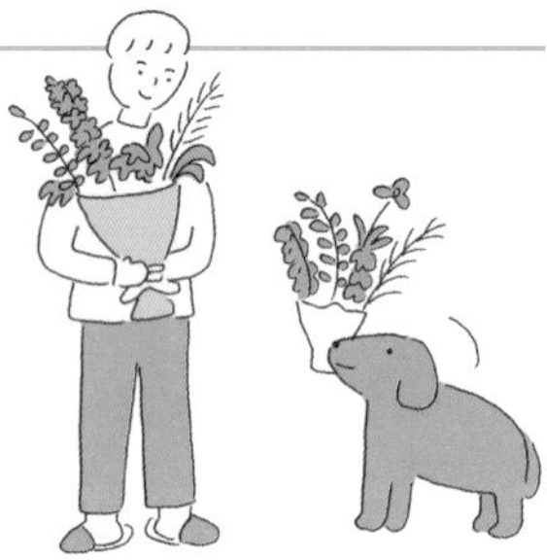

藉發酵調味料、香草與香料充實廚房藥局

食

欲之秋、讀書之秋、運動之秋……秋季是個可以盡情享受嗜好的季節。但是如果因為鼻塞、咳個不停、胃痛、便祕等感到不舒服，不管做什麼都會幹勁大減。

如果現在覺得不適，就請儘早改善這些症狀的根源──腸胃狀態。第一步請準備**迷迭香與肉桂**。兩者都**具有抗菌功效，可用來預防感冒，還可以清除造成腸漏症的念珠菌，有助於調整腸道環境**。

迷迭香適合搭配肉類與魚肉，肉桂可以加一點在飲品中，都是易於使用的香草。覺得香草繁雜得不知該怎麼選擇時，就先在自家的廚房藥局裡準備這兩樣吧。

◆**有益腸道**　鹽麴、納豆、海蘊、蒟蒻、麥麩、七味粉、芋頭、酒粕

◆**有益消化**　蕪菁、山椒

10月 秋季

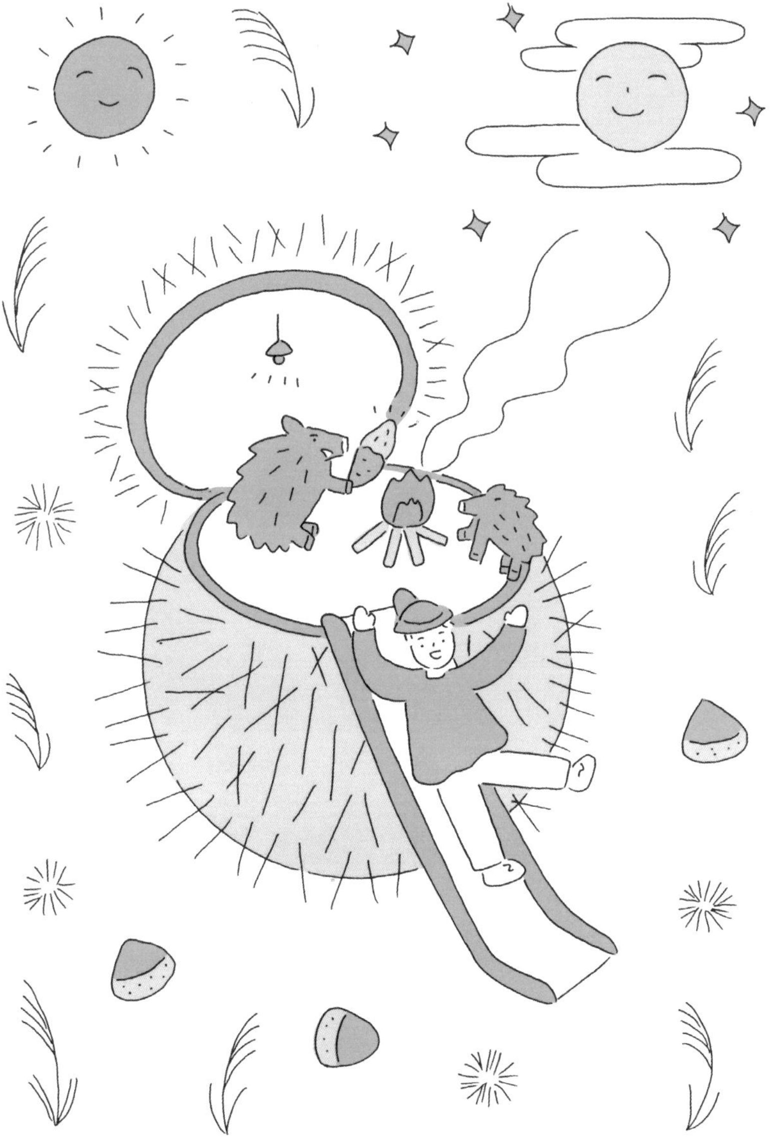

10 從身體深處
滋潤頭髮與肌膚

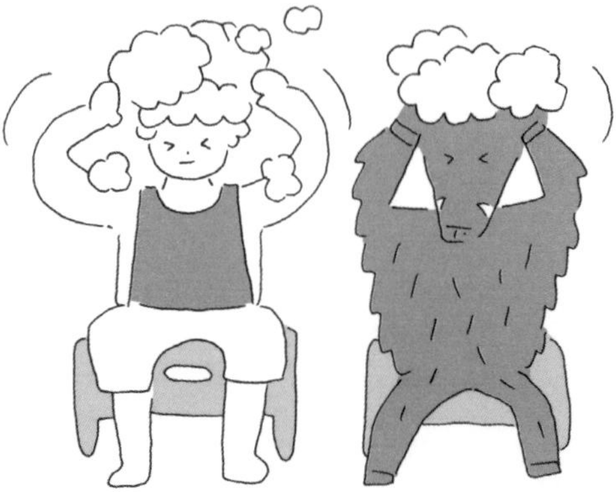

這個月的清爽涼風，會奪走肌膚與秀髮的水分。透過食療方針做好凍齡保養。

夏季的紫外線與乾燥空氣讓全身變得乾巴巴的，因此要採取下列的食療方針。

第一週　對抗掉髮問題
第二週　對抗皮膚乾燥
第三週　脂漏性皮膚炎
第四週　凍齡保養

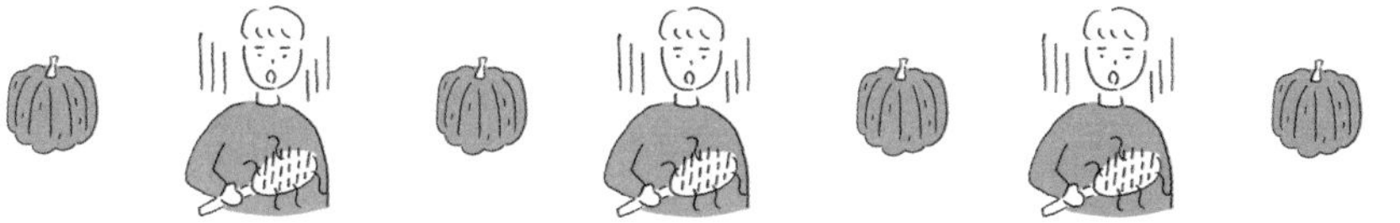

頭皮與皮膚傷害浮現
掉髮量是平常的3倍！

無論到哪裡都天氣晴朗，每天都過得很舒服，到了傍晚則會覺得風有點涼對吧？導致睡眠品質低下的暑意逐漸遠離，相信很多人都睡得很熟了。但是睡飽後的早晨，請檢查一下枕頭，是否覺得掉髮量變多了呢？浴室排水孔上的頭髮是不是也增加了呢？中醫將這個狀態稱為「肺腎陰虛」。

事實上**九～十月是一年中掉髮量最高的時期，甚至會到平常的3倍，也很容易感受到頭皮異常**（基因造成的問題除外）。早晚溫差變大造成自律神經與荷爾蒙雙雙失衡的情況下，在夏季受創的頭皮與皮膚會於這時期浮現問題。**這才發現頭皮在夏季受到的傷害比想像中的還要大**。對頭皮施加負擔的原因很多，例如：紫外線造成的活性氧、夏季倦怠導致的飲食不規律、睡眠不足導致荷爾蒙的分泌量減少、冷氣造成頭皮乾燥與血液循環不良，進而演變成代謝低下、高溫潮溼導致頭皮悶熱、皮脂分泌增加與雜菌繁殖等。其中紫外線造成的活性氧會降低頭皮的滋潤度，導致毛母細胞老化，演變成掉髮、髮量稀疏、皮膚乾燥。

◆毛母細胞　毛母細胞位在髮根，會透過反覆的細胞分裂使頭髮變長。毛母細胞與微血管相連以獲取營養，內含的毛乳頭細胞，就負責向毛母細胞傳達細胞分裂的指示，以維持毛髮生長週期正常運作。

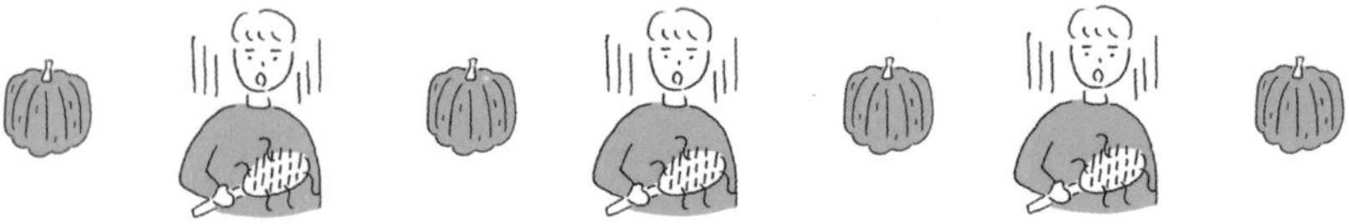

皮膚的新陳代謝
需要富含鋅等礦物質的食材

從高溫潮溼的夏季氣候進入乾燥許多的秋季空氣，讓頭皮變得乾燥；發癢與頭皮屑的困擾也跟著增加了。尤其是溼度低於40%的時候，乾燥的速度更快。這種狀態就稱為「燥邪犯肺」。儘管夏季中最重要的是頭皮與皮膚的紫外線對策，但卻會不小心將重點放在臉部與身體上。因此，接下來能做的就是藉食療來犒賞一下頭皮與皮膚。

皮膚會在表皮最深處的基底層製造新的皮膚細胞，依序成長至最外側的角質層，老舊的角質就會變成汙垢剝落。這個循環稱為皮膚的循環代謝，每一個週期約是6個星期。**想要維持漂亮的皮膚與秀髮，就必須維持這個機能的正常運作。可以透過牡蠣、蛤蜊等貝類、胡桃與杏仁等堅果類來補充鋅等礦物質。**礦物質不足的話，細胞的循環代謝就會失衡，難以鎖住水分，導致頭皮與皮膚更加乾燥，發癢等症狀也會進一步惡化。

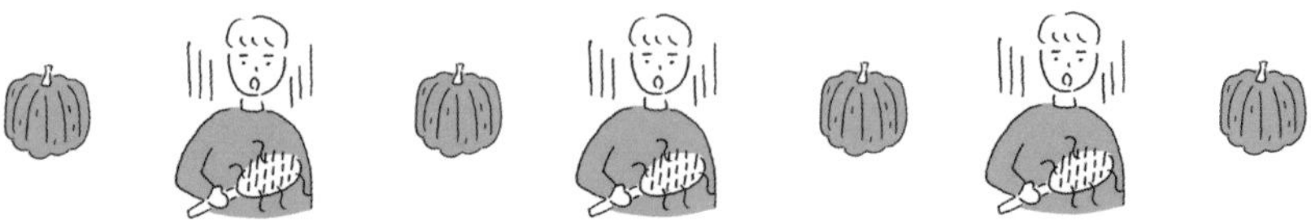

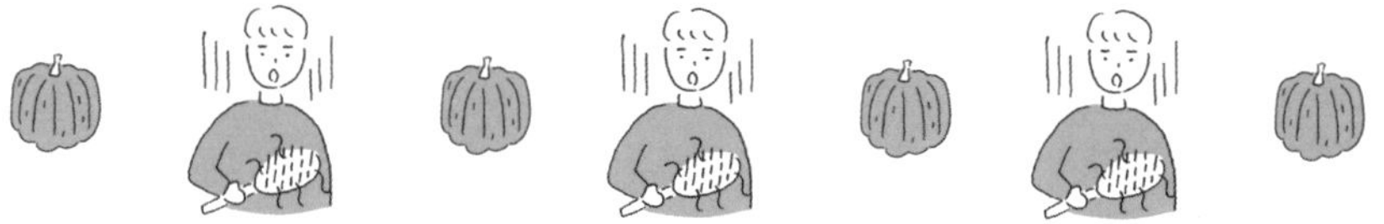

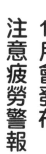

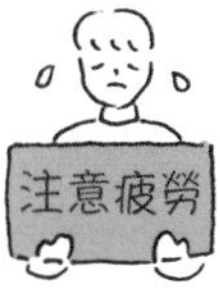

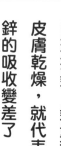

10月會發布注意疲勞警報！

出現掉髮、髮量變少、皮膚乾燥，就代表鋅的吸收變差了

頭髮與皮膚需要礦物質，但其中有些礦物質在體內的吸收率偏低，像是鋅、鎂、鈣、鐵等二價礦物質的吸收率只有25～35%，相當低；但鈉的吸收率卻高達90%以上。

還好，皮膚與頭髮所需的鋅在體內的吸收率還可以。鋅會在胃酸的影響下離子化，在腸道中吸收。如果胃部的狀況不佳、吃太快、經常服用制酸劑，就會導致胃酸減少，使鋅難以離子化，吸收率自然就降低了。此外，腸道好菌所製造出的短鏈脂肪酸（P189），可以將鋅轉換成較易吸收的形式。因此偏食或長期服用抗生素，導致腸道功能紊亂的話，短鏈脂肪酸的量就會不足，降低鋅的吸收率。像這樣即使攝取大量的礦物質也可能因為腸胃狀況不佳而事倍功半，**所以，良好的腸胃對於頭髮與皮膚健康是相當重要的。**

◆鋅

鋅的功能
- **防止掉髮**
- **修復皮膚、黏膜與損傷**
- **代謝酒精**
- **生成抗氧化酵素SOD**
- **調節免疫反應**
- **分泌性荷爾蒙**
- **合成胰島素**
- **維持味覺**

消耗鋅的事物
- **酒精**　代謝酒精等的解毒工作會消耗大量的鋅。
- **壓力**　壓力會讓肝臟為了合成金屬硫蛋白而消耗大量的鋅。

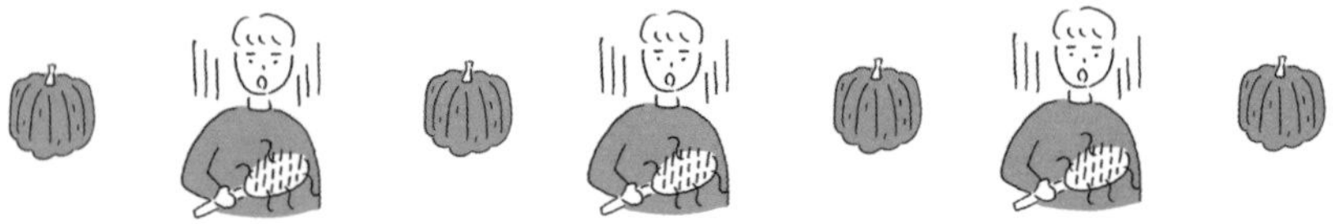

藉舌頭檢視腸胃狀態

請檢視舌苔以確認腸胃是否承受過多的負擔。因為很難與他人比較舌苔的多寡，所以請在每天早上盥洗時，照鏡子觀察一下舌頭。只要和過去比，檢視舌苔的變化即可。

- □ **舌頭發腫**
- □ **局部舌苔脫落**
- □ **舌苔很厚**
- □ **舌苔偏黃**
- □ **有舌炎或口內炎**

只要符合其中一項，就代表消化器官可能正承受著負擔。**相較於補充營養，這時應先調整好腸胃的狀態**。脂肪含量多的肉類、炸物與拉麵等高油脂食品，都會對腸胃造成負擔，請特別留意。

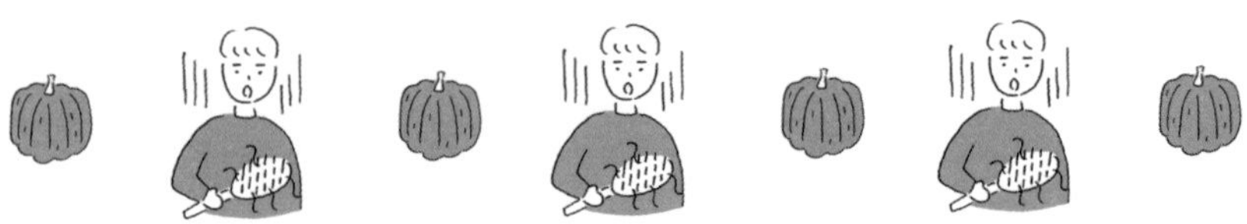

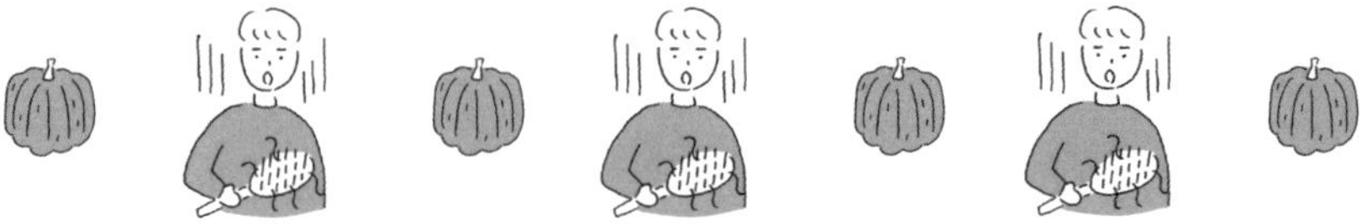

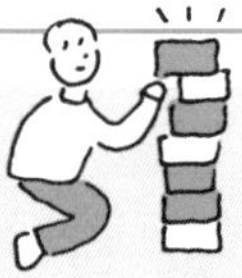

持續食療的關鍵

青椒、甜椒、高麗菜、青花菜、蕪菁（含葉片）——這個月請牢記這5種蔬菜，每天至少要食用其中一種。

這些蔬菜含有許多促進礦物質吸收的維生素C。維生素C還可以促進膠原蛋白的生成，是抗氧化作用強大的營養素，很適合在頭皮與皮膚出現困擾時攝取。這5種蔬菜還有另一項共通點——含有大量的膳食纖維，有助於調整腸道環境。

除了這次介紹的食療方針外，也請刻意攝取這5種蔬菜吧。基本上**動物性食材都富含各種礦物質**，只要維持動物性食材＋5種蔬菜的模式，應該就能輕鬆保持下去。

有些人可能會覺得肉類很難消化，這時不妨搭配能幫助消化的食材——高麗菜或蕪菁吧。

◆富含維生素C的水果

最具代表性的就是奇異果。奇異果含有奇異果蛋白酶，可促進蛋白質分解。這個作用會在高溫時啟動，所以不妨用來製作肉的醃醬，或是將奇異果搗碎後添加寡糖，再倒入熱水中攪拌製成熱飲。

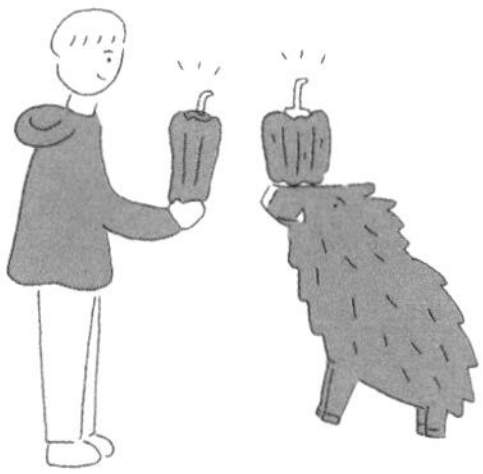

頭髮稀疏是夏天留下的傷害
藉食療與呼吸增加髮量

頭皮損傷就靠富含礦物質與膳食纖維的食材彌補

中醫認為代表寒冷時期的「陰」開始了。「陰」的時期不適合到處交流，比較適合埋頭專注於事物。不妨將每年的這個時期設定為藉由嗜好讓人生更充實的期間，挑戰學習、大掃除、健走、裁縫與閱讀等。

這個季節的另一大特徵是：夏季紫外線與生活習慣紊亂會透過頭皮反映出損傷，掉髮問題會比往常嚴重。乾燥的空氣也會使頭髮更加毛躁，這種情況稱為「肺腎陰虛」，「肺」代表膚質、「腎」代表髮質，「陰虛」則透過乾燥顯現出來。

因此，十月第一週的食療方針要從體內復活頭皮與毛髮。藉由**高抗氧化食材減輕頭皮損傷**，再透過富含礦物質的食材為「肺腎」補充「陰」。**統計發現，髮量稀疏者通常呼吸較淺，且多半用嘴巴呼吸**。呼吸較淺會導致血液循環不佳，使營養到不了頭皮，進而造成髮量稀疏。呼吸是促進血液循環的關鍵，所以請刻意使用腹式呼吸。

本週健康保養
［深呼吸］

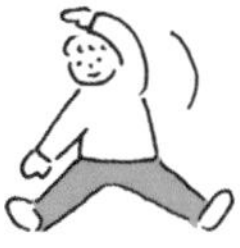

掉髮與髮量稀疏的原因之一是血液循環惡化，改善方法為深呼吸。深呼吸可促進血液循環，讓營養到達髮根。

這種呼吸法即為腹式呼吸。先用鼻腔吐完腹部的空氣後，用鼻子吸入空氣直到腹部脹起。吐氣的時間要是吸氣的兩倍，讓腹部徹底凹陷。壓力大時、工作空檔時、睡前等想喘口氣的時候，就試著深呼吸一下。

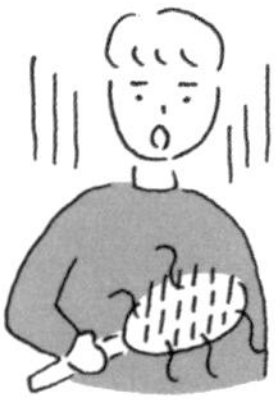

第 1 週
10/1→10/7

適合本週的食材

蘿蔔乾絲

蘿蔔乾絲其實就是蘿蔔乾，但是營養素的含量卻是白蘿蔔的20倍。鐵質含量在蔬菜中名列前茅，礦物質與膳食纖維也很豐富。

蘿蔔乾絲用水泡軟時，維生素C、鉀與鮮味成分會流失，所以建議連泡過的水也一起煮。味噌湯就很搭。

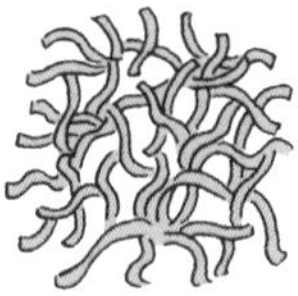

黑醋

普通的釀造醋也行，但是這邊想特別推薦黑醋。

組成毛髮的角蛋白是由胺基酸組成，黑醋經過長時間發酵，含有的胺基酸是一般釀造醋的10倍以上。必需胺基酸之一的精胺酸能促進血液循環，還可有效養髮。還有其他具調節效果的成分，可預防掉髮、頭皮溼疹與白髮等。中國黑醋中，以香醋最有名。

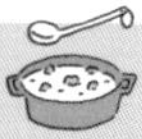

本週湯品

海蘊蘿蔔乾絲酸辣湯

將海蘊醋、蘿蔔乾絲、番茄、乾香菇、鹽昆布、黑醋等煮成湯品，接著再倒入散蛋，等蛋花成形後就完成。這時滴少許麻油或辣油會更美味。

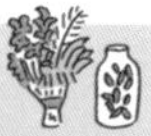

本週香草&香料

香菜

香菜是有助於排泄重金屬的香草。

為了排出多餘重金屬，香菜會調整淋巴與血液循環，因此頭皮與髮根狀況會跟著獲得改善，藉此養出美麗的秀髮。很適合在酸辣湯上加一些。

滋潤的身體不易累！

雙管齊下
體外勤保溼，體內就靠膠原蛋白湯

氣溫有時落差很大，因此也有很冷的日子，或許也會覺得空氣很乾燥。喉嚨與鼻腔黏膜乾燥、頭髮毛躁、眼部細紋與法令紋等也開始引起關注。

原本在高溫潮溼的環境中可以獲得滋潤的部分，在這個季節若是不想點辦法就會開始變得乾巴巴的，必須透過加溼器、髮油與保溼乳勤加保養了。這就稱為「燥邪犯肺」。雖說這個季節就是這樣，但還是儘早做好體內外的保溼工作吧。

在這個邁向寒冷季節的時期，想要提高皮膚的新陳代謝以對抗乾燥，就要溫暖身體，打造不易累積疲勞的身體。正因是容易乾燥的季節，所以更要依環境差異使用更滋潤的保養法來打造細緻皮膚與滑順秀髮。**這段期間氣候穩定，生活習慣改善後很容易看見成果，**比其他季節更容易持之以恆。

富含膠原蛋白的白濁湯品是滋潤身體的代表性食品，因此，十月第二週的食療方針就要藉此調整腸道，預防皮膚問題。

本週美容保養
［頭髮保養］

梳髮有助於維持角質層整潔，但若是拉斷頭髮那就不划算了。

這裡要介紹在避免靜電的情況下，整理角質層。先在購買一把木梳，與山茶花油、摩洛哥堅果油、荷荷芭油等精油放入保鮮袋中浸泡。放置一週後取出，用餐巾紙擦乾。如此一來，就可以在梳開秀髮時維持光澤了。

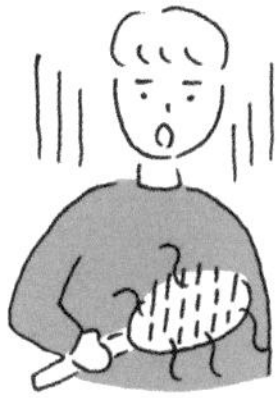

第2週

10/8→10/14

◆適合本週的食材◆

雞翅

用雞翅熬出的白濁高湯富含膠原蛋白，可以說是滋潤身體的代表性料理。肌肉的特徵在於富含維生素A，可望強化鼻腔與喉嚨等的黏膜，減輕皮膚乾燥與眼睛疲勞。此外也還有**可滋潤身體的優質蛋白質、可促進皮膚、頭髮與指甲細胞再生的維生素B_2**。此外必需胺基酸——甲硫胺酸也相當豐富，可以提高肝功能與排毒能力。

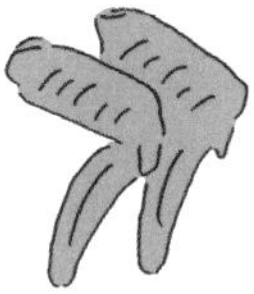

本週湯品

搭配糯麥的蔘雞湯

雞翅、糯麥、乾香菇、昆布、牛蒡、蔥、薑放進水中煮30分鐘，直到沸騰即宣告完成。

另外，將所有材料與食材放進飯鍋中，加水至淹過食材後按下煮飯鍵也行。

糯麥

每逢秋季腸道就會乾燥，進而引發便祕，有時甚至會造成皮膚乾燥或發癢等困擾。富含膳食纖維的糯麥，可促進腸道蠕動、調整腸道菌群。**就連對手是牛蒡或番薯，糯麥的膳食纖維含量仍遙遙領先**。

此外糯麥所含的大麥β葡聚醣，具有長期抑制血糖值急遽上升的第二餐反應，所以與日常在吃的米混在一起煮，可望為減肥助一臂之力。不排斥的話也可以直接用糯麥代替白米。

本週香草&香料

枸杞

中醫認為有益「肝」功能，可有效對抗眼睛疲勞、頭痛與眩暈等。另外還含有皮膚乾燥所需的維生素A、可預防黑斑與細紋的高抗氧化成分維生素C、葉黃素、玉米黃素等。

◆枸杞用法

有名的超級食物，古代歷史上的美女們都有在吃。不知道該怎麼用才好的人，可以放入瓶中用醋醃漬。如此一來，枸杞很快就會泡開，還可以長時間存放。

當餐料理的顏色偏重褐色的時候，試著用枸杞妝點會很美喔。枸杞可是出乎意料地好用。

濃醇甜點是美容的天敵
容易乾燥的人應特別留意

藉補充滋潤的最強食材×整腸最強食材
終結乾燥！終結溼疹！

秋季是豐收的季節，有許多美食可以享用。所以有時會不小心吃過頭，且要是吃的都是甜食、濃醇且富含脂肪的食物，就會造成乾燥、發癢、溼疹等皮膚困擾。尤其是夏季皮膚損傷加上秋季乾燥、過度洗臉等，都會導致身體為了保護乾燥皮膚而分泌更多的皮脂。所以這段期間容易有溼疹問題，**而脂漏性溼疹就是掉髮的一大原因**。還有耳後、鼻翼等處都很容易分泌油脂，若是繼續吃得油膩或是偏食的話，情況就會進一步惡化。有皮膚或頭皮困擾的時候，就必須攝取可滋潤身體的食材，也要避免偏食。

乾燥造成身體的滋潤度不足稱為「陰虛」。隔離保護機能低下時，身體容易對乾燥產生反應，導致發炎等症狀。**喉嚨乾燥就容易感冒、皮膚乾燥就會發癢、腸道乾燥則會便祕，甚至久久不癒**。因此，身體容易乾燥、喉嚨、鼻腔與腸道黏膜虛弱、容易便祕者，若不改善滋潤度不足的問題，各種不適症狀就會經常發生。十月第三週的食療方針要延續上一週的食材，以及藉由調整腸道環境以提高免疫力的食材。

本週中藥
［溫清飲］

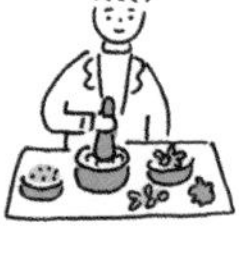

皮膚乾燥、發癢時吃的中藥，由四物湯與黃連解毒湯組成。四物湯可透過補「血」來緩解皮膚乾燥、貧血、生理不順與心悸。黃連解毒湯則可抑制發炎、發癢及煩躁。除了皮膚疾病外，對更年期障礙、精神官能症與生理不順有效。

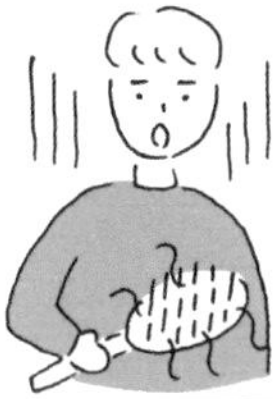

第3週
10/15→10/21

◆適合本週的食材◆

牛蒡

牛蒡以膳食纖維含量大而聞名，最具特徵的是**非水溶性膳食纖維——木質素**，能**夠促進腸道蠕動，藉此調整腸道環境**。另外也含有水溶性膳食纖維——菊糖，有助於血糖值與膽固醇管理。

此外很多人在使用牛蒡時，都會削皮並去澀味。但是從營養的角度來看，這兩件事情都省略比較好。因為牛蒡皮含有許多高抗氧化作用的綠原酸，且綠原酸還會在去澀時流失。

本週湯品
牛筋牛蒡湯

牛筋汆燙後沖冷水，再切成方便一口食用的尺寸。接著將牛筋、牛蒡、薑、蒟蒻、味醂、醬油等放進飯鍋中，按下煮飯鍵即可。煮好後若肉仍太硬，就再重煮一次。

牛筋

牛筋是阿基里斯腱、小腿等脂肪含量較少的肌腱，**富含有益健康的營養素與鮮味**。包括維生素B群、鐵、鎂、鈣等礦物質、維生素K與優質蛋白質等，可以說是滋潤身體的最強肉類。肉質較硬，所以向來給人較難處理的感覺，但仍請務必嘗試。沒有壓力鍋的人，也可以用飯鍋煮至軟爛。

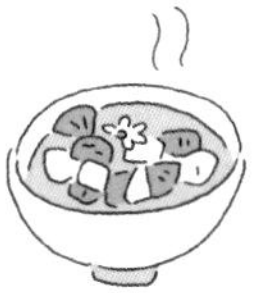

本週香草&香料
葫蘆巴

帶有焦糖般香氣與苦味的香料，具有改善腸胃功能的效果，還擁有補腎成分可調整荷爾蒙——薯蕷皂苷配基。因為能夠抑制發炎，所以用煮過葫蘆巴的熱開水漱口，有助於減輕喉嚨疼痛。

◆牛筋湯的作法

牛筋水煮後以冷水沖洗，用調理剪刀剪成一口大小。與薑、酒、味醂一起放入飯鍋，加水至剛好蓋過的程度，再按下煮飯鍵。完成後分裝冷凍，這樣就能在平常時使用了。

◆葫蘆巴用法

這裡要介紹用葫蘆巴與牛筋煮成的湯品。將切成一口大小的洋蔥、大蒜、葫蘆巴、孜然、薑黃一起倒入油中，炒到食材軟化後，再倒入常備牛筋湯即可。

老態是不適的警訊
用秋季甜味展開凍齡保養

別忘了防範UVA！
調整肺腎以預防老化

紫外線比上個月少，日落時間也提早了。寒意也開始越來越強烈，這種不必吹冷氣的氣候相當舒適，皮膚所承受的負擔也少了許多。

但是萬萬不可大意。雖然空氣乾燥、會曬黑、造成黑斑的紫外線UVB影響力減少，但是**造成細紋與皮膚鬆弛的紫外線UVA（P171），可是絲毫沒有減少**。在意小細紋與皮膚鬆弛的人，在這個時期仍然應該做好紫外線防護。

掌控身體水分的「肺腎」功能虛弱者，有顯老的傾向。「肺腎」虛弱者有不擅長調節體溫、不易冒汗、容易便祕、過敏體質、耳鼻喉系統較弱、容易水腫、經常熬夜、會耳鳴、膀胱炎容易發作這些特徵。對此有概念的人就連秋冬也不能輕忽凍齡保養。

因此，十月第四週的食療方針要選擇具高抗氧化作用且富含膳食纖維的食材，以強化「肺腎」的功能。透過食療從體內做好凍齡保養，也有助於打造健康的身體。

本週香氛精油

［天竺葵］

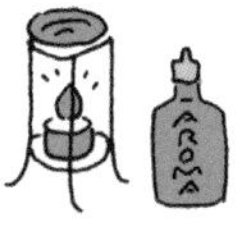

天竺葵可以調節脂質分泌，適合所有類型的肌膚。還可以撫平生理期的煩躁，緩和心靈上的不適。

皮膚乾燥時，可將甘油10㎖與水90㎖裝入噴霧瓶，再滴入天竺葵與迷迭香精油各3滴。也可以搭配自己喜歡的精油。接著就邊按摩邊塗抹在後腳跟、手肘等皮膚粗糙的部分吧。

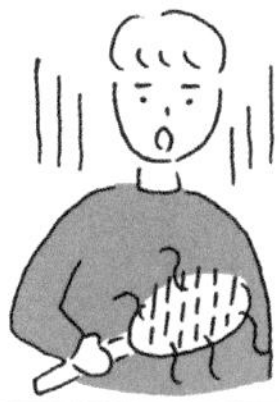

第4週

10/22→10/28

◆ 適合本週的食材 ◆

黑豆

黑豆是強化「腎」功能的代表性食材。擁有調整水分代謝的鉀、促進膠原蛋白生成，可讓皮膚更美麗的異黃酮、具抗氧化作用的花色素苷與花青素，可對抗黑斑與皺紋等老化問題。是多酚種類豐富的食材。

此外富含膳食纖維與皂素，可調整腸道環境，緩和皮膚粗糙與痤瘡等發炎問題。

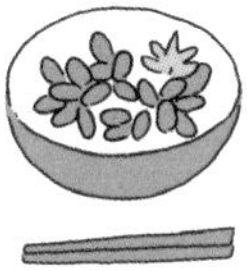

番薯

含有高抗氧化作用的維生素C、維生素E、β胡蘿蔔素、紫茉莉苷等多酚。可以保護黏膜、調整腸道運作的紫茉莉苷主要在皮裡面，所以最好連皮一起吃掉。

番薯的甜味源自於麥芽糖，確實加熱後就會生成。因此可用烤箱烤熟或蒸熟，如此一來，麥芽糖含量就會高達微波爐加熱時的五倍。麥芽糖可活化腸道運作，因此想調整腸胃功能的人，建議仔細烤熟後再食用。

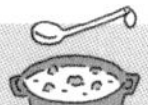

本週湯品

番薯黑豆豆漿湯

將番薯切得偏小，洋蔥則切成一口大小，接著兩者與黑豆一起水煮。沸騰之後倒入與水同量的豆漿後，再用味噌調味。最後稍微煮滾即可。

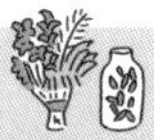

本週香草&香料

菩提

菩提是散發甜香的花茶，可有效預防喉嚨方面的感冒，因此建議泡濃一點後漱口。

菩提具有舒眠作用，可以與德國洋甘菊、香蜂花一起泡茶後，於就寢前飲用。

◆番薯與黑豆

番薯與黑豆、米飯一起煮的話，吃起來又鬆軟又美味。也很適合與其他秋季食材一起煮，如：栗子、秋刀魚與菇類。

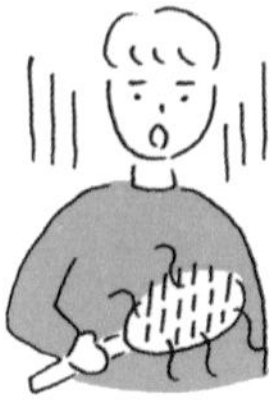

最終週

10/29→10/31

10月的回顧

是否有好好珍愛自己？答案就在皮膚與頭髮的狀態

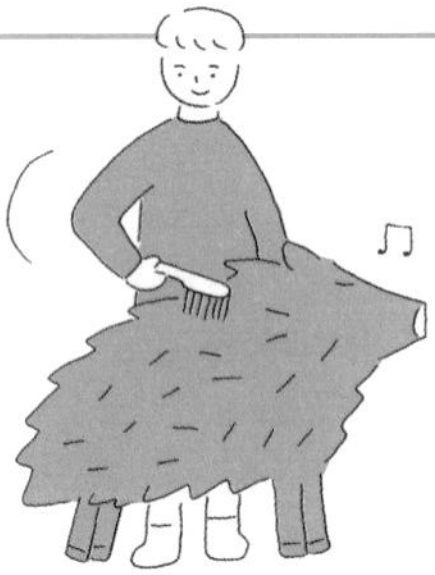

覺得皮膚或頭髮狀態不對勁的時候，肯定是體內出現了某些變化了。新陳代謝的結果正是由皮膚與頭髮的狀況表現出來。當**吸收營養的內臟有問題時，皮膚與頭髮當然就會變得乾燥，身體也會發炎導致狀態不佳。**

乾燥與掉髮都不是什麼好事，但卻是非常直觀的警訊，能夠感受到身體正承受著某種重擔。相較於苦苦煩惱，不如秉持著更珍惜自己的想法來實踐食療方針，各位意下如何呢？

◆**建議攝取的蔬菜**　青椒、甜椒、高麗菜、青花菜、蕪菁

◆**有益虛弱的肺腎**　蘿蔔絲乾、黑醋、黑豆、番薯、枸杞

◆**滋潤身體**　雞翅、糯麥、牛蒡、牛筋

11月 秋季

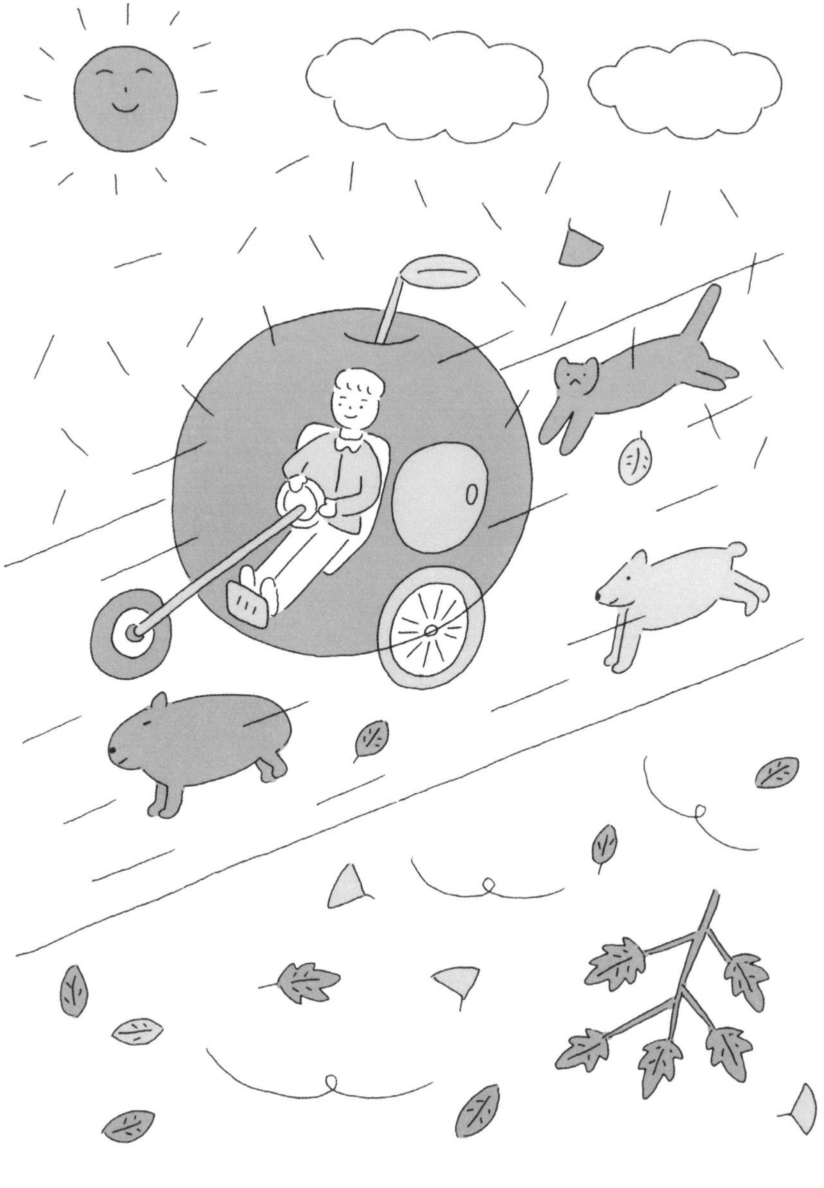

11月 調整
口腔與腸道的
細菌平衡

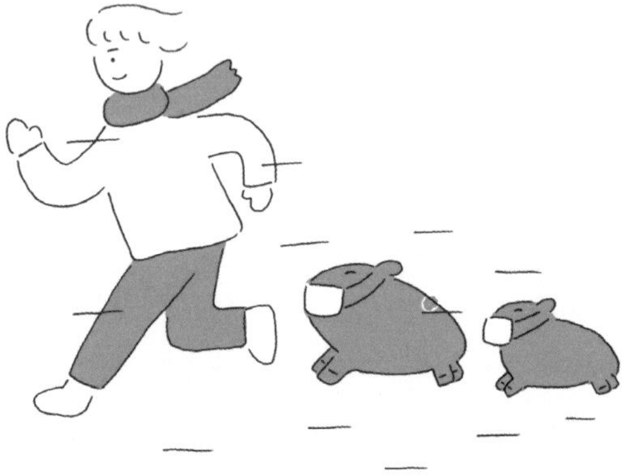

這個月開始要注意傳染病了。為全身培養好菌，以提升身體的隔離保護機能。

這個月必須提升抵抗力，以對抗感冒與病毒，所以要採取下列的食療方針。

第一週　強化免疫力
第二週　對抗壓力
第三週　減少腸道與口腔內的壞菌
第四週　做好口腔內清潔

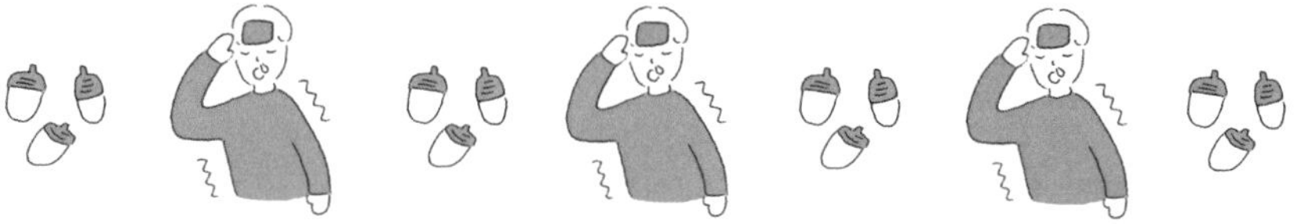

口腔與腸道菌群具有關連性
增加唾液分泌就有助於預防感冒

溼度大幅降低，感冒的季節正式來臨。一般病毒都活躍於乾燥環境，因此諾羅病毒、RS病毒、猩紅熱、流行性感冒、黴漿菌等傳染病逐漸開始流行。為了打造不會在冬季敗給病毒的身體，必須從體內提升免疫力。

這個季節的乾燥空氣不只增加了病毒的飛散，唾液的分泌量也減少。**口腔內的菌群與腸道相當**，約有700種、一千億個以上的細菌，好、壞菌與中間菌取得平衡。但與腸道不一樣，當細菌從口腔內入侵到血管是很可怕的。若是從腸道入侵的話，還可以透過肝臟來解毒，但是口腔並無這種機制。

這時就得仰賴唾液了。一天約會分泌1～1.5公升的唾液，而唾液具有自淨、抗菌、排除有害物質、解毒、保護與修復黏膜、幫助消化等功能。**唾液的分泌量減少時，口腔內的壞菌就可以輕易地繁殖，導致牙齦與喉嚨黏膜遭到破壞，很容易罹患感冒**。

促進唾液分泌、做好口腔清潔、避免食用導致壞菌增加的甜食、飲用具抗菌作用的飲品，將可有效預防感冒。喉嚨容易乾燥的狀況稱為「肺腎陰虛」。為

◆唾液中成分的功能

唾液可以提高身體的隔離保護機能，非常重要。這邊就彙整了唾液中的成分，以及各成分的效能。

- **IgA↓抑制細菌與病毒的入侵**
- **褪黑素↓提升睡眠品質**
- **乳鐵蛋白↓具有抗氧化作用**
- **重碳酸鹽↓使口腔內維持中性，可預防蛀牙**
- **表皮生長因子↓活化細胞、強化對壓力的耐性、輔助腸胃**
- **黏液素↓保護喉嚨黏膜**

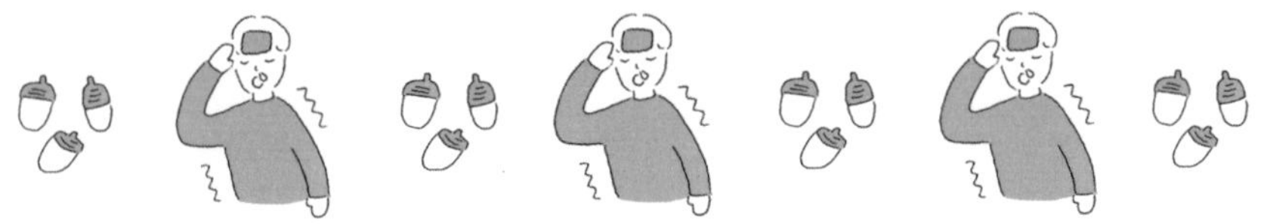

了能夠度過接下來的感冒季節，也必須顧好口腔內的菌群。

腸道的調整要靠發酵食品、膳食纖維以及深呼吸

與免疫有關的細胞七成都存在於腸道內，因此必須確實調整好腸道環境。藉由發酵食品搭配膳食纖維，同時攝取好菌×好菌的食物，就可以強化整腸作用。這個時期的食療建議多吃蔥類，在攝取膳食纖維之餘，也可以補充到能提升免疫力的大蒜素。

駝背且以嘴巴呼吸、呼吸較淺的人，自律神經容易失衡、血液循環也會變差，讓氧氣難以送到全身各處，免疫力就會跟著低下。這種狀態稱為「肺氣虛」。建議用深呼吸（P208）來改善——先用鼻腔吸氣，再以2倍的時間來吐氣。深呼吸會大幅運動到橫膈膜，刺激腸道等內臟的運作。

◆可調整腸道環境的腸道按摩

仰躺後雙腿張開與肩同寬，並彎起膝蓋。雙手擺在腹部上方，開始使用腹式呼吸法。接著在呼吸的同時，用雙手的指尖以肚臍為中心，以寫下「の」的方式輕柔摩擦10次。最後雙手握拳，從心窩往腹部最下方輕柔摩擦，同樣進行10次即可。請從飲食、按摩與呼吸這三個角度促進腸道蠕動，藉此調整免疫力吧。

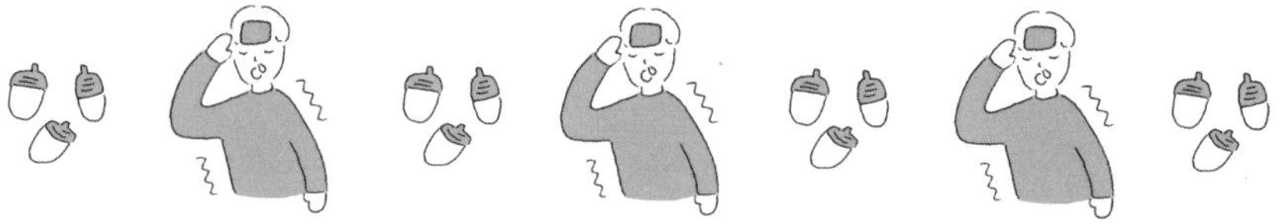

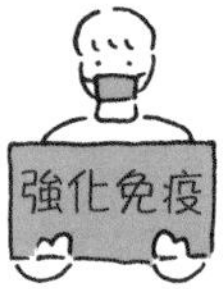

11月會發布免疫強化警報！

強化防禦系統，避免輸給病毒或細菌

口腔、食道、胃、小腸、大腸、肛門這一連串的消化器官，其實是同一條管子。實際的消化器官都在身體裡，但從解剖學的角度來說，會直接接觸食物、病毒等外部物質的消化管屬於體外；而病毒、病原菌與有害物質會從起始於口腔的消化器官進入身體。**因此，消化管的黏膜具有阻擋有害物質的防禦系統，也就是免疫功能，可以排除多餘物質，僅吸收身體必需的。**

調整免疫力的「氣」具有防禦功能，想要強化防禦功能的話，就要靠維生素D、維生素A、維生素C與整腸食品。維生素D可以製造抗微生物肽，具有提高隔離保護機能的效果、改善腸黏膜，進而預防腸漏症。維生素A同樣也可以強化隔離保護機能、改善腸黏膜。維生素C與整腸食品則可增加腸道好菌，使防禦系統正常運作。

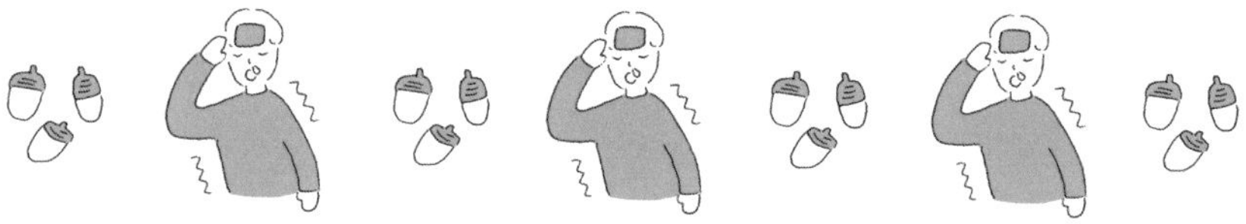

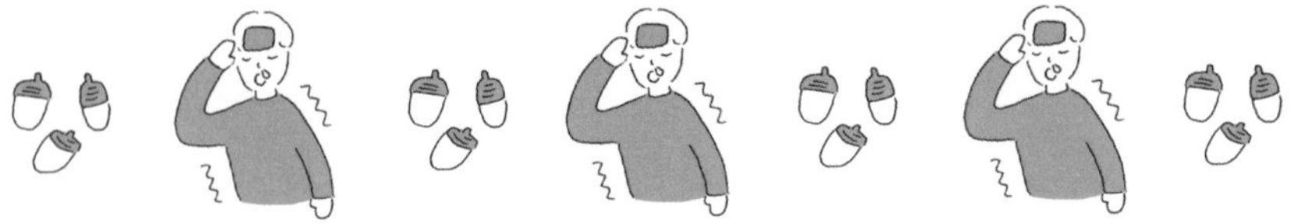

從呼吸檢視免疫力

呼吸是否會在不知不覺間變淺呢？要製造身體所必需的「氣」，仰賴的就是無意識間進行的呼吸與飲食。「氣」具有「衛氣」的作用，可以守護免疫力。

比起吸氣，吐氣時確實把空氣吐光更重要。

- □ **駝背且姿勢不佳**
- □ **容易喘不過氣**
- □ **肩膀容易僵硬**
- □ **早上起床仍昏沉沉的**
- □ **喉嚨容易乾乾的**
- □ **音量變小**
- □ **肩膀往前，不習慣挺胸**
- □ **都用嘴巴呼吸**
- □ **手腳冰冷**

呼吸太淺時氧氣無法運輸到全身，免疫力與代謝也會跟著下降。符合2項以上的人有可能是因為呼吸淺的關係，而導致免疫力變差。

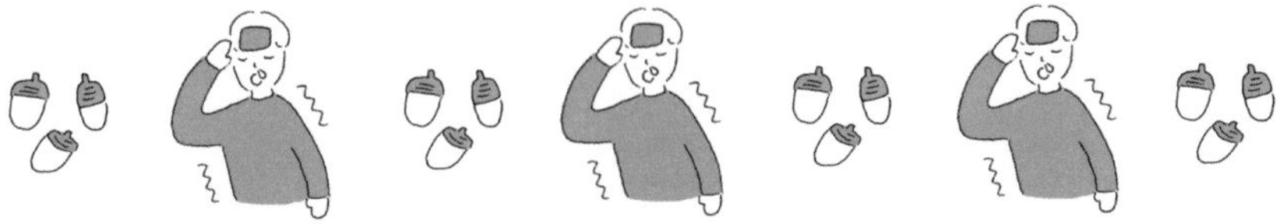

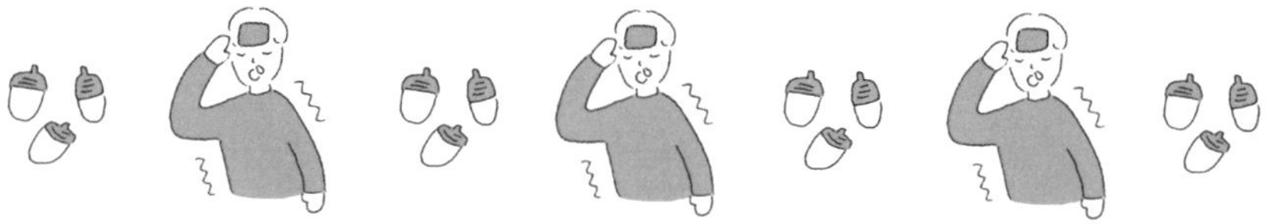

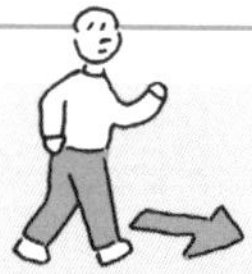

持續食療的關鍵

為了保護身體不受病毒或細菌的侵擾，調整自律神經，使其確實控制好白血球才是上策。其中的淋巴球是由副交感神經控制，因此必須先讓副交感神經處於優勢才行。但是從白天就心情緊繃，且有熬夜習慣的話就很容易使交感神經處於優勢地位。

這裡要介紹一個讓副交感神經處於優勢的方法。那就是**食用菇類、海藻、未精製穀物、山菜類等富含膳食纖維的食物**。因為膳食纖維能長時間的驅動消化器官。

讓消化管長時間運作能有效地使副交感神經處於優勢地位，也可以有效調整負擔七成免疫功能的腸道環境。

不曉得這個月該怎麼吃才好的時候，**只要記得優先選擇膳食纖維含量多的食材，就會方便許多。**

◆未精製穀物

穀物的維生素、礦物質與膳食纖維等營養，會在精製過程中流失。缺乏膳食纖維，就會使血糖值急遽上升，所以建議食用未精製穀物。例如：糙米、燕麥、菰米、藜麥等，其中有許多都被稱為超級食物。

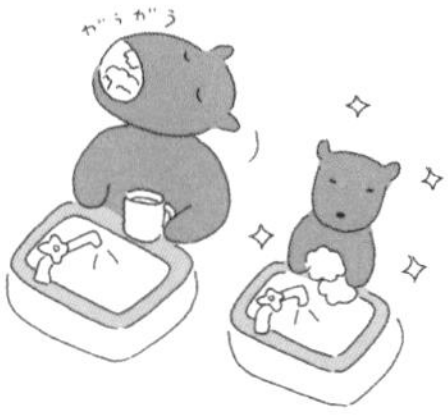

端正姿勢、正確飲食
老生常談正是健康祕訣

脊椎變形了！
檢視姿勢並刻意深呼吸

陰沉的天色加上冰涼的空氣，讓人實際感受到立冬的造訪。這週要特別留意的是姿勢。各位是否因為夜間的寒冷而拱起背部呢？身體為了不受重力影響而維持一定的姿勢，肌肉就是負責支撐頭部、手臂等全身各部位。**習慣使用錯誤的姿勢，肌肉就會記下這個狀態，駝背或身體彎曲就會逐漸定型，進而引發肩膀僵硬或腰痛。**生活中有很多自然前傾的姿勢吧？頭部的重量約為4～6公斤，前傾的姿勢會對頸部肌肉施加壓力，使駝背更加嚴重。駝背還分成腰部反折型、骨盆後傾型等各種類型，但每一種都會造成呼吸變淺、橫膈膜運作不順暢、胃部與肺部遭到壓迫、腸道蠕動停滯，這些影響甚至會擴及內臟。

此外，駝背者很容易用嘴巴呼吸。空氣已經很乾燥了還用嘴巴呼吸，這會使口腔更加乾燥，容易遭細菌或病毒入侵。這種狀態稱為「肺陰虛」。因此，十一月第一週的食療方針要選擇能保護身體不受病毒侵擾的食材，以及可以提高免疫力的食材。同時也請透過窗戶上的倒影隨時端正自己的姿勢。

本週健康保養
［改善駝背］

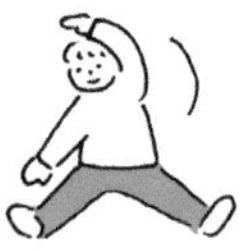

駝背會造成肩膀僵硬、頭痛、眼睛疲勞、腰痛、發冷、疲勞、內臟功能低下。這邊要藉由瑜珈或西藏體操的桌式，來改善駝背問題。

膝蓋彎曲坐好，雙手擺在臀部後面。指尖朝向臀部，抬起臀部用雙手雙腳支撐身體，頭部往身後倒下。等到腹部與膝蓋打直時，就能鍛鍊到腹肌。維持這個

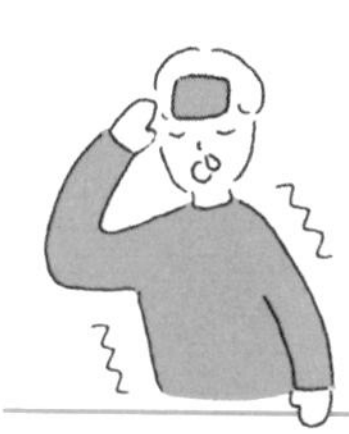

第1週

11/1→11/7

◆適合本週的食材◆

薤

含有具備抗菌與高度抗氧化作用的成分——二烯丙基二硫、大蒜素。因此冷熱溫差劇烈對身體造成沉重負擔，或是身邊有人感冒的時候，都建議食用薤。

此外**膳食纖維的含量比牛蒡多上許多，有助於整腸、抑制脂肪的吸收等**。但是對虛弱的腸胃來說太過刺激，所以建議調整至4顆左右。

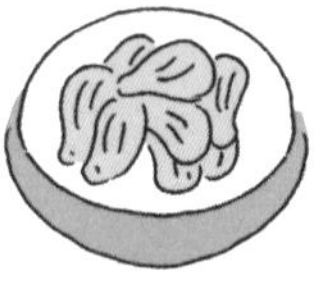

韓式泡菜

用大白菜或白蘿蔔、辣椒、蒜頭、海鮮的鹽辛等一起發酵而成的，大量的乳酸菌具有整腸作用。此外還含有高抗菌作用的辣椒素、大蒜素，有助於提高防禦機能。

但是韓式泡菜分為發酵及用調味料簡單醃漬兩種，請各位選擇發酵的。**韓式泡菜中的乳酸菌即使因為加熱而死亡，也可以在腸道內幫助排出壞菌、調整腸道環境。**請多方嘗試不同的吃法，像是煮湯或直接食用。

本週湯品

韓式泡菜薤燉豬肉

試著用豬肉、薤與韓式泡菜燉煮成湯品吧。豬肉的營養素——維生素B_1，搭配薤與韓式泡菜的大蒜素時，可以提升吸收率。

本週香草&香料

新鮮蒔蘿

很香柚百搭的香草，葉片與籽都可以使用。具有抗氧化作用，以及改善腸胃運作的功能。

其他還包括促進泌乳、緩和生理痛等功效，非常適合女性。

姿勢做5次深呼吸。

只要訂下睡前或起床後執行的規則，就不會忘記了。

◆韓式泡菜的蔬菜

通常是用大白菜或白蘿蔔等十字花科蔬菜醃漬而成，因此還可攝取抗炎症、抗菌的成分——異硫氰酸酯。

◆新鮮蒔蘿用法

蒔蘿通常會與鮭魚一起煮，因此相信很多人都有看過。這邊不妨將薤與新鮮蒔蘿一起放進甘醋醃漬。醃漬完的成品又香又漂亮，可以將料理妝點得相當時髦。

增加唾液調整口腔細菌＆促進腸道運作調整腸道細菌

預防感冒＋調整腸道、口腔菌叢 就靠菌活味噌湯

儘管日夜溫差大，但整體來說氣候穩定，身體也進入較安定的時期，但是生活忙碌得難以休息的人就要特別注意了。事情不如預期時壓力就會累積，造成交感神經處於優勢主導地位。如此一來，由自律神經掌控的唾液腺的運作就會變差，導致唾液分泌量減少，口腔乾燥使雜菌更易繁殖。**口腔與腸道都有菌群存在，任一方的菌群失衡都會招致免疫低下**。此外，口腔內細菌也會對腸道細菌的平衡造成影響，進而導致腸道的隔離保護機能低下，產成秋季不適症狀。這個狀態就稱為「肺陰虛」。

口腔狀態不佳時，就會製造出破壞黏膜的蛋白酶，甚至會繁殖出破壞氣管黏膜的細菌。使病毒更容易入侵，容易罹患流行性感冒。這個時期**要多漱口、勤洗手、戴口罩、維持口腔清潔、調整腸道環境，才能預防傳染病**。所以十一月第二週的食療方針將選擇蔥類與發酵食品，調整與隔離保護機能有關的腸道與口腔細菌的平衡。

本週美容保養

［臉部輪廓］

用手按摩下巴內側的凹陷處、中央的凹陷處，以及耳根下方。這幾處分別是分泌唾液的顎下腺、舌下腺與耳下腺。最理想的是以椰子油來按摩，這還有助於預防體味與發炎。

在水中加一茶匙的椰子油，拌勻後拿來漱口可以殺菌、調整口腔內的菌群。椰子油可以吃、可以塗抹，也可以拿來漱口，常備在家會方便許多。

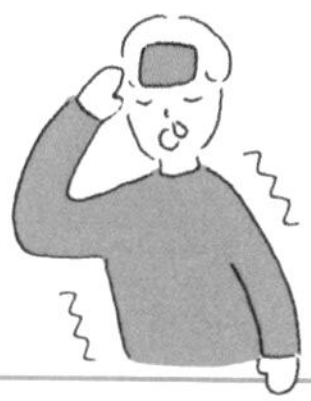

第2週

11/8→11/14

◆適合本週的食材◆

蔥

很多人可能會在意吃完蔥嘴巴的氣味，但這其實源自於**具有強烈殺菌作用的營養素大蒜素**。很常聽說感冒要多吃蔥，這也是因為大蒜素可以提高身體的隔離保護機能。

想要消除用餐後的氣味，可以吃一點蘋果、梅干、綠茶、香芹或檸檬等。

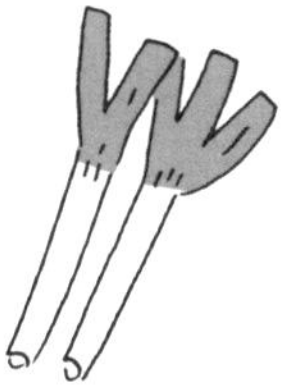

味噌

發酵調味料中最具代表性的就是味噌。用黃豆發酵製造的味噌，富含蛋白質、異黃酮、乳酸菌、礦物質與維生素等營養素。**因為是發酵食品，所以更易於調整腸道環境，喝碗味噌湯會讓心情更放鬆**。

腸胃運作順暢時，身體會優先運作副交感神經，如此一來唾液分泌量也會增加，進而提高免疫力。

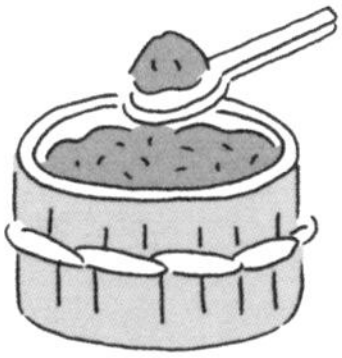

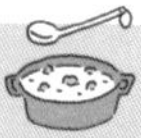

本週湯品

蔥味味噌湯

覺得壓力大或是快感冒時，就喝點加了蔥與裙帶菜的味噌湯，讓自己放鬆一點。

在感到疲憊時，準備一碗簡單易做的蔥味噌湯，培養一種暫時放鬆、享受悠閒的時刻，這也是個不錯的選擇。

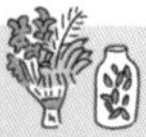

本週香草&香料

蝦夷蔥

蔥屬的蝦夷蔥是很好用的香草，與蔥一樣都含有高度抗菌作用的大蒜素。

外表看似細蔥，滋味與香氣卻更溫和，適合包括日式料理的所有料理，所以請務必嘗試。

◆蝦夷蔥的用法

形狀細長，當作繩子綁在料理上，可以增添時髦感。此外還可以為料理增色。

腸道與口腔細菌會相互影響
要注意甜食的誘惑！

蛀牙菌與牙周病菌
就靠有殺菌作用的食材來擊退

氣候轉涼會刺激食慾，而這也是秋季食材正好吃的時期。但可別忘了注意營養均衡與飲食量。尤其是巧克力、甜麵包等加工食品更是大忌，過度食用會導致腸道環境惡化，使身體處於發炎狀態。

相信大家都知道，吃甜食會導致蛀牙菌增加。而蛀牙菌與牙周病菌正是口腔的代表性壞菌。再加上甜食是腸道壞菌的食物，對口腔也會帶來負面影響，還會讓腸道與口腔的免疫成分IgA減少。相反的，調整好腸道環境就可以提升免疫機能，因此，增加口腔內的IgA分泌量就可以保護身體不受外敵侵襲。**腸道與口腔的菌群就是這樣互相影響的，其中一方失衡就會招致免疫力低下，但任一方的狀況極佳時就可以提升雙方的免疫力**。

十一月第三週的食療方針就是克制甜食的攝取以避免腸道與口腔壞菌增加，以準備迎接傳染病季節。還要食用具抗菌、整腸作用的蔥類、菇類以強化免疫力。

本週中藥
［麥門冬湯］

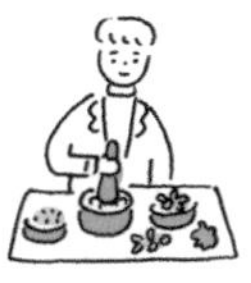

有助於改善喉嚨乾燥、疼痛或乾咳，對支氣管炎、氣喘、咽喉炎、聲音沙啞都有效。

◆牙周病菌

牙周病菌害怕空氣所以會躲在牙齦囊袋，但免疫成分無法在免疫囊袋內運作。放任不管的話，就會演變成全身性的發炎，釀成糖尿病、心肌梗塞、動脈硬化與誤嚥性肺炎等疾病。

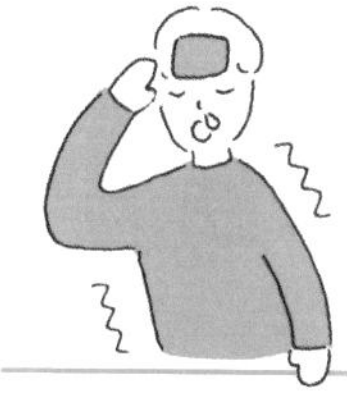

第3週 11/15→11/21

◆適合本週的食材◆

大蒜

蔥屬的大蒜也含有大蒜素，具有強大的殺菌與抗病毒作用，據說連O-157菌都可以殺死。此外可擴張微血管，改善身體發冷的問題。

位在莖部的蒜芽，與大蒜擁有同樣的營養素之餘，還有豐富的葉酸、維生素C、β胡蘿蔔素。

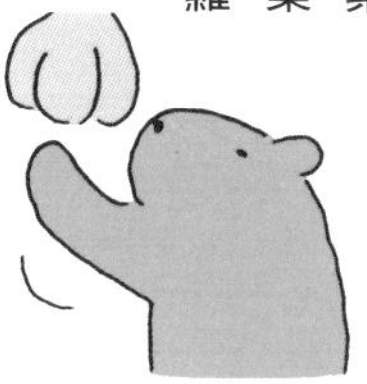

舞菇

富含β葡聚醣，可提高免疫機能，保護身體不受傳染病侵擾，還具有抗癌作用。此外也含有維生素D、鋅、維生素B群等豐富的礦物質。雖說加熱後效果不變，但是為了攝取充足的水溶性營養素，建議煮成湯食用。

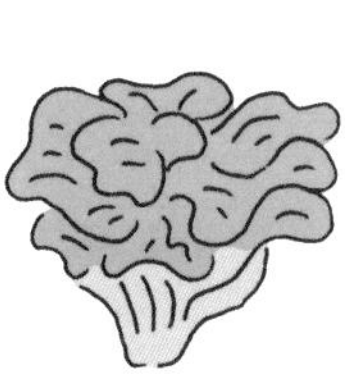

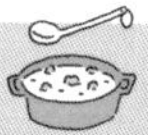

本週湯品

蒜味舞菇湯

切片的大蒜用橄欖油爆香後，倒入舞菇、香菇、杏鮑菇、金針菇等喜歡的大量菇類後簡單拌炒。接著放入水燉煮，再用胡椒鹽調味即可。

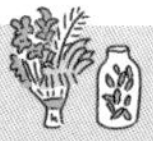

本週香草&香料

野馬鬱蘭

具有強大的抗菌、抗病毒作用，可改善或預防牙齦疼痛、口臭、感冒、腳癬、念珠菌、疱疹與食物中毒等。抗氧化作用在香草中首屈一指，含有香芹酚、百里酚、迷迭香酸等。

◆野馬鬱蘭用法

請多多使用野馬鬱蘭，像是撒在湯品上。乾燥過的野馬鬱蘭比新鮮的更香。

會在睡覺時感冒的人
要強化隔離保護機能並檢查牙齒

嚴重口臭就是細菌繁殖的證據！
預防病菌入侵的抗菌＆抗發炎食材

舒適氣候搖身一變進入低氣壓，有時還會出現梅雨般的天氣，但朝著冬季發展的空氣仍然乾燥得不得了。這個季節最應留意的就是**口腔乾燥**。冬季也會在睡眠期間不由自主地冒汗，導致水分流失。因此用嘴巴呼吸的人，口腔會特別乾燥，起床時口腔細菌量大幅增加。特別是具有蛋白質分解酵素的細菌會容許流感等病毒的入侵，並分泌有助於病毒繁殖的酵素。這種狀態稱為「陰虛內熱」。**為了減少早上起床時的細菌量，應儘快漱口、刷牙以保持清潔**。建議先刷完牙後再喝水與飲食，只要保持口腔清潔自然就能預防感染與傳染病惡化。

水分補給方面只要固定在睡前與早上刷牙後，共2次。有牙周病與蛀牙的人，也應儘早治療避免免疫力下降。平常沒有在做牙齒定期檢查或清潔的人，在這個時期要格外注意些會比較安心。因此，十一月第四週食療方針將強化口腔的隔離保護機能，再搭配抗菌食材、可抑制喉嚨發炎的食材，填補身體所欠缺的保護功能。

本週香氛精油

［澳洲茶樹］

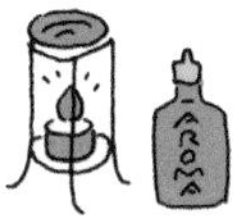

很適合快感冒時使用，具抗菌與抗發炎作用。薰衣草也具有前述作用，不妨一起使用。將熱開水倒入馬克杯，滴入澳洲茶樹與薰衣草各一滴，將馬克杯湊近鼻子，吸入蒸氣與香氣以滋潤黏膜。

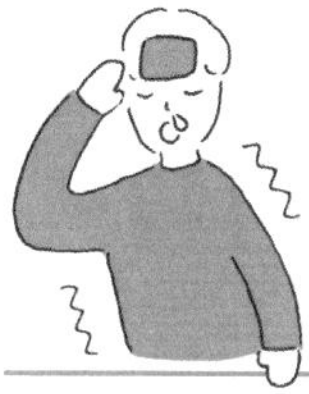

第4週

11/22→11/28

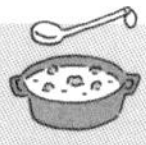

本週湯品

蓮藕濃湯

切細的洋蔥、薑與蓮藕泥、絞肉倒入水中燉煮，食材煮熟後再用味噌、胡椒鹽與豆蘉調味即可。

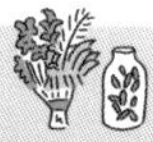

本週香草&香料

石蒜

中藥稱為甘草，是七八成中藥都有搭配的主流生藥。主成分甘草素可抑制發炎，過敏或止癢用的醫藥品也會使用。擁有砂糖數十倍的甜味，因此也會當成甜味劑使用。

◆適合本週的食材◆

薑

薑具有非常高的抗菌與抗氧化作用，能夠幫助腸胃運作。此外有效成分薑醇的一部分加熱後會變成薑酚。**喉嚨刺痛似乎快感冒的時候，最適合攝取薑醇**。因此薑加熱過的薑酚，可以改善血液循環、溫暖身體，很適合在發冷的時候食用。薑皮含有許多有效成分，因此建議連皮一起食用。

蓮藕

蓮藕是**以抑制喉嚨症狀聞名的食療用材**。蓮藕中的單寧可以抑制發炎，幫助喉嚨消腫、改善咳嗽。此外也有助於改善消化器官系統的運作，並具有止血效果。

此外，蓮藕還富含高抗氧化作用的多酚和維生素C。

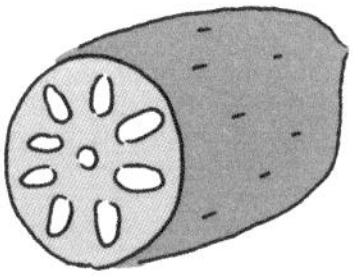

◆石蒜茶

將石蒜與肉桂炮城花茶飲用，有助於抑制感冒的初期症狀與喉嚨發炎。這是甘甜溫暖的好滋味，請務必嘗試。

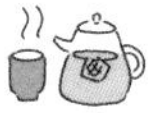

◆飲用白開水！

用溫開水補充水分，可活化內臟功能並達到放鬆效果，有助於改善身體發冷與提升睡眠品質。請務必先嘗試一週看看。

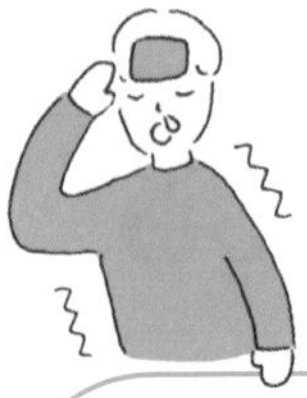

最終週

11/29→11/30

11月的回顧

預防感冒、食藥、腸部按摩和口腔護理

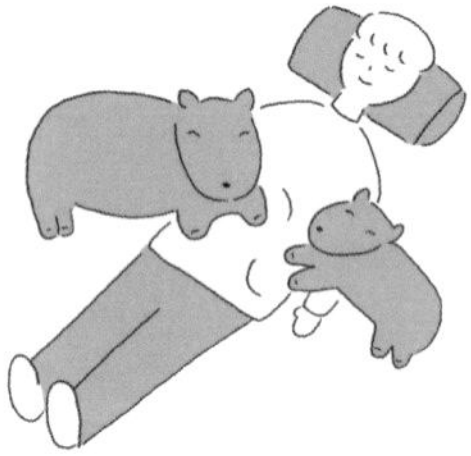

最近覺得好像有口臭問題時，可能是身體的保護機能低下所致。所以要避免攝取過多會破壞口腔細菌平衡的糖果、甜點、果汁、過甜的能量飲料、對消化造成負擔的高脂肪食品。水分、膳食纖維與發酵食品攝取不足，也會造成腸道環境混亂，必須特別留意。

而腸道環境是可以用手指來確認的。**以稍強的力道用手指輕按腹部，覺得偏硬時，就代表交感神經處於優勢的主導地位，這會使腸道的蠕動變差**。如此一來，可能會出現淋巴循環停滯、老舊廢物堆積在體內的問題。想要改善就必須重新檢視飲食習慣，也建議按摩腸道（P220）。

◆**提升免疫力**　薤、蔥、大蒜、舞菇、薑、蓮藕

◆**有益腸道**　泡菜、味噌、薤、蓮藕、舞菇

12月 秋季邁向冬季

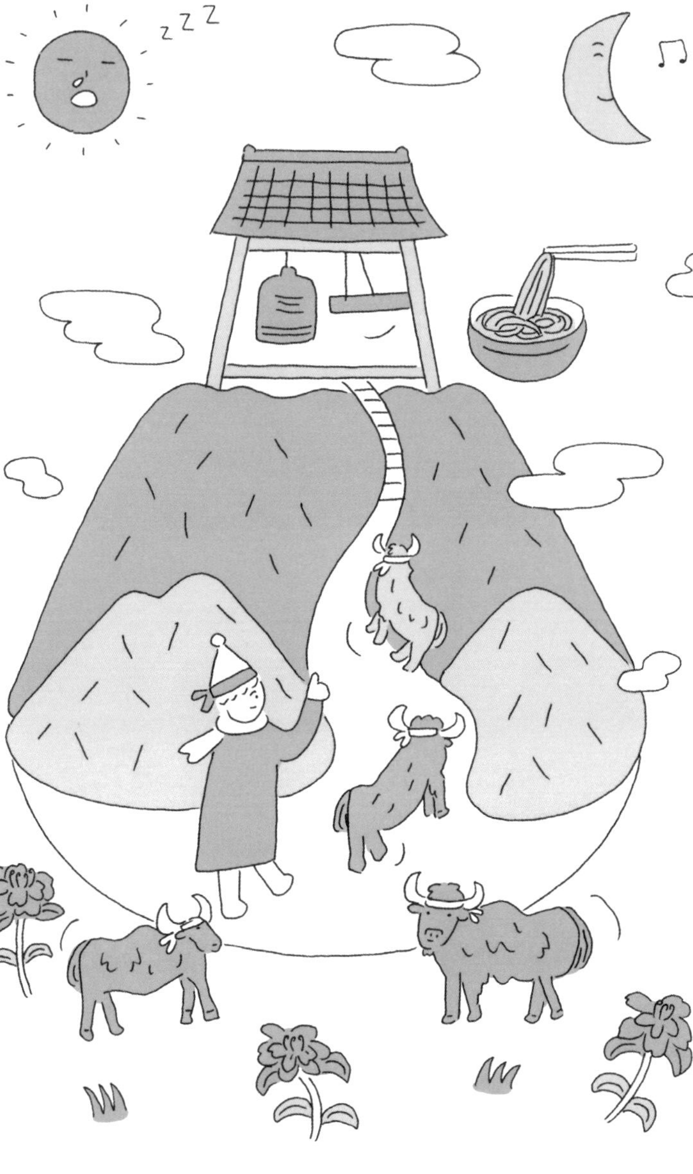

12月 多吃也要多動
透過熱能
擊退萬病根源

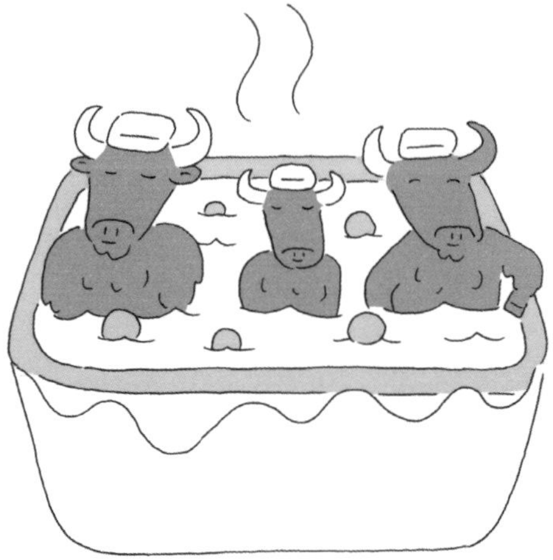

在這個容易感到寒冷的月份，藉助香料和新陳代謝所需的食材來改善寒冷和浮腫。

真正的寒冬降臨，身體感到莫名的不適，這個月要採取下列的食療方針。

第一週　維持肌肉量並溫暖身體
第二週　對抗身體發冷
第三週　改善水腫
第四週　提高免疫力

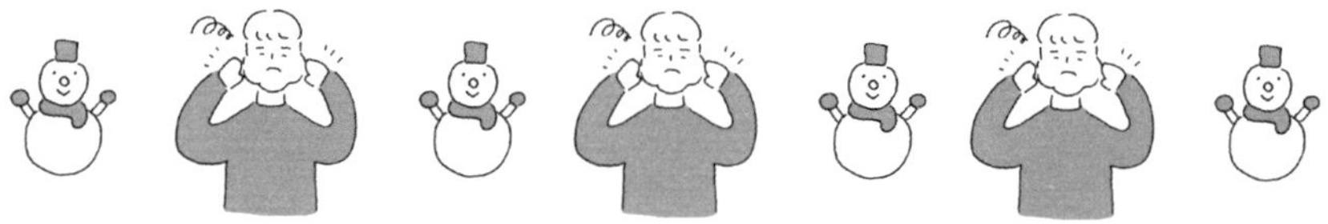

睡不好、早上爬不起來都是寒冬的特徵

延續上個月仍是空氣乾燥、容易感冒的季節。一年中日照時間最短的冬至，會感到真正的寒冷對吧。

原本就有身體發冷問題的人，在中醫屬於「腎陽虛」。在身體尚未習慣寒冷的時期，會格外容易發冷、水腫、消化不良、自律神經或荷爾蒙失衡。有這種傾向的人最常見的情況就是睡眠障礙。

身體的核心體溫稱為深層體溫，一整天的變化約一度左右。體溫最高的時段是夜晚，在深層體溫開始降低時會想睡，接著體溫又會因天亮而逐漸上升。但是如果身體原本就發冷的話，自然就不會有體溫大幅降低的情況，睡眠品質也會跟著變差。四肢末梢放熱才能使深層體溫下降，因此，想要獲得優質睡眠除了要好好溫暖身體外，也要維持四肢的血液循環才可以順利地放熱。為此，睡前泡澡就顯得格外重要，這可以從深處溫暖身體，連末梢血液循環都一併改善，並使副交感神經優先運作，一口氣實現了香甜睡眠的必要條件。所以，開始變冷的這個月，請在睡前用40度左右的熱水悠閒的泡個澡吧。

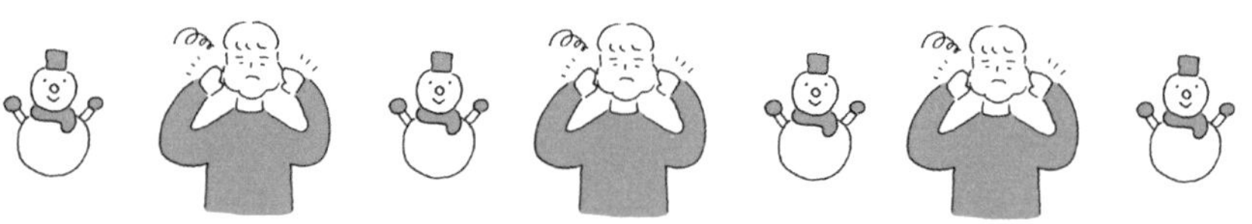

導致疾病慢慢蔓延的幽靈血管
就靠香料來復活

身體發冷的原因之一就是血液循環不良。讓血液在體內流動的血管中，有九成以上都是微血管。微血管能將營養與氧氣帶到身體各處，並回收老舊廢物與二氧化碳。堵塞的微血管就稱為幽靈血管，會讓身體慢慢出現各種不適症狀。四肢如冰塊般發冷的人，可能有許多微血管已經變成幽靈血管了。如此一來，就無法充分地供應營養物質、回收不必要的物質，逐漸發展成黑斑、細紋、髮量稀疏、高血壓、肝功能障礙、腎功能障礙、骨質疏鬆症、失智症等形形色色的疾病。

要讓幽靈血管復活必需仰賴肉桂、博士茶與蓽拔等香料。想要每天攝取的話，肉桂是最方便的。所以每天喝熱飲時，灑兩三下（0.6g）的肉桂粉吧。但是一天攝取10g以上就算過量了，請特別留意。

此外，進食時咀嚼30次以上，有助於提升營養的吸收率、促進代謝，還能溫暖身體。因此，確實咀嚼是相當重要的。為了擊退身體的發冷問題，也別忘了攝取維生素B群以製造必需的能量。

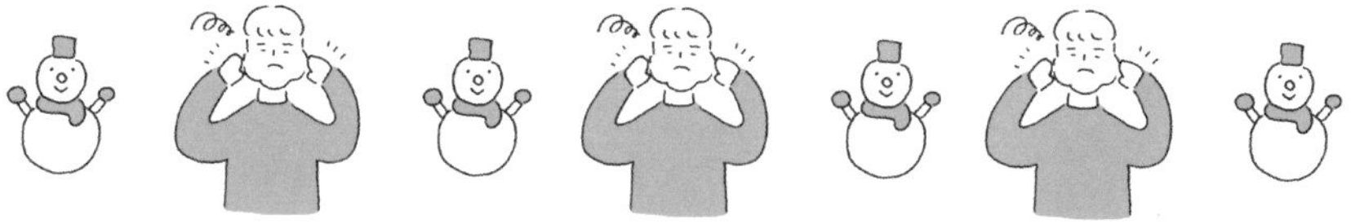

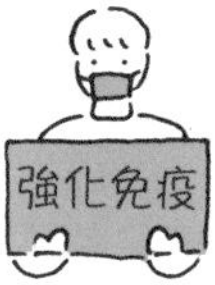

12月會發布免疫強化警報！

身體發冷會造成老舊廢物積蓄與免疫力低下！請提升代謝做好溫活

正常體溫在36度以下的人屬於低體溫，是容易因身體發冷而水腫的類型。**低體溫時，內臟會因為發冷而運作不佳，基礎代謝也會降低15％左右**。還會拖垮血液循環與腸道運作、削弱老舊廢物的代謝能力與免疫力。低體溫與身體發冷是兩碼子事，但卻會在體內造成相同的結果。若是不覺得冷但卻體溫偏低，或是體溫不低但卻覺得有慢性發冷困擾的人，都有**老舊廢物代謝不佳、容易水腫的問題**。

這時請藉由溫暖身體、強化幫助「氣」運作的「溫煦」（P40）功能，從體內改善這個問題。為此的第一步，就是打造能確實吸收營養的身體。年底吃大餐的機會增加，請減少冷飲的飲用量，改由溫熱湯品吧。再刻意攝取維生素B群、蛋白質與礦物質，藉由提升代謝效率來溫暖身體。

◆溫暖身體的方法

這裡要介紹五個溫暖身體的方法。

①睡前伸展一下肩胛骨與髖關節一帶
②按摩手指與腳趾
③用暖暖包熱敷腹部
④在飲品中添加肉桂
⑤深呼吸

藉指甲狀態檢視健康

指甲異狀也是身體的警訊之一，所以請勿忽視。

◆**上層角質剝落、易斷**…有貧血問題，是容易發冷、容易乾燥、蛋白質攝取不足等偏食者常見的指甲。

◆**偏白**…處於貧血且容易覺得冷的狀態。可能是肝臟或腎臟生病了。

◆**直紋**…雖然很常見，但通常會因為乾燥、壓力、睡眠不足、老化等增加。有時則是外部壓迫或基因造成的。

◆**橫紋**…指甲周遭溼疹等皮膚問題造成的，也可能是營養失調、糖尿病、低血鉀的警訊。

◆**薄且反折（湯匙指）**…可能是鐵質不足（缺鐵型貧血）、甲狀腺有異常、缺乏維生素、慢性腸胃炎的影響所致。

◆**如橡實般隆起**…甲狀腺或心臟可能有狀況。

◆**白色混濁且有厚度**…通常出現在腳趾，可能是足癬所致。

◆**綠色**…指甲處於衛生不佳的狀態，感染了綠膿菌。

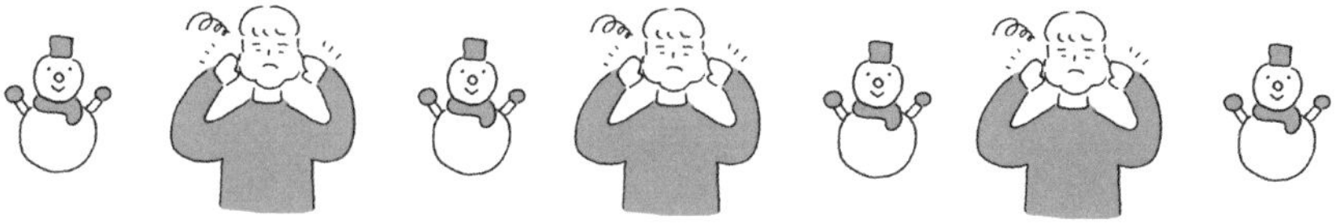

持續食療的關鍵

改變習慣說起來簡單做起來難。據信從反覆失敗到養成習慣至少要花一個月。

很多人在這個時期會不小心放縱，所以建議每三天就藉由飲食與睡眠來調整身體，想辦法讓身體恢復原狀。

大吃大喝、攝取過多熱量與糖質時，多餘的熱量會變成脂肪積蓄在體內，這個過程據說約1～2天。因此，連續兩天暴飲暴食的話就會獲得很紮實的脂肪。

為了盡可能減少脂肪積蓄，可以在未來的3天內減少熱量的攝取。舉例來說，如果攝取的熱量比平常多一千卡的話，在接下來三天中，每天都要比平常少吃300～400卡。

此外，放縱飲食會導致腸胃與肝臟疲勞，所以也要攝取抗發炎食材與整腸食品，好讓身體得以復原。

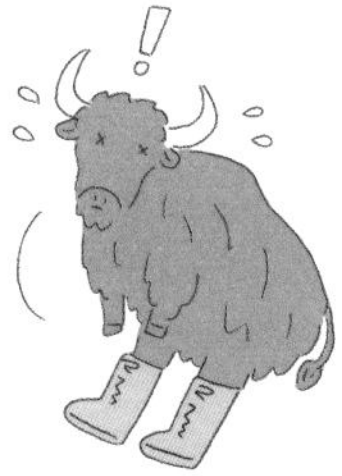

真正的寒冬即將來臨
沒在運動也至少要實踐食療

在廁所做10次深蹲、腳尖站立，冬天要養成鍛鍊肌肉與食用香料的習慣

年底會反覆經歷氣溫與氣壓變化，這週會一天比一天冷。因為身體發冷而很怕冬天，總是很快就感冒、身體要很久才能暖和的人，請從現在開始努力應對吧。

因為即將過年而忙碌的十二月，往往會因為寒冷而不想動，或是抽不出時間去運動，而導致運動不足。各位回想一下，是否有說中呢？**一年中最冷的冬天必須提高基礎代謝才能夠溫暖身體，但是運動量減少、肌肉變虛的話，是無法提高基礎代謝的**。這個狀態稱為「脾腎陽虛」，代表身體徹底發冷，連腸胃都變虛弱了。愈接近年底氣溫就愈低，運動的機會也隨之減少。然而真正的寒冬才剛要開始，所以請趁現在就做好準備，打造不會敗給嚴寒的身體吧。

因此，十二月第一週的食療方針在維持肌力的同時活用溫暖身體的食材。生活中盡量抽空運動吧。例如：刷牙或做家事時用腳尖站立，或是去廁所時深蹲10次、起床時做10次鍛鍊腹肌的運動等，試著為自己設下規則吧。

本週健康保養

［水腫］

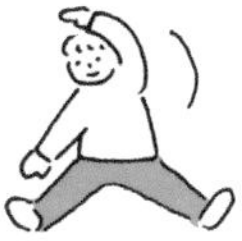

身體發冷必然會導致腿部水腫。這裡要介紹只要在睡前執行就能輕鬆消腫的方法。雙腿朝牆壁仰躺，將臀部貼齊牆壁，雙腿打直與上半身呈直角。這時雙腿直接靠著牆壁也無妨，五分鐘後再放下吧。

第1週

12/1→12/7

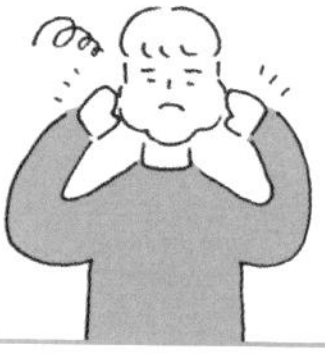

◆適合本週的食材◆

咖哩粉

咖哩粉中含有許多中藥會使用的生藥，像是胃藥、止咳、調整肝臟功能、改善發冷、減輕壓力、抑制炎症、抗菌等，可望帶來許多效能。

所以製作湯品或炒物的時候請多多添加吧。此外也可以把咖哩粉撒在剩菜上，改造成咖哩口味。

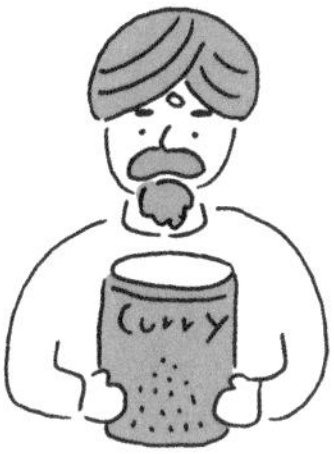

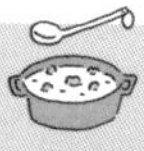

本週湯品

咖哩風韭菜味噌湯

想改善身體發冷問題的人，建議養成早上吃咖哩的習慣。只要在日常食用的味噌湯裡，添加一茶匙的咖哩粉即可。若再搭配韭菜等蔥屬食材，還可以預防感冒。

韭菜

是含有大蒜素的蔥屬植物，抗菌作用很強，並可提高免疫力。大蒜素可提高維生素B1的吸收以促進代謝，有助於改善發冷與預防疲勞。

β胡蘿蔔素的含量在蔬菜中首屈一指，可以抗氧化並強化所有黏膜，包括喉嚨、鼻腔、眼睛、胃部與腸道等。

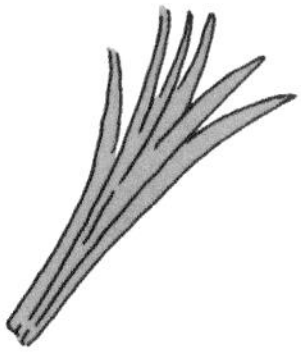

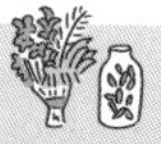

本週香草&香料

黑胡椒

黑胡椒中的胡椒鹼可以幫助消化、抑制發炎與緩和疼痛。此外還可以促進血液循環與能量代謝，可望緩和喉嚨或鼻腔不適等冬天特有的困擾。

◆咖哩粉選購法

市售的咖哩粉與葛拉姆馬薩拉配方不盡相同，試著找出符合口味的品牌也很有樂趣。

◆黑胡椒用法

這是一般家庭較常見的香料固定班底對吧？炒物、味噌湯、火鍋、茶品、白飯等，無論是什麼料理撒上黑胡椒都不奇怪，所以請務必活用。

此外冬季的日照時間縮短，血清素、內啡肽的分泌量也減少，黑胡椒則可促進兩者的分泌，讓沮喪的心情恢復清爽。

避免發冷繼續惡化！體內外包夾的溫暖作戰

容易發冷的體質，會招致不適的連鎖效應，所以要藉保暖性高的優秀防禦型食材溫暖身體

早上逃離不了溫暖被窩的時期到來了，手腳發冷的日子增加了，出門在外最好使用圍巾或蓋毯。尤其是手腕、腳踝、頸部等特別容易發冷，所以外出前都應做好防寒工作。中醫稱因發冷而虛弱的體質為「脾腎陽虛」，**從腹部至手指都容易發冷、體溫偏低，容易出現異常的疲憊感**。也很容易有頻尿、膀胱炎、耳鳴、上午頭腦與身體都動不起來的不適症狀。這類人的一大特徵就是容易老化。尤其寒冷的冬天是「脾腎陽虛」特別容易惡化的時期，出現這些症狀的人數會增加。冬至起還有2個月的寒冬，為了神采奕奕地度過這段時間，就必須從體內外做好保養。

因此，十二月第二週的食療方針要攝取可以從體內溫暖身體，改善「脾腎陽虛」的食材。很多人在年底假期會吃大餐、喝酒對吧？為了減輕酒精造成的傷害，請在聖誕節前做好凍齡保養，攝取可強化隔離保養機能的食材，這樣才能在預防感冒的同時獲得抗菌、抗氧化、抗糖化、抗發炎的效果。

本週美容保養

［全身浴］

全身浴指的是泡到肩膀，水對心臟施加的壓力比半身浴還大，有助於促進血液循環、改善水腫。

在泡澡前喝杯水避免脫水。泡進40～42度的熱水直到蓋過肩膀↓淋浴↓泡澡↓保養↓泡澡。每次泡澡約3分鐘，這樣頻繁能在心臟可負擔的前提下改善水腫。但是心臟或身體狀況不佳的人應避免。

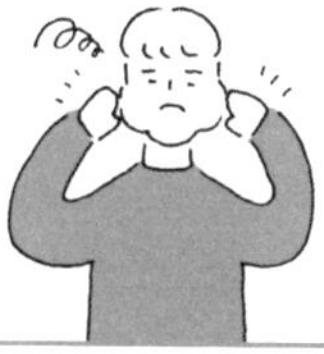

12/8→12/14

適合本週的食材

橄欖油

要從體內溫暖，保溫性高的橄欖油是最佳選擇。**只要在湯品或熱飲中添加少許就能溫暖身體**。橄欖油具有強大的抗氧化作用，就算加熱也不易氧化，非常適合拿來烹調。順道一提，用在沙拉或生牛肉片等不加熱的料理時，建議使用亞麻仁油。

有口臭或口內炎時，用橄欖油漱口有助於抑制細菌的繁殖，各位不妨嘗試看看。

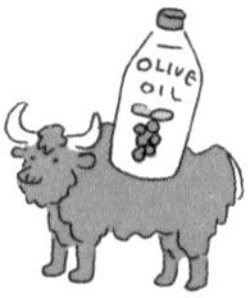

青花菜芽

含有大量的磺胺甲硫醚，能夠清除活性氧、強化免疫力並抗菌等。同時還可望預防宿醉、感冒並兼具凍齡保養。**切細後不加熱食用，才能夠提升這些有效成分的吸收效率**。

和大部分的料理都很搭，所以不妨切細後撒在豆腐、納豆、醃漬品或沙拉等。

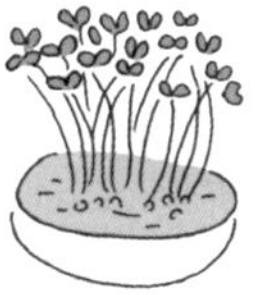

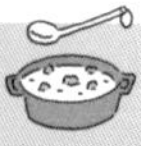

本週湯品

南瓜洋蔥豆漿湯

使用具有改善血液循環、抗氧化與抗糖化作用的南瓜與洋蔥。將材料切成一口食用的大小後用水燉煮，接著添加豆漿調味，最後淋上橄欖油，撒上切好的青花菜芽即可。

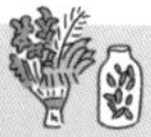

本週香草&香料

五香粉

花椒、肉桂、丁香為固定班底，再從茴香、八角、陳皮中任選兩個，共計五種香料以幾乎相同的量混合而成。含有許多中藥常用的生藥，可提升新陳代謝、促進血液循環，並具有抗菌作用。

◆五香粉的用法

搭配湯品、炒物或是用來醃漬肉類等都很適合，獨特的香氣很百搭，想打造中式或台式風味的時候可以派上用場，能夠使好滋味更上一層樓。

凡事都不能堆積！
努力打造順暢的日常

血液循環惡化會引發全身不適
要藉由含有維生素E的魚卵來改善

這段期間經常從天氣預報中聽到西高東低的氣壓配置，正式看見冬天的開始與今年的尾聲。身體會因為寒冷而不自覺地用力、因大掃除而發冷、發冷導致瑟縮，進而演變成駝背，總而言之，這段期間很容易發生血液循環停滯、循環不佳的狀況。

這裡要介紹一個簡單的方法來幫各位確認血液的循環狀況。請先照鏡子確認舌頭。舌頭下方是否可以看見2～3公釐的藍色靜脈？這是全身血液循環不佳時會浮現的部分。所以請每天檢查以確認血液的循環狀況。**可以看見明顯的靜脈時，可能代表身體發冷導致血液與淋巴循環不佳，無法順利排出老舊廢物導致水腫更嚴重，或是腸道蠕動不佳導致毒素累積**。進一步惡化的話會出現易累，或是嚴重的頭痛、生理痛，陷入全身都有狀況的「脾腎陽虛」狀態。覺得冬天冷得不得了的人，或許就曾體驗過這些症狀。

因此，十二月第三週的食療方針建議選擇魚卵或是可以整隻食用的魚肉，攝取可促進血液循環的維生素E、提升代謝的維生素B群。

本週中藥

［八味地黃丸］

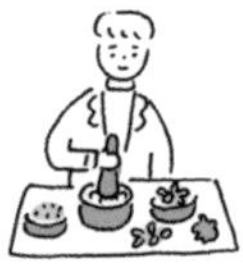

可溫暖身體、提升水分代謝、增加體力，適合寒冷時就頻尿、耳鳴或腰痛的人。能改善下肢疼痛、頭痛、發麻、老年人的視力模糊、搔癢、排尿困難、殘尿感、頻尿、水腫、輕微漏尿。還可有效對抗高血壓造成的肩膀僵硬、頭重與耳鳴等症狀。

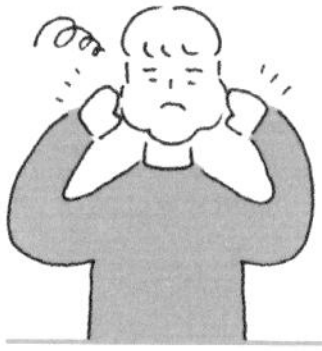

第3週 12/15→12/21

適合本週的食材

鱈魚子

含有許多可促進血液循環的維生素E，以及有助於消除疲勞、改善發冷的維生素B群。並富含冬季容易缺乏的維生素D。

這個時期的日本超市會開始擺出生的鱈魚子，因此秋田縣很常炒來吃。除了拌飯之外，搭配燉煮料理、涼拌料理或湯品等都很方便。鱈魚子有助於**輕鬆攝取冬季必要的營養素**，所以請各位務必品嘗。只要將酒粕與鱈魚子拌在一起醃漬一週左右，就成了很下飯的料理。

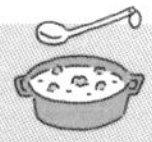

本週湯品

菠菜白蘿蔔鱈魚子湯

這是讓胃部休息的湯。白蘿蔔切成長方片狀、鱈魚子去除薄皮、菠菜與舞菇大概切過後，與薑絲一起倒入水中燉煮。接著用醬油調味，最後撒上蔥花即可。

菠菜

營養素豐富到被讚為**黃綠色蔬菜之王**，含有大量具高度抗氧化作用的β胡蘿蔔素、維生素C與維生素E。此外還含有鐵質、提升鐵質吸收率的維生素C與葉酸，可望改善貧血傾向造成的**發冷、疲勞感與水腫**。

含有許多可維持眼睛健康的葉黃素，有助於改善眼睛疲勞。

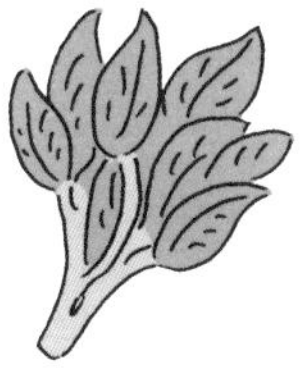

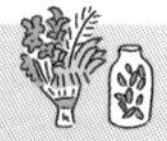

本週香草＆香料

辣椒

含有辣椒素，具有溫暖身體的效果。各位是否試著用辣椒自製辛子明太子呢？辛子明太子屬於發酵食品，可望帶來整腸效果。所以請試著用一味粉、昆布、柴魚片、酒、甘酒等醃漬鱈魚子吧。

趕跑冷空氣
開始享受跨年連假

用高營養價值的當季食材
提高免疫力與代謝

一年中日照時間最短的冬至來臨，必須進一步做好對抗寒冷的準備。冬天為了防寒很容易穿上黑色系的衣服對吧？但是內搭請選擇喜歡的顏色、花樣、毛茸茸的材質。**藉由讓心情變好的穿搭，為溫暖身體一事增加樂趣**。

身體陷入慢性發冷狀態時，會優先運作交感神經，使血管收縮導致血液循環變差，進而容易出現水腫、腸胃功能低下，如此一來就會容易感覺到疲憊，也會對負責免疫功能的白血球造成負面影響。歡樂的跨年假期來臨，卻消化不良、腿部水腫、皮膚粗糙、免疫低下甚至感冒的話那就太可惜了。冬天很冷，是「氣」容易消耗的時期。因此，原本就容易疲憊、發冷、感冒的人很容易就會受到冷空氣的影響。

為此，十二月第四週的食療方針會藉由營養價值很高的當季食材，提升代謝避免敗給寒邪，為年假做好準備。

本週香氛精油

［杜松子］

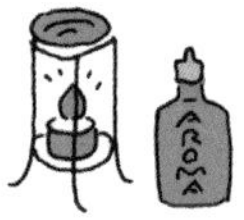

可促進血液與淋巴循環，改善腿部水腫與倦怠，緩和腰痛、肩膀痠痛與肌肉僵硬。在手上倒入大量精油，滴入一滴杜松子精油，按摩腿部、腰部等比較不舒服的部位。

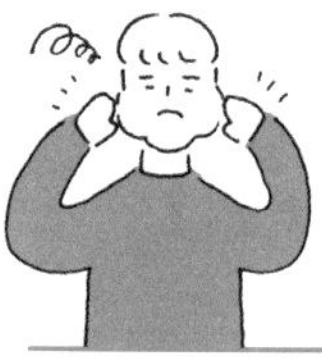

第4週

12/22→12/28

◆適合本週的食材◆

芹菜

芹菜是七草粥的食材之一。**在攝取年假時容易攝取不足的膳食纖維之餘，也能幫助疲憊的腸胃運作。**因此，不要僅依循習俗在一月七日吃七草粥，而是從為了能開心過年而食用。

芹菜可促進血液循環、解毒與放鬆身心。且葉酸含量非常多，還含有鐵質、維生素C，很適合貧血的人。

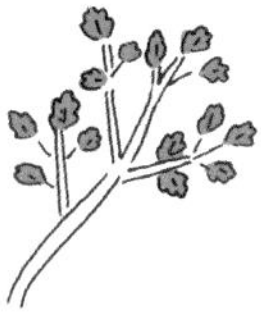

魚膘

每逢這個時期，就可以在超市看見魚膘，相信很多人都會拿來煮火鍋吧？市面上售有鱈魚、鮭魚、河豚的魚膘，每一種都營養豐富。**且含有大量冬季易缺乏的維生素D，可以幫助免疫運作。**其他還有蛋白質、維生素E、維生素B群、礦物質等均衡的營養素，有助於提升代謝、促進血液循環並溫暖身體。但是含有大量的嘌呤，所以尿酸值偏高的人要避免吃太多。

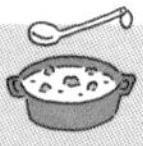

本週湯品

芹菜魚膘味噌湯

北海道與青森等地很常食用魚膘味噌湯。

首先煮好芹菜味噌湯，切著將洗好的魚膘切成一口食用的大小後，快速燙熟後就完成了。魚膘過度加熱會失去綿密口感，所以放入鍋中一分鐘左右即可關火。

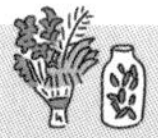

本週香草&香料

聖誕香料

肉桂、肉豆蔻、丁香、多香果、小豆蔻混合而成的香料。可以搭配純可可、寡糖一起飲用，能夠從內部溫暖身體、促進血液循環並調整腸胃功能。

◆魚膘的前置作業

先將魚膘抹鹽放置一段時間後，再沖掉去除表面黏膩，接著用熱水煮一分鐘。接著去除筋與血管後仔細清洗，最後瀝乾水分即可。在意腥味的人不妨先用酒醃漬。

◆何謂聖誕香料？

中世紀有眾多香料隨著漫長的船運，從中國、印度、埃及、希臘等地來到歐洲，成為只有聖誕節等節慶才能享用的珍貴食品。通常會搭配蛋糕等甜食，但是也可以用在花茶與肉料理上。

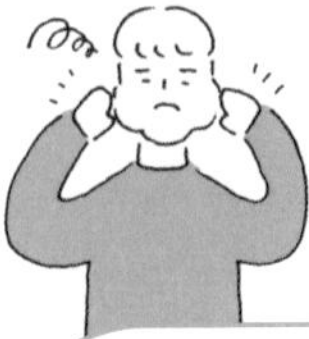

最終週

12/29→12/31

12月的回顧

從珍惜自己的瞬間開始，
就會一年比一年
還要有精神

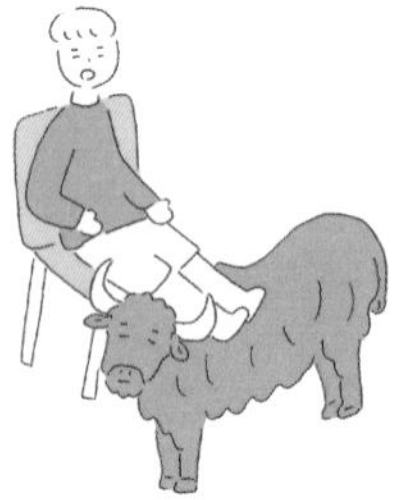

十二月後半冬至來臨，也讓人感受到真正的寒冷。但是請勿因為寒冷而不願離開被窩，應運動身體以促進能量生成。如十二月第一週所介紹的那樣，執行可刺激大塊肌肉的深蹲，有助於改善血液循環與代謝，減輕水腫。鼠蹊部容易堆積老舊廢物，所以可藉由大幅度張開雙腿的寬距深蹲伸展來改善。

今年過得怎麼樣呢？只要記下今年的不適症狀，就可以在明年同時期來臨前制定好對策。也就是說，**有機會在明年對今年的不適說再見！**年復一年地減少身體弱點，就能在年齡增長的同時，打造出愈來愈健康的身體。

◆**溫暖身體**　咖哩粉、橄欖油、明太子、菠菜

◆**提高免疫力**　韭菜、青花菜芽、芹菜、魚膘

後記

只要有精神，就什麼都辦得到

各位是否認為「有精神」是理所當然的呢？

我們平常總是專注於快樂的事情、不得不做的事情、憂鬱的事情等，鮮少有機會認真思考健康一事。直到實際感受到不舒服的時候，才會開始正視身體狀況，並且意識到健康有多麼寶貴。雖然忙碌的日子裡難免忽視，但是其實維持神采奕奕的狀態是非常重要，也非常困難的。

維持神采奕奕的狀態，才能夠每天吃到美味的料理，和重視的人們交流，實在是令人感激不盡。

「只要有精神，就什麼都辦得到！」我是這麼認為的，各位是否認同呢？

活得有精神比什麼都重要，只要活得有精神，無論什麼樣的想法或心願都有實現的可能。但是精神一點一滴流失的話，可能性也會隨之降低。

我們擁有龐大的欲望，「我想嘗試那個」、「可以這樣就好了」、「我想吃那個」、「我想去那裡」、「我想看這個」。像這樣每天思考這些事情，才是所謂的「生活」。人生苦短，盡可能地實現更多願望，是非常幸福的事情對吧？

身體失去精神的話，徒有欲望卻無法如計畫般行動，內心或許會充滿悔恨。內心失去精神的話，卻會失去欲望，開始搞不懂活著的意義。

身心都有精神，是非常重要的。

儘管如此，我們卻很難一直神采奕奕，生病或老化時該怎麼處理？該怎麼面對？接下來該怎麼過？這些問題的答案會變得愈來愈重要。

既然有開始，自然就有結束。

有些人在生命邁向終點的時候，若必須仰賴身邊人拚命照顧，內心肯定會感到煎熬吧。」

為了避免如此情況發生，在邁向終點之前，必須盡可能延長得以自我掌控身心的時期，為此我們需要活得有精神。

即使生病了或是遇到困難，也絕對不能放棄活得有精神這件事情。請透過生活中的累積，一步一腳印地朝著更有精神的自己邁進，明天要比今天更好，明年要比明天更好。

若是本書能夠幫助各位補充精神、增加有精神的日子，我將感到無比的喜悅。用數千年前就一直流傳至今的中醫思維，搭配最新醫學導出的十二月份理論，可以說是身體基礎知識的核心。只要擁有基礎知識，日後無論遇到什麼狀況，都能夠從眾多選項中挑出較好的路線。所以我相信本書應該能在各位想變得更健康時派上用場，在生活習慣混亂時帶來適度的危機意識。但是本書並不具有強迫性質，並非一定得做什麼或是絕對不可以做什麼才能保持健康。請各位將參考每週的建議，按照自己的生活型態選擇最適合的方式。

近年的預防醫療領域，也有層出不窮的新理論，未來勢必也會有許多劃時代的新資訊問世。不要對特定資訊太過執著，而是比較眾多資訊後，選擇最適合自己的類型靈活運用。

若是各位能夠透過本書，打造更美好的明天與未來，我將深感榮幸。

二〇二一年　四月　大久保愛

參考文獻

◆『体が若くなる技術』(太田成男　サンマーク出版)

◆『脳が若返る最高の睡眠』(加藤俊徳　小学館)

◆『人生100年、長すぎるけどどうせなら健康に生きたい。病気にならない100の方法』(藤田紘一郎　光文社)

◆『自己治癒力を高める医療 実践編：バイオロジカル検査でわかるあなたの「治る力」』(小西康弘　創元社)

◆『天気が悪いとカラダもココロも絶不調 低気圧女子の処方せん』(小越久美 (著)、小林弘幸 (監修)　セブン＆アイ出版)

◆『安保徹の食べる免疫力—美・医・食同源 病気にならない最新の食事セラピー』(安保徹　世界文化社)

◆『1週間に1つずつ　心がバテない食薬習慣』(大久保愛　ディスカヴァー・トゥエンティワン)

◆『細胞から若返る！　テロメア・エフェクト　健康長寿のための最強プログラム』(エリザベス・ブラックバーン (著)、エリッサ・エペル (著)、森内薫 (訳)　NHK出版)

◆『LIFE SPAN　老いなき世界』(デビッド・A・シンクレア (著)、マシュー・D・ラプラント (著)、梶山あゆみ (翻訳)　東洋経済新報社)

◆『細胞が自分を食べる　オートファジーの謎』(水島昇　PHP研究所)

◆『免疫革命』(安保徹　講談社)

◆『順天堂醫事雑誌60 (1) , 25-34, 2014』(順天堂医学会)

◆『免疫力を高める生活』(西原克成　サンマーク出版)

◆『女性の「なんとなく不調」に効く食薬事典』(大久保愛　KADOKAWA)

◆『食薬ごはん便利帖』(大久保愛　世界文化社)

◆『ミトコンドリア腸健康法』(長沼敬憲 (著)、ハンカチーフ・ブックス (編集)　日貿出版社)

1週間に1つずつ 体がバテない食薬習慣
1 SYUKAN NI HITOTSUZUTSU KARADA GA BATENAI
SYOKUYAKUSYUKAN

Original Japanese edition published by Discover 21, Inc., Tokyo, Japan
Complex Chinese edition published by arrangement with Discover 21, Inc.

讓身體不倦怠的食療習慣

Author　大久保愛
Illustrator　米村知倫
Book Designer　鈴木千佳子

Publisher　谷口奈緒美
Editor　大山聡子　小石亜季

◆ Store Sales Company
Staff　梅本翔太　飯田智樹　古矢薫　佐藤昌幸　青木翔平　小木曽礼丈　小山怜那　川本寛子　佐竹祐哉　佐藤淳基　竹内大貴　直林実咲　野村美空　廣内悠理　高原未来子　井澤徳子　藤井かおり　藤井多穂子　町田加奈子
◆ Online Sales Company
Staff　三輪真也　榊原僚　磯部隆　伊東佑真　川島理　高橋雛乃　滝口景太郎　宮田有利子　石橋佐知子
◆ Product Company
Staff　大竹朝子　岡本典子　小関勝則　千葉正幸　原典宏　藤田浩芳　王廳　小田木もも　倉田華　佐々木玲奈　佐藤サラ圭　志摩麻衣　杉田彰子　辰巳佳衣　谷中卓　橋本莉奈　牧野類　三谷祐一　元木優子　安永姫菜　山中麻吏　渡辺基志　伊藤香　葛目美枝子　鈴木洋子　畑野衣見
◆ Business Solution Company
Staff　蛯原昇　安永智洋　志摩晃司　早水真吾　野﨑竜海　野中保奈美　野村美紀　林秀樹　三角真穂　南健一　村尾純司
◆ Ebook Company
Staff　松原史与志　中島俊平　越野志絵良　斎藤悠人　庄司知世　西川なつか　小田孝文　中澤泰宏　俵敬子
◆ Corporate Design Group
Staff　大星多聞　堀部直人　村松伸哉　岡村浩明　井筒浩　井上竜之介　奥田千晶　田中亜紀　福永友紀　山田諭志　池田望　石光まゆ子　齋藤朋子　福田章平　丸山香織　宮崎陽子　青木涼馬　岩城萌花　内堀瑞穂　大竹美和　越智佳奈子　北村明友　副島杏南　巽菜香　田中真悠　田山礼真　津野主揮　永尾祐人　中西花　西方裕人　羽地夕夏　平池輝　星明里　松川実夏　松ノ下直輝　八木眸

出　　版／楓葉社文化事業有限公司
地　　址／新北市板橋區信義路163巷3號10樓
郵 政 劃 撥／19907596　楓書坊文化出版社
網　　址／www.maplebook.com.tw
電　　話／02-2957-6096
傳　　真／02-2957-6435
翻　　譯／黃筱涵
責 任 編 輯／陳鴻銘
內 文 排 版／謝政龍
港 澳 經 銷／泛華發行代理有限公司
定　　價／420元
初 版 日 期／2023年8月

國家圖書館出版品預行編目資料

讓身體不倦怠的食療習慣 / 大久保愛作；黃筱涵譯. -- 初版. -- 新北市：楓葉社文化事業有限公司, 2023.08　面；　公分

ISBN 978-986-370-568-0（平裝）

1. 食療　2. 養生　3. 健康飲食

413.98　　112010245